糖尿病慢性并发症中西医结合防治丛书

总主编　张　昱　罗增刚　杨晓晖

糖 尿 病 足

主　编	于秀辰
副主编	娄树静　雷超奇
编写人员	（按姓氏笔画排序）

丁　千　丁华君　马静敏　王连洁
王　犟　王　斌　邓　林　丘　婧
曲　弋　刘忠杰　刘亚男　刘尚建
刘惠军　李　彤　李　华　杨博华
杨　珺　吴　婧　张　红　林　英
杭海燕　周静威　孟艳娇　段云珊
赵　溥　席　宁　高树彪　高冠峰
黄允瑜　曾绩娟　鞠　上

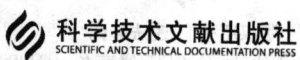

科学技术文献出版社

图书在版编目(CIP)数据

糖尿病足/于秀辰主编. —北京:科学技术文献出版社,2011.6
(糖尿病慢性并发症中西医结合防治丛书)
ISBN 978-7-5023-6887-6

Ⅰ.①糖… Ⅱ.①于… Ⅲ.①糖尿病足-坏疽-诊疗 Ⅳ.①R587.2

中国版本图书馆 CIP 数据核字(2011)第 046846 号

糖尿病足

策划编辑:张金水　责任编辑:张金水　责任校对:赵文珍　责任出版:王杰馨

出 版 者	科学技术文献出版社
地　　　址	北京市复兴路 15 号 邮编 100038
编 务 部	(010)58882938,58882087(传真)
发 行 部	(010)58882868,58882866(传真)
邮 购 部	(010)58882873
网　　　址	http://www.stdp.com.cn
发 行 者	科学技术文献出版社发行　全国各地新华书店经销
印 刷 者	北京雁林吉兆印刷有限公司
版　　　次	2011 年 6 月第 1 版　2011 年 6 月第 1 次印刷
开　　　本	850×1168　1/32 开
字　　　数	357 千
印　　　张	14.75
书　　　号	ISBN 978-7-5023-6887-6
定　　　价	29.00 元

版权所有　违法必究

购买本社图书,凡字迹不清、缺页、倒页、脱页者,本社发行部负责调换

前　言

糖尿病足(又称糖尿病性肢端坏疽)包括因糖尿病引起的足部损害以及糖尿病并发症引起的足部损害,其主要的发病机制为糖尿病周围神经病变、糖尿病周围血管病变、感染。糖尿病足溃疡的患病率为2%～6%,英国的调查显示1.4%的2型糖尿病患者存在活动的足溃疡,5%曾经患过足溃疡;足溃疡易复发,5年复发率为50%～70%。糖尿病足和截肢之间关系密切,糖尿病控制和预防中心2005年调查结果显示,约有60%～70%糖尿病患者存在感觉障碍,美国每年约8.2万人因糖尿病截肢。在所有截肢的患者中,因糖尿病足引起的截肢占25%～90%,1年截肢率为15%,75%～85%患者截肢的原因是足溃疡,诱因多为感染和坏疽。

美国南部和欧洲的研究表明,糖尿病足花费占糖尿病花费的7%～20%;在足溃疡诊断的头2年的平均费用约为30 724美元,花费最多的是足部存在严重感染的患者。

如何降低糖尿病足的发病率及治疗费用,提高糖尿病足患者的生活质量,是医者关心的问题,也是应尽的义务。糖尿病足的治疗固然重要,但糖尿病足的预防更为重要。

本书从中西医两个理论体系分别阐述糖尿病足的病因、诊断、治疗以及护理等方面内容。糖尿病足早期干预治疗,减少或延缓其发展为糖尿病足溃疡,中医有显著的优势;发展为溃疡以后,中医的内治法与外治法各具特色,并能互相补益,发挥中医治疗糖尿病足的优势。整体辨证与局部辨证相结合,更是人是一个有机整体在糖尿病足辨证治疗中的体现。

中西医结合治疗,优势互补,内科、血管外科、骨科等多学科协作治疗,可降低糖尿病足的截肢率、提高患者的生活质量。

由于编著者的水平有限,本书难免存在不当之处,敬请广大同仁指正。

因为篇幅关系未能把所有参考文献标明出处,敬请原谅。

于秀辰
2011-2-26

目 录

第一章 概 述 …………………………………………………… (1)

第一节 流行病学 …………………………………………… (1)
一、糖尿病的流行病学 …………………………………… (1)
二、糖尿病周围神经病变的流行病学 …………………… (2)
三、糖尿病周围血管病变的流行病学 …………………… (3)
四、糖尿病足的流行病学 ………………………………… (4)

第二节 糖尿病足的治疗费用 ……………………………… (6)
第三节 糖尿病足及截肢患者的心理问题 ………………… (8)
第四节 糖尿病足的病因学 ………………………………… (8)
第五节 糖尿病足的危险因素 ……………………………… (9)

第二章 糖尿病足的发病机制 ……………………………… (10)

第一节 神经病变 …………………………………………… (10)
一、微血管病变 …………………………………………… (10)
二、代谢紊乱 ……………………………………………… (11)
三、氧化应激损伤 ………………………………………… (15)
四、自身免疫损伤 ………………………………………… (16)
五、其他因素 ……………………………………………… (16)

第二节 血管病变 …………………………………………… (17)
一、大血管病变 …………………………………………… (17)

二、微血管病变…………………………………………（21）
三、血管病变与神经病变之间的关系……………………（24）

第三节 感 染…………………………………………………（24）
一、皮肤损害………………………………………………（24）
二、细菌及真菌感染………………………………………（26）
三、足部力学的改变………………………………………（26）
四、免疫力低下……………………………………………（26）
五、高血糖…………………………………………………（27）
六、年 龄…………………………………………………（27）
七、抗生素应用不规范……………………………………（28）
八、组织修复能力减低……………………………………（28）
九、手 术…………………………………………………（28）
十、伤口内异物……………………………………………（29）
十一、伤口内死腔和引流不畅……………………………（29）

第四节 外 伤…………………………………………………（29）

第三章 糖尿病足与糖尿病其他并发症的关系…………（30）

第一节 糖尿病足与糖尿病微血管并发症的关系…………（30）
第二节 糖尿病足与糖尿病大血管并发症的关系…………（32）
第三节 糖尿病足与糖尿病合并其他感染的关系…………（35）

第四章 糖尿病足常用的检查方法…………………………（37）

第一节 周围神经系统的检查…………………………………（37）
一、肌电图和神经传导速度测定…………………………（38）
二、交感神经皮肤反应……………………………………（39）
三、贴膜反应………………………………………………（40）
四、腓肠神经活检…………………………………………（41）
五、皮肤活检………………………………………………（41）

六、感觉检查……………………………………………… (42)
第二节　周围血管检查……………………………………… (48)
一、压力测定……………………………………………… (49)
二、踝肱指数与趾肱指数………………………………… (49)
三、彩色多普勒超声……………………………………… (51)
四、血管造影术…………………………………………… (53)
五、周围皮肤血氧分压的测定…………………………… (57)
六、甲襞微循环…………………………………………… (58)
第三节　骨骼及感染的影像学检查………………………… (59)
一、X线…………………………………………………… (59)
二、CT……………………………………………………… (61)
三、磁共振成像检查(MRI)……………………………… (61)
四、放射性核素检查……………………………………… (62)
五、各种检查手段的临床选择…………………………… (63)
第四节　实验室检查………………………………………… (63)
一、血糖相关检查………………………………………… (64)
二、与感染相关的检查…………………………………… (70)
三、血液黏稠度检查……………………………………… (77)

第五章　糖尿病足的诊断……………………………… (80)

第一节　糖尿病足的临床分级……………………………… (80)
一、李仕明分级方法……………………………………… (80)
二、Wagner分级方法……………………………………… (81)
三、Texas分期方法……………………………………… (82)
四、DUSS系统…………………………………………… (83)
五、Edmonds和Foster简单分级系统…………………… (83)
六、不同分级系统的优缺点……………………………… (84)
第二节　糖尿病足感染及评估方法………………………… (85)

一、足溃疡感染的评估……………………………………（85）
　二、糖尿病足感染的临床类型……………………………（85）
第三节　糖尿病足常见的临床表现……………………………（87）
　一、糖尿病足0级的临床表现……………………………（87）
　二、糖尿病足溃疡的临床表现……………………………（90）
第四节　糖尿病足的诊断流程…………………………………（91）
　一、病史采集………………………………………………（92）
　二、体格检查………………………………………………（93）
　三、选择恰当的辅助检查…………………………………（94）
　四、注意事项………………………………………………（98）
第五节　糖尿病足的鉴别诊断…………………………………（100）
　一、糖尿病周围血管病变与周围神经病变的鉴别………（100）
　二、糖尿病血管病变与非糖尿病血管病变………………（101）
　三、糖尿病神经病变与其他神经病变……………………（103）
　四、不同坏疽的鉴别………………………………………（107）

第六章　糖尿病足的中医理论认识………………………………（109）

第一节　糖尿病足的中医认识源流……………………………（109）
　一、病　名…………………………………………………（109）
　二、症　状…………………………………………………（110）
　三、病因病机………………………………………………（111）
　四、治　疗…………………………………………………（114）
　五、预　后…………………………………………………（116）
　六、预　防…………………………………………………（117）
第二节　糖尿病足的病因病机…………………………………（118）
　一、正　虚…………………………………………………（118）
　二、邪　实…………………………………………………（122）
　三、外　伤…………………………………………………（127）

目录

第三节　糖尿病足的中医辨证分型……………………(127)
　一、周围神经病变…………………………………(128)
　二、周围血管病变…………………………………(129)
　三、溃　疡…………………………………………(132)
　四、预　后…………………………………………(133)

第七章　糖尿病足的西医内科治疗……………………(135)

第一节　糖尿病足的饮食治疗……………………(135)
　一、总热量估计……………………………………(136)
　二、平衡膳食………………………………………(137)

第二节　糖尿病足运动疗法………………………(144)
　一、运动治疗对糖尿病足的意义…………………(144)
　二、运动处方的制订………………………………(146)
　三、运动的实施……………………………………(148)
　四、注意事项………………………………………(149)
　五、糖尿病足分级运动……………………………(149)
　六、糖尿病足合并其他疾病的运动………………(150)

第三节　降糖治疗…………………………………(152)
　一、口服降糖药……………………………………(152)
　二、胰岛素及其类似物……………………………(167)
　三、糖尿病治疗指南………………………………(178)

第四节　调脂治疗…………………………………(179)
　一、高脂血症的诊断及分类………………………(179)
　二、高脂血症的控制目标…………………………(181)
　三、调脂治疗的意义………………………………(182)
　四、调脂治疗………………………………………(184)

第五节　降压治疗…………………………………(199)
　一、高血压的诊断和分级…………………………(199)

二、血压控制的重要性 …………………………………… (200)
三、降压治疗 ……………………………………………… (201)

第六节 改善循环 ………………………………………………… (212)
一、改善血液循环的重要性 ……………………………… (212)
二、改善血管病变的药物选择 …………………………… (213)
三、辅助疗法 ……………………………………………… (217)

第七节 营养神经 ………………………………………………… (218)
一、改善周围神经病变的意义 …………………………… (218)
二、营养神经药物的选择 ………………………………… (219)

第八节 控制感染 ………………………………………………… (223)
一、控制感染的重要性 …………………………………… (223)
二、常见的细菌感染 ……………………………………… (223)
三、抗生素的选择 ………………………………………… (224)

第九节 镇痛治疗 ………………………………………………… (235)
一、疼痛的原因 …………………………………………… (235)
二、镇痛治疗的必要性 …………………………………… (237)
三、镇痛药物的选择 ……………………………………… (237)

第十节 支持治疗 ………………………………………………… (241)
一、纠正电解质紊乱 ……………………………………… (241)
二、纠正酸碱失衡 ………………………………………… (246)
三、纠正低蛋白血症 ……………………………………… (248)
四、肠外营养 ……………………………………………… (250)
五、肠内营养 ……………………………………………… (252)

第八章 糖尿病足的手术治疗 ……………………………………… (256)

第一节 糖尿病周围血管病变的血管重建手术 ………………… (256)
一、糖尿病周围血管病变的腔内手术治疗 ……………… (259)
二、糖尿病周围血管病变的开放手术治疗 ……………… (279)

三、糖尿病周围血管病变的自体骨髓干细胞移植术 … (282)
第二节　糖尿病足的截肢与截趾 …………………………… (283)
一、手术适应证 ……………………………………………… (284)
二、截肢平面的选择 ………………………………………… (284)
三、围手术期需要考虑的问题 ……………………………… (287)
四、截肢术后并发症 ………………………………………… (288)
五、手术方式 ………………………………………………… (289)
第三节　糖尿病周围神经病变的手术治疗 ………………… (295)
一、周围神经松解减压术 …………………………………… (295)
二、神经性关节畸形的矫形及神经性足溃疡的修复 ……… (296)

第九章　糖尿病足的中医内科治疗 …………………… (302)

第一节　糖尿病周围神经病变的治疗 ……………………… (302)
第二节　糖尿病周围血管病变的治疗 ……………………… (305)
第三节　糖尿病足溃疡的治疗 ……………………………… (308)
第四节　糖尿病足溃疡变证 ………………………………… (311)
第五节　糖尿病足溃疡合并其他疾病的治疗 ……………… (312)
一、肺系疾病 ………………………………………………… (313)
二、肾系疾病 ………………………………………………… (316)
三、心　痛 …………………………………………………… (318)
四、水　肿 …………………………………………………… (319)
五、郁　病 …………………………………………………… (321)
第六节　糖尿病足常用中成药 ……………………………… (322)
一、口服中成药 ……………………………………………… (323)
二、外用中成药 ……………………………………………… (330)
三、静脉用中成药 …………………………………………… (333)
第七节　糖尿病足的针灸治疗 ……………………………… (340)

第十章 糖尿病足的中医外科治疗 (344)

第一节 外科清创 (344)
一、清创的目的和作用 (344)
二、清创的原则 (345)
三、清创的时机 (346)
四、清创的方法 (347)
五、脓液引流 (348)
六、创面的要求 (350)
七、换药的频率 (351)
八、敷料的应用 (351)
九、换药应该注意的事项 (352)

第二节 外用中药治疗 (353)
一、局部辨证的依据 (353)
二、局部常见的证型 (355)
三、局部不同表现的不同用药方法 (359)
四、不同外用方法之间的相互联合应用 (362)

第十一章 糖尿病足溃疡的危险因素、预防和护理 (365)

第一节 糖尿病足溃疡及截肢的危险因素 (365)
一、糖尿病足溃疡的危险因素 (365)
二、截肢的危险因素 (367)

第二节 糖尿病足溃疡的预防 (367)
一、糖尿病患者预防并发症出现 (368)
二、糖尿病足预防 (368)

第三节 糖尿病足患者的护理 (371)
一、忌下肢输液 (371)
二、病房巡视应注意的事项 (371)

三、对于高危足的处理 …………………………………… (372)
四、对于溃疡患者的护理 ………………………………… (372)
五、适度的按摩 …………………………………………… (373)
六、饮食指导 ……………………………………………… (374)
七、心理疏导 ……………………………………………… (374)
八、帮助患者自己管理自己 ……………………………… (375)

第十二章 糖尿病足的临床研究进展 ………………………… (379)

第一节 糖尿病周围神经病变中医研究进展 ………………… (379)
一、病因病机 ……………………………………………… (380)
二、临床分型论治研究 …………………………………… (381)
三、针灸治疗 ……………………………………………… (384)
四、结语 …………………………………………………… (385)

第二节 糖尿病周围血管病变中医研究进展 ………………… (385)
一、病因病机 ……………………………………………… (386)
二、临床分型论治研究 …………………………………… (387)
三、结语 …………………………………………………… (389)

第三节 糖尿病足溃疡中医内治法研究进展 ………………… (390)
一、病因病机 ……………………………………………… (390)
二、治疗方法 ……………………………………………… (391)
三、结语 …………………………………………………… (397)

第四节 糖尿病足中医外治法研究进展 ……………………… (397)
一、熏洗泡足法 …………………………………………… (398)
二、外敷法 ………………………………………………… (400)
三、箍围法 ………………………………………………… (403)
四、外治法多法联合 ……………………………………… (403)
五、结语 …………………………………………………… (405)

第五节 糖尿病足溃疡的清创技术及敷料研究进展 ………… (405)

一、糖尿病足新型敷料 …………………………………… (405)
二、糖尿病足的清创技术 ………………………………… (413)
三、糖尿病足的分期清创及敷料的选择 ………………… (417)
四、结　语 ………………………………………………… (418)

附录 ………………………………………………………… (419)

一、密歇根州糖尿病周围神经病筛查表(MNSI) …… (419)
二、密歇根州糖尿病性周围神经病评分(MDNS) …… (421)
三、神经病变残疾评分(NDS) ………………………… (425)
四、神经病学症状评分(NSS) ………………………… (427)
五、多伦多评分(CSS) ………………………………… (429)
六、糖尿病神经病变检查评分(DNS) ………………… (431)

参考文献 …………………………………………………… (432)

第一章 概 述

糖尿病足,又称糖尿病性肢端坏疽,是糖尿病严重的并发症之一,具有高截肢率、高致残率、高致死率、高治疗费用等特点,并且糖尿病足在截肢后不仅依然会反复出现溃疡、感染、截肢等现象,而且由于截肢所导致的患者心理、工作、生活、家庭、社会等多种问题也相继出现。糖尿病足严重影响着人们的生活质量,成为威胁人类健康的一大杀手。

第一节 流行病学

糖尿病足的病理基础是糖尿病周围神经病变、血管病变,在此基础上感染既可以直接诱发糖尿病足,又可以促进其发生、发展。

一、糖尿病的流行病学

随着经济的发展,全球糖尿病的发病率不断攀升,发达国家的患病率居高不下,近年发展中国家城市化进程加快以及饮食结构、生活方式的改变,使得新发的糖尿病患者正以超出预计的速度增加着。1995年,根据WHO的数据,全球成年人糖尿病患病人数约为1.35亿,占全球人口的4%,到2025年这个数字估计将增长至3亿,占人口的5.4%;发达国家的患病率高于发展中国家,但是发展中国家新增糖尿病患者数是发达国家的4倍,而且发展中国家的糖尿病患者更年轻化;无论现在还是将来,印度、中国和美国都是拥有糖尿病患者最多的国家。1997年在赫尔辛基召开的第16届世界糖尿病会议预计到2010年全球糖尿病患者将超过2.4亿人,然而2009年对联合国216个国家的统计数据预测,2010年全球成年糖尿病患者将有2.85亿人,患病率为6.4%,已经超过20世纪90年代的预测数字;预计到2030年糖尿病患者将增长至7.7%,也就是4.4亿人,20年的时间里,患者数量将会增长54%,且在每一个年龄段人群都有增长。

这些统计数据都提出发展中国家的新增成年糖尿病患者远远高于发达国家,我国的糖尿病患病情况不容乐观。世界糖尿病联盟已经公布中国为世界上糖尿病人数最多的国家。2007—2008年做的一项全国调查发现:我国成年糖尿病患者有9240万人,患病率为9.7%,1.48亿人处在糖尿病前期,患病率为15.5%;随着年龄增加,糖尿病患病率呈上升趋势,20～39岁患病率为3.2%,60岁以上为20.4%;肥胖者的患病率也远高于体重正常者。换句话说,中国目前有糖尿病患者近1亿人,糖尿病后备军近1.5亿人,糖尿病在我国已经成为一个主要的公共健康问题。糖尿病在中国已经广泛流行,这些糖尿病前期、肥胖人群都将成为糖尿病的后备军。糖尿病作为三大慢性非传染性疾病之一,危害巨大,还会引发一系列血管、神经、足部、眼部、肾脏等的并发症。

二、糖尿病周围神经病变的流行病学

糖尿病周围神经病变是糖尿病常见的并发症,60%～70%的糖尿病患者可在疾病发展过程中出现周围神经损害。糖尿病周围神经病变起病隐匿,早期常无症状,甚至在糖尿病确诊前就有了迹象。对1999—2002年美国40岁以上未确诊为糖尿病的成年人进行调查表明,21.5%未确诊为糖尿病的患者在周围神经病变的试验中已经有了阳性结果。另有试验表明,在糖尿病患者无症状组中有 21.77% 患者经震动感觉阈值检查发现被漏诊。26.4% 的糖尿病患者存在神经病变疼痛的症状，这严重影响了患者的生活质量。2005 年美国糖尿病协会公布至少 20% 的成年糖尿病患者存在周围神经病变，1.6%～90% 患者存在自主神经病变。2008 年对印度南部城市的一项调查显示：糖尿病神经病变总患病率为 26.1%，和糖尿病病程、年龄、糖化血红蛋白值呈正相关，并且糖尿病神经病变患者中视网膜病变和高血压的患病率更高。我国目前尚无全国范围的调查数据。杨本付等对济宁市三所医院的住院及门诊糖尿病患者进行调查，发现糖尿病神经病变患病率为 58.75%。一项对上海市社区糖尿病及糖调节受损人群周围神经病变的横断面调查显示，社区糖调节受损和糖尿病人群的周围神经病变患病率分别为 24.6% 和 36.6%，其中在新诊断糖尿病人群中为 25.3%，在已诊断糖尿病人群中为 39.9%，也就是说神经病变不仅在糖尿病，且在糖尿病前期阶段即有较高的发病率。

三、糖尿病周围血管病变的流行病学

糖尿病周围血管病变是导致糖尿病足截肢及再次截肢的主要原因，其致残率、致死率相当高，且糖尿病患者血管病变的发病率是非糖尿病患者的 7～20 倍。澳大利亚西部 1993—1996 年的糖尿病周围血管病变患病率为 13.6%，新发病率为 3.7%。2004 年新加坡 9 所综合医院的调查数据表明糖尿病周围血管病变的患病率为 15.2%，在这些患者中有间歇性跛行史的为 21.5%。1999 年由北京地区 5 所三级甲等综合医院协作，以下肢多普勒超声为主要研究手段，对发病年龄≥40 岁，病程≥5 年的糖尿病患者进行调查显示，存在下肢坏疽者 2.0%，间歇性跛行者 7.1%，超声多普勒检查提示有不同程度下肢血管病变者达 90.8%。一项对 1993—2003 年期间参与糖尿病并发症筛查的 4845 名患者的资料研究表明,3.1%的患者存在外周血管病变,26.3%不能扪及足背和(或)胫后动脉搏动,2.0%的患者有足(趾)坏疽。2000—2001年上海社区的流行病学调查表明,糖尿病周围血管病变患病率为12.2%,其中糖尿病人群患病率(15.1%)显著高于糖调节异常人群(7.7%),其中轻度病变占76.9%、中度病变占19.2%、重度病变为3.8%。安徽医科大学2所附属医院对178例糖尿病患者调查显示,有血管病变44例(24.7%),足部病变42例(23.6%)。2007年在上海、北京、成都、广州4所城市门诊糖尿病病人中进行调查发现,33.4%糖尿病患者存在大血管病变,34.7%存在微血管病变,0.8%有足部病变。

四、糖尿病足的流行病学

糖尿病足包括因糖尿病引起的足部损害以及糖尿病并发症引起的足部损害,主要临床表现为足溃疡及坏疽,感染是独立致病因素,也是诱发因素。糖尿病足溃疡的患病率为2%~6%,英国的调查显示1.4%的2型糖尿病患者存在活动的足溃疡,5%曾经患过足溃疡;足溃疡易复发,5年复发率为50%~70%,平均愈合时间为11~14周。糖尿病足和截肢之间关系密切,糖尿病控制和预防中心2005年调查结果显示,约有60%~70%糖尿病患者存在感觉障碍,美国每年约8.2万人因糖尿病截肢。在所有截肢的患者中,因糖尿病足引起的截肢占25%~90%,1年截肢率为15%,75%~85%患者截肢的原因是足溃疡,诱因多为感染和坏疽。感染的发病率同样不容忽视。2003—2004年对欧洲10个国家14家医院新发糖尿病足溃疡的患者进行调查,58%的患者存在感染,其中既有血管病变又有感染的患者为31%。

我国一项对全国11个省市、14家三级甲等医院2004年全年门诊和住院634例糖尿病足患者进行的调查显示:足病高发为年龄在71~80岁、病程11~20年、文化程度初小及初中、月收入

501~1500元的糖尿病患者;合并神经病变者68.0%,合并下肢动脉病变者28.7%;足溃疡和(或)坏疽患者中,单发57.3%,Wagner 1级和2级溃疡63.2%,合并坏疽者28.8%,干性坏疽为主,占49.1%,部位多在足趾(88.0%);足溃疡以混合型溃疡为主(60.4%),67.9%的溃疡合并感染。中国人民解放军总医院内分泌科对2001—2003年住院的352例糖尿病患者进行调查,合并足溃疡者有12.8%,小于60岁者患病率11.1%,60岁以上患病率为14.4%,按照Wagner分级:1级5例、2级16例、3级12例、4级8例、5级4例,溃疡部位在大足趾8例、2—5足趾21例、足背6例、足底4例、内外踝4例、足跟2例、双足7例,小截肢和大截肢各6例。常宝成等报道,糖尿病足患者占门诊糖尿病患者的1.7%,占同期住院糖尿病患者的8.6%,在208例糖尿病足患者中,44.2%同时合并血管和神经病变,35.1%仅有神经病变,15.9%仅有血管病变,因糖尿病足造成的截肢(趾)率高达17.3%。不同Wagner分级,截肢率也不同,邓武权等对2000—2007年老年糖尿病足患者220例进行回顾性分析发现,总截肢率为26.4%,Wagner分级0级、1级的患者截肢率为0;2级~5级截肢率分别为3.8%、36.7%、65.6%、100%;可以看出,4级截肢率明显高于2级和3级,5级的截肢率高达100%。关于糖尿病足感染的情况,中山大学附属第二医院对1996—2005年收治的糖尿病足患者进行统计发现29.4%患者存在局部感染,其中截肢患者42.9%存在感染。李康等对107例糖尿病足患者进行病原菌检查,标本检出阳性率78.2%,分别为金黄色葡萄球菌、大肠埃希菌、铜绿假单胞菌、产气杆菌、表皮葡萄球菌等5种病原菌。

第二节 糖尿病足的治疗费用

糖尿病疾病对身心健康造成危害的同时,还导致了有限的社会资源大量消耗。2009年国际糖尿病管理实践调研公布的结果指出,2型糖尿病患者的治疗在发展中国家中占用了相当高的卫生资源,其中包括住院天数、误工天数等。与发达国家相似的一点是,大血管和微血管并发症以及血糖控制不充分是造成卫生资源占用较高的主要原因。2007年美国在糖尿病上的总花费约为1740亿美元,其中医药费占1160亿美元,生产力降低带来的损失约580亿美元;总花费的50%用于住院病人的治疗,11%出自治疗并发症的零售处方。医药费中270亿美元直接用于糖尿病的治疗,58亿美元用于糖尿病慢性并发症的治疗,31亿美元用于额外的医药费支出。糖尿病带来的损失是多方面的:高额的保险支出,生产降低带来的收入减少,糖尿病患者自身和家庭、周围朋友的生活质量下降。

美国1998年用于截肢的花费是16 488~66 215美元不等,且截肢后的护理和社会服务费用越来越多;2001年美国糖尿病足溃疡和截肢的花费约109亿美元;2001年英国对于糖尿病的花费占全国健康总支出的5%(约30亿英镑),糖尿病相关足部病变的总花费约2.52亿英镑;糖尿病足带来的间接损失有生产力降低、患者家庭和个人的医药支出、生活质量的降低;美国南部和欧洲的研究表明,糖尿病足花费占糖尿病花费的7%~20%;在足溃疡诊断头两年的平均费用约为30 724美元,花费最多的是足部存在严重感染的患者;当然,治疗项目不同,费用也不同,瑞典一项对于没有截肢的糖尿病足溃疡患者的前瞻性研究,花费最多的是住院费(37%)和创口的处理费(45%),即使需要截肢,这两项仍然占的比例最大。糖尿病周围血管病变一旦出现间歇性跛行、静息痛等下肢缺血的症状,则治疗起来困难程度会加大,甚至需要创伤性治疗如截肢,其费用也大大上升。美国对糖尿病周围血管病变患者的平均住院费用进行统计发现,无症状的血管病变、有跛行史、下肢截肢、血管重建患者的费用分别为7445、7000、10 430、11 693美元。而截肢后安装假肢的费用是昂贵的,比如在日本,假肢安装费是不被计算在国民医疗费中的,对于个人来讲,这将是一个沉重的负担。糖尿病足抗感染的治疗抗生素不同,费用也不同,但都十分昂贵,在糖尿病足感染的治疗中应用厄他培南和哌拉西林/三唑巴坦每天的费用分别为46.52美元和78.32美元。

据1998年和2003年的数据统计,我国每年用于糖尿病的医疗费用总计约107.1亿元人民币,其中70.8亿元用于门诊治疗,36.3亿元用于住院治疗。因糖尿病产生的医疗费用约占2002年我国卫生总费用(5687.6亿元)的1.88%。我国农村地区的慢性病也在逐渐增加,糖尿病是常见疾病之一,医疗经济负担使农民因病致贫、因病返贫,2007年对山东省农村慢性病患者疾病负担分析显示:糖尿病患者一次就诊平均费用459.7元,占人均月收入的133.5%,2006年总治疗费用为1545.7元,占个人年收入的33.8%。糖尿病患者一旦发生糖尿病足,其医疗费用将显著上升。对中国部分省市糖尿病足的医学经济学分析表明:糖尿病足溃疡患者平均住院日数为26天,住院总费用为14 906元;206例糖尿病足患者的主要费用的分布为药品费7661元、检查费2567元、治疗费1548元、处置换药费771元。糖尿病患者合并任何一种慢性并发症的住院费用均明显高于未合并该并发症者,在糖尿病慢性并发症中,糖尿病足患者的住院费用最高,中位数为14 670.65元。未来20年,糖尿病足将是增长最快,花费最多的糖尿病并发症。糖尿病足控制感染在国内也是一项大的支出。劳国娟等报道,糖尿病足感染者平均住院45天,平均住院费用29 831.1元,而无感染者平均住院31天,平均住院费用20 314.4元。

第三节 糖尿病足及截肢患者的心理问题

糖尿病足的治疗费用高、截肢率高。截肢是一种很难接受的手术方式,而且截肢给患者及家属的生活、工作造成诸多不便。这些问题都给糖尿病足患者带来很大的心理压力。糖尿病足是引发抑郁的一大重要因素:印度北部对300名2型糖尿病患者进行调查,发现糖尿病并发症中,神经病变、周围血管病变、糖尿病足与抑郁的发生存在密切相关,患有以上并发症的患者患抑郁的危险性分别是无这些并发症患者的1.94倍、6.08倍和2.32倍。糖尿病足坏疽可以有三种预后:愈合、未愈和截肢。患者的抑郁、焦虑状况,按愈合、未愈、截肢三种不同预后而顺次加重;截肢患者的抑郁、焦虑最为严重;说明糖尿病足患者在足坏疽的基础上,心理健康水平普遍降低;肢体丢失的创伤使患者不得不屈服于疾病,但内心承受着非常大的痛苦。

第四节 糖尿病足的病因学

引起糖尿病足溃疡、截肢的病因有糖尿病周围神经病变、周围血管病变、感染、外伤等。糖尿病周围神经病变的发生使患者感觉减退,失去了保护的本能,从而使得足部容易受到外界的伤害;糖尿病周围血管病变的发生使得患者足部的血液循环不良;一旦发生足部损伤及溃疡将很难愈合并容易发生感染,最终只能截肢。在糖尿病神经性溃疡患者中,存在足深部感染的患者的截肢危险度是无此病症患者的4.8倍;在糖尿病神经缺血性/缺血性溃疡患者中,有周围血管病变的患者截肢危险度是无周围血管病变患者的1.7~2.06倍。感染也是独立的致病因素之一,其中外伤和感染密不可分。在对1666名糖尿病患者观察过程中,有151人

(9.1%)、199只足发生过感染,其中大多数为软组织的损伤,有19.9%患者发生了骨髓炎;发生感染后,住院率上升了55.7%,截肢率增加154.5%;创伤、穿透伤、长期不愈合的伤口、反复的损伤、周围血管病变都是导致糖尿病足感染的因素。

第五节 糖尿病足的危险因素

糖尿病足相关的危险因素有:高龄、男性、体力劳动者、病程长、文化程度低、收入低等。糖尿病足高位(髋骨下缘平面以上)截肢的危险因素有:没有新生血管形成可能的血管病变、痛性周围神经病变、革兰阳性细菌感染、高龄、长病程、足跟部溃疡、大趾压力降低、Wagner高分级,以及血液透析。中华医学会糖尿病学分会足病学组,组织了北京、武汉、哈尔滨、天津、广州、长春、南京、石家庄、长沙、汕头等地的14所三级甲等医院内分泌糖尿病专科,对2004年门诊和住院的糖尿病足患者进行调查发现,足部溃疡程度Wagner分级与糖尿病病程、经济收入、足畸形、空腹血糖及糖化血红蛋白、膝反射、踝反射、足部音叉振动觉、尼龙丝感觉点、踝肱指数(ABI)、足部动脉搏动呈相关关系;其中呈显著相关的因素为:与左胫后ABI、经济收入与足溃疡程度呈负相关,与右足音叉振动觉呈正相关($P<0.05$);李莎等对1999—2009年收治的211例糖尿病足患者进行回顾性研究发现,患者若存在高龄、高糖化血红蛋白水平、低蛋白血症、足部坏疽和高糖尿病足Wagner分级,其截肢危险度分别是没有这些危险因素患者的1.73倍、1.67倍、4.61倍、3.14倍和1.14倍。

第二章 糖尿病足的发病机制

第一节 神经病变

糖尿病周围神经病变是糖尿病常见的并发症,也是引起糖尿病足的因素之一,但其发病机制尚不完全明确,目前认为是由多种机制共同作用所导致。

一、微血管病变

微血管是血液与周围组织进行物质交换的主要部位,是周围神经获取营养的输送管道。糖尿病患者由于存在物质代谢紊乱,常常会导致微血管结构和功能变化,亦会引起血液流变学异常。由于以上因素导致微循环阻滞,逐渐封闭了向外周组织输送氧气及营养的通道,导致周围神经组织缺血缺氧,最终引起神经病变。

(一)血管结构及功能改变

糖尿病时血管内皮细胞增生,造成管腔狭窄甚至闭塞,血管结构蛋白和胶原蛋白的非酶糖基化使小动脉、毛细血管内膜和基底膜增厚,这些微血管病变造成外周神经低灌注。

一氧化氮(NO)是血管内皮系统分泌的血管活性物质,其在外周血中浓度的变化可反映血管内皮细胞受损的程度。NO被确认为血管内皮细胞舒张因子,具有使血管平滑肌松弛的作用。NO减少时,可引起内皮功能紊乱,血管收缩,进而导致血管病变形成。

糖尿病患者处于高血糖状态,由于多元醇代谢途径亢进及氧自由基生成过多而清除减少,晚期糖基化终产物(AGEs)生成增多,均可使NO灭活增加。NO减少进而可导致内皮依赖性血管功能下降,血管收缩,外周组织局部血流灌注不足,引起神经缺血缺氧,从而导致神经损伤。

(二)血液流变学异常

糖尿病患者全血黏度及红细胞聚集指数均高于正常人,在神经传导速度异常患者中尤为明显,说明血液流变学异常与神经病变的严重程度有关。高糖状态下常导致红细胞膜胆固醇、胆固醇磷脂、过氧化脂质含量增加,红细胞变形能力下降;循环纤维蛋白原水平升高,组织纤溶酶激活物减少及组织纤溶酶原抑制物增多;红细胞压积、红细胞聚集性及脂代谢异常。以上原因均会使血浆处于高渗状态,血液相对浓缩,黏滞性升高,微循环血流不畅,周围组织有效灌注不足,甚至形成血栓发生阻塞,使神经组织缺氧而导致神经病变。

二、代谢紊乱

代谢紊乱是导致糖尿病患者出现神经损害的主要原因之一,其中包括多元醇代谢增强、肌醇代谢紊乱、非酶促组织蛋白糖基化作用、脂代谢异常和神经营养代谢障碍等方面。以上代谢紊乱,均可通过影响神经组织的生长、结构、代谢和营养状态而对神经组织造成损伤,从而形成糖尿病神经病变。

(一)多元醇通路激活

生理状态下,体内绝大部分的葡萄糖经有氧氧化和糖酵解途径代谢。在糖尿病血糖增高或不能控制时,人体正常组织的葡萄糖含量明显增高,山梨醇途径活性也明显增强,大量的葡萄糖还原为山梨醇(SNS),后者再经山梨醇脱氢酶(SDH)的作用氧化为果糖。同时,糖尿病高血糖状态时葡萄糖在神经细胞外形成高渗状态,AR活性增高并与一氧化氮合成酶(NOS)竞争性摄取还原型辅酶(NADPH),将葡萄糖转化为SNS。以上两者共同作用,使得山梨醇生成增加,山梨醇通透性较差,一旦形成,便在细胞内蓄积,继而引起许多病变:①山梨醇在细胞内大量积聚,造成神经组织对肌醇摄取减少,最终使 Na^+-K^+-ATP 酶的活性下降,使神经细胞生理功能降低,传导速度减慢;②山梨醇的细胞渗透性差,亲水性强,导致神经细胞内渗透压增高,神经细胞肿胀、变性、细胞结构和功能的完整性受损,导致细胞代谢与功能的损害;③多元醇途径的过度活化还会消耗胞质里的还原型尼克酰胺腺嘌呤二核苷酸磷酸(NADPH)以及还原型谷胱甘肽(GSH),使得细胞易受自由基的损伤,从而导致细胞的代谢和功能损害。另外,SDH将山梨醇转化为果糖,由于神经组织内无果糖激酶,且果糖与神经组织蛋白的结合力较葡萄糖强,致使细胞内果糖大量堆积于周围神经,神经细胞内果糖的积聚可促进神经细胞骨架蛋白的糖化,干扰神经的轴浆运输,可引起神经结构和功能的改变。

(二)肌醇代谢紊乱

肌醇是合成细胞膜肌醇磷脂的主要成分,高血糖状态下神经内肌醇代谢异常能够导致糖尿病周围神经发生功能变化。受到糖尿病性神经病变的神经组织中磷脂酰肌醇和肌醇磷脂代谢异常影响,Na^+-K^+-ATP酶活力减弱,神经组织细胞膜上的 Na^+ 耦联的高亲和力和特异性转运受影响,引起神经组织中肌醇含量进一步减少,则会进一步加重神经膜功能的障碍,从而导致神经传导速度减慢。

(三)非酶促组织蛋白糖基化

晚期糖基化终产物(AGEs)是蛋白质的氨基与糖的醛基发生非酶促反应的终产物,葡萄糖、果糖和半乳糖首先与蛋白质、脂质或核酸的游离氨基反应生成可逆的早期糖基化产物,接着形成了较稳定的醛胺类产物,进一步反应后就形成了不可逆的糖基化代谢终产物。高血糖状态时增多的活性氧簇(ROS)抑制了甘油醛-3-磷酸脱氢酶(GAPDH)的活性,导致磷酸丙糖的积累。过多的磷酸丙糖可以与蛋白质中的半胱氨酸、精氨酸、赖氨酸等残基反应,进行蛋白质翻译后修饰形成AGEs,从而使得AGEs生成增加。AGEs对细胞的毒性作用是通过与其特异性受体即糖基化终末产物受体(RAGE)的结合来实现的。AGEs与RAGE结合后,破坏髓鞘的完整性,影响神经组织的微管蛋白,以及具有神经分泌及轴索传导的微管系统的机构和功能,使细胞内基质蛋白对周围神经纤维的营养作用受到损害。

免疫组织化学及电镜研究均表明AGEs在糖尿病患者外周神经的胞内及胞外的含量均明显增加。AGEs聚积于营养神经的血管壁,使管壁增厚,管腔狭窄,最终导致神经的缺血缺氧性损害。即AGEs的聚积与糖尿病神经病变的发展过程密切联系。

(四)脂代谢异常

亚油酸、γ-亚麻酸、花生四烯酸是机体内重要的必需脂肪酸。亚油酸和γ-亚麻酸参与人体内磷脂的合成,并以磷脂形式作为线粒体和细胞膜的重要组成部分,促进胆固醇和类脂质的代谢,亚油酸也是某些生理调节物质(如前列腺素)的前体物质。糖尿病时胰岛素绝对或相对不足,可导致神经组织脂代谢异常,其中主要是脂质合成异常和构成髓鞘的脂质比例异常。糖尿病状态下,亚油酸-6脱饱和缺陷而致体内γ-亚麻酸减少,进而花生四烯酸减少,由后者生成的扩血管性前列腺素 PGE_1、PGE_2 及前列环素下降。其结果则导致缺血缺氧性神经损害。

另外,在糖尿病时,脂肪酸氧化供能,长链脂肪酸从细胞液进入线粒体内进行氧化需要肉毒碱作为载体,研究证实,糖尿病神经病变时L-肉毒碱减少,脂酰肉毒碱增加,这种代谢异常使得有毒的长链脂肪酸在细胞液中蓄积,不能转运进入线粒体内进行氧化供能。另外,肉毒碱的减少也使舒血管物质前列环素的生成减少,降低神经血流量。

(五)神经营养代谢障碍

神经生成营养因子包括神经生长因子、胰岛素样生长因子等。这些生长因子来源于神经纤维支配的靶细胞或支持细胞,不同生长因子作用于特定的受体,调节核酸和蛋白质代谢,促进神经的结构蛋白质合成,因而对神经生长发育及保护有着重要意义。

1. 神经生长因子(NGF)缺乏 NGF主要存在于交感神经元及部分感觉神经元分布的靶区域神经细胞内,它可以维持交感神经和感觉神经的生长发育及生理功能,同时,它对神经髓鞘的神经膜细胞也有调节作用,参与成年神经的功能维持、结构完整和损伤后再生。实验表明,糖尿病动物模型和糖尿病神经病变患者的组织或血中的神经营养素家族(NGFs)水平明显降低,造成神经的营养障碍,还可能使神经对其他的损伤因素更为敏感。同时,受NGF调控的一些基因表达产物减少,包括P物质和降钙素基因相关肽,前者是疼痛传导的神经介质,后者在许多感觉神经元中表达,均与引起临床症状的细纤维功能障碍有关。

2. 胰岛素样生长因子-1((IGF-1)缺乏 胰岛素样生长因子是一种氨基酸序列与胰岛素类似的蛋白质,包括IGF-1和IGF-2

两种。其作用是促进细胞的分裂、分化及增殖,促进生长发育及物质代谢。近年来发现,血管内皮细胞上有 IGF-1 受体,从而推测 IGF-1 与糖尿病神经病变的发生有一定的关系。动物实验表明,糖尿病大鼠坐骨神经 IGF-1 mRNA 降低,补充外源性 IGF-1 可减轻糖尿病神经损害。Bitar 观察到糖尿病大鼠上段颈交感神经节内的 IGF-1 及其受体 mRNA 水平均较正常对照组下降,而输注 IGF-1 后可减轻感觉神经的再生障碍、缓解神经传导速度的降低、阻止痛觉过敏的进展。

三、氧化应激损伤

正常生理状态下,体内氧化因子(如超氧阴离子、NO、脂质过氧化物等)和抗氧化因子(如超氧化物歧化酶、过氧化氢酶、谷胱甘肽等)间处于平衡状态。在代谢过程中,如细胞或组织不能完全清除体内的自由基即可产生氧化应激。该状态下活性氧簇(ROS)、脂质过氧化物等生成增多,对细胞产生各种毒性作用,即可导致机体可逆或不可逆的损伤。大量研究证实,糖尿病患者体内的氧化应激增强。氧化应激通过两方面产生神经损害。一方面高血糖可使非酶糖基化作用增高,从而产生大量自由基;另一方面高血糖可致血液黏稠度增高,血液流速减慢,组织缺血缺氧,而产生更多自由基,加重神经细胞的损伤。另外,实验表明过氧化物等引起的氧化应激,可导致糖尿病大鼠模型坐骨神经的神经内膜小动脉舒张功能障碍,神经传导速度下降。经内膜氧化应激产生的 ROS 亦可对神经组织产生直接毒性作用。氧化应激也可直接引起神经元 DNA、神经元蛋白、脂质损害,阻碍轴突运输和信号转导。并导致许多神经营养因子如神经生长因子和睫状神经营养因子等的减少,从而减弱受损神经纤维的再生能力。

四、自身免疫损伤

近年来发现,在糖尿病患者血清中存在抗磷脂抗体、抗神经节苷脂抗体等神经组织抗体。抗磷脂抗体与神经组织的磷脂发生反应不仅产生直接神经毒性,还可以影响神经的血管,试验证明加入高浓度抗磷脂抗体的血清可抑制神经细胞的生长与分化。有实验说明,糖尿病神经病变患者在攀肠神经束膜和内膜处发现免疫球蛋白 IgG、IgM 及 C_3 的沉积,提示神经组织自身免疫性损伤参与疾病的发生。

五、其他因素

(一)遗传

临床研究表明严格控制血糖可以延缓和减轻某些病人慢性并发症的出现和发展,但不能彻底阻止其发生,而一些代谢控制不良的糖尿病病人却不发生并发症。因此目前认为除高血糖外,遗传与环境因素同样在糖尿病慢性并发症的发生中起重要作用。目前研究认为,与糖尿病并发症相关的基因包括醛糖还原酶基因、神经生长因子基因、降钙素基因相关肽表达、一氧化氮合酶基因、Na^+-K^+-ATP 酶基因、抗氧化酶的基因,但其作用机制还有待进一步研究证实。

(二)维生素缺乏

有人提出维生素 B_{12} 与碳水化合物代谢紊乱、脂肪代谢紊乱、血中谷胱甘肽浓度减低等相关。有报道称糖尿病患者血清中维生素 B_1 浓度较正常值低,可能存在维生素 B_1 缺乏的糖代谢障碍,从而出现感觉异常等周围神经炎症状。给予维生素 B_1 症状可得到改善。

第二节 血管病变

糖尿病血管病变也是糖尿病足发生的重要因素,分为大血管病变和微血管病变,其发生机制也复杂多样。

一、大血管病变

大血管指中等以上动脉,糖尿病大血管病变主要累及心、脑及下肢动脉。糖尿病周围血管病变是 2 型糖尿病常见的大血管并发症,据国外报道其发病率高达 20%～40%。病变易发生于膝以下的胫、腓动脉,尤其以胫动脉多见,病理改变为动脉粥样硬化。糖尿病周围血管病变可诱发缺血性溃疡、坏疽、坏疽继发感染,甚至导致截肢。

糖尿病动脉粥样硬化可能为多种因素联合作用引起,可能的原因有脂代谢紊乱、血管内皮损伤、慢性高血糖、胰岛素抵抗、高血压、增龄、性别及肥胖、吸烟等。

(一)脂代谢紊乱

2 型糖尿病患者当中大约有 40%～60%存在不同程度脂代谢异常,主要表现为甘油三酯升高、低密度脂蛋白升高、高密度脂蛋白降低三联征。首先,糖尿病患者由于胰岛素分泌不足、高胰岛素血症使体内低密度脂蛋白增加;长期的血糖控制不良,低密度脂蛋白的氧化修饰增多,使动脉壁内的巨噬细胞吞噬氧化低密度脂蛋白后不能降解而成为泡沫细胞,造成血管内皮损伤,导致动脉硬化发生;其次,高胰岛素血症促进甘油三酯合成,加速胆固醇、胆固醇酯和脂肪合成,抑制脂肪及胆固醇酯分解,使血中游离的胆固醇增多;第三,糖尿病患者高密度脂蛋白下降,使清除动脉壁内胆固醇的功能下降,从而更容易使胆固醇沉积于动脉壁内。综上,糖尿病患者低密度脂蛋白升高、甘油三酯升高、高密度脂蛋白降低,促使动脉粥样硬化的发生。

(二)血管内皮损伤

血管内皮细胞具有屏障和选择性通透作用,可防止血液中的大分子物质透过内皮层进入动脉壁内层,对动脉壁内皮层起到保护作用。而糖尿病患者在高血糖、高血脂和高胰岛素血症的长期作用下,血管内皮细胞发生了慢性、免疫性的损伤,导致内皮孔隙增大,血管壁通透性增高,使胆固醇和脂蛋白大量浸润并堆积于动脉内膜下,促使动脉发生粥样硬化;同时使血管活性物质的分泌紊乱,内皮素的合成与释放增加,而舒血管物质一氧化氮、前列环素和内皮细胞衍生舒张因子减少,使血管处于持续收缩状态,促使了动脉闭塞的发生。

(三)高血压

持久的高血压可使大血管管壁内膜细胞和纤维组织增生,导致内膜损伤,管腔变窄,同时有利于脂质在大、中动脉内膜的沉积和血小板黏附聚集,从而发生动脉粥样硬化,病变累及到下肢动脉可影响下肢及足部血液供应。此外,收缩压增高可引起末梢组织内毛细血管内压增高,导致毛细血管内皮细胞增生、基底膜增厚及血管内皮细胞自身调节功能受损,进而造成动静脉短路,使足部皮肤的血液供应受损,导致组织缺血、缺氧,最终足部溃疡形成。

(四)高血糖

糖尿病大血管病变的发生与多种因素有关,但高血糖则可能是该病变发生的始动环节。第一,高血糖对胰岛 β 细胞有毒性作用,使周围靶细胞胰岛素敏感性降低,加重胰岛素抵抗,促进动脉粥样硬化的发生和发展;第二,糖尿病在血糖增高状态下,氧化应激增加,蛋白的糖基化增加,经过一系列的脱水氧化反应后形成晚期糖基化终末产物(AGEs),AGEs能促进胶原和其他细胞外基质蛋白的过度交联,引起低密度脂蛋白的聚积,糖基化后的高密度脂蛋白从外周清除胆固醇的能力降低,并可引起血小板聚集增加,诱导巨噬细胞变为泡沫细胞,造成血管内皮损伤,加速动脉粥样硬化。

(五)血液流变学的改变

血液黏稠度增加:血浆黏度由血浆中含的蛋白质、脂类和电解质决定,其中蛋白质中的纤维蛋白原对血浆黏度影响最大。糖尿病患者由于胰岛素分泌不足,三酰甘油浓度增高,同时纤维蛋白原等应激蛋白明显增多,使血浆黏度明显增大,血脂升高,特别是血清胆固醇含量增加,使细胞膜的流动性降低,硬度增大。

血小板聚集、黏附力增强:糖尿病患者中血管性假血友病因子浓度增多,这种因子是一种糖蛋白,由内皮细胞合成后释放到血浆中参与凝血机制。此因子浓度升高,可发生高凝状态,促进血小板聚集黏附于损伤的内皮下层。此外,糖尿病患者体内自由基增多,可使血小板膜发生脂质过氧化,使膜的通透性增高;还可通过血小板内花生四烯酸代谢,产生过多的血小板聚集剂。血小板的高黏附、高聚集状态可造成微循环障碍,导致组织缺氧,加重大血管病变和动脉粥样硬化的程度。

(六)年龄

多项研究证明,年龄是糖尿病大血管病变发生的独立危险因素。糖尿病足多发生于40岁以上的患者,并随年龄增加而增多。中华医学会糖尿病学分会糖尿病慢性并发症调查组通过对10年间全国糖尿病患者进行调查后发现,年龄与糖尿病下肢血管并发症相关的危险系数为1.331,高龄患者的下肢大血管病变发病率更高。

自由基及自由基清除系统的异常在2型糖尿病大血管并发症的发生及发展中起着重要的作用。老年人因年纪增大,体内自由基产生增多,抗氧化能力减弱,且老年糖尿病患者病程长,激素水平存在一些改变,这些均促使动脉粥样硬化的发生。随着年龄的增大,动脉粥样硬化的程度也逐渐加重。

(七)性别

糖尿病大血管病变的发生与性别有一定关系。国内文献提示,糖尿病大血管病变的发病男多于女,分析其原因可能是雌激素有保护血管的作用,因而肢体大小血管病变机会在女性糖尿病人相对减少。但随着年龄的增大,女性雌激素分泌的减少,这种性别差异也逐渐减少。有实验表明,冠状动脉钙化的总阳性检测率男性和女性分别为73.1%和60.4%,男性显著高于女性。两性的阳性率都随年龄增大而增高;70岁以下各年龄组男性均明显高于女性,但60岁以后两性差距逐渐缩小,70岁以上各年龄组两性间比较,差异无显著性。

(八)吸烟

烟草中含有的去甲烟碱,存在于天然烟草中,也可由尼古丁代谢产生,使血管收缩、痉挛,导致肢体末端血供减少,组织缺血、缺氧;吸烟产生的一氧化碳与血红蛋白结合,影响了红细胞的携氧能力,造成组织缺血、缺氧;去甲烟碱可与葡萄糖结合,形成一种继续与蛋白质发生反应的物质,影响蛋白质的功能,最终形成晚期糖基化终末产物(AGEs),和血管病变有密切关系。有研究显示吸烟是糖尿病大血管病变的独立危险因素;无论是横断面研究还是前瞻性研究,吸烟的糖尿病患者其大血管并发症发生率明显增加。其机制可能与内皮细胞受损、脂蛋白异化作用受限及胰岛素抵抗有关。

(九)肥胖

肥胖不仅是糖尿病的危险因素,也是大动脉疾病的危险因素,其原因是肥胖可导致胰岛素抵抗,且体脂量与血清胰岛素水平呈正相关,从而进一步引发继发性高胰岛素血症,过高的胰岛素水平可加速动脉粥样硬化斑块形成,且不易降解。另外,血浆组织型纤溶酶原激活剂(t-PA)的主要功能是将纤溶酶原激活成为纤溶酶,从而启动纤溶过程。纤溶酶原激活物抑制剂(PAI-1)和t-PA二者间的生理平衡对调节血流畅通至关重要,与2型糖尿病大血管病变的发生关系密切。脂肪组织尤其是内脏脂肪组织是PAI-1合成的重要部位之一。因此,在肥胖的个体,PAI-1水平升高,这导致向心性肥胖的患者有更高的心血管危险性。大规模的人口调查表明,低纤溶活性与高浓度的PAI-1水平增加了肥胖和2型糖尿病病人的动脉粥样硬化的危险性。以上原因均使得肥胖成为导致血管病变发生的因素之一。

二、微血管病变

微血管是指微小动脉和微小静脉之间,管腔直径在 $100\mu m$ 以下的毛细血管网。糖尿病微血管病变是糖尿病最早出现、最常见的并发症,其典型表现是微循环障碍、微血管瘤形成和微血管基底膜增厚。血管管腔缩小,内膜粗糙,血管弹力和收缩力降低,血流不畅,致使组织缺氧,血黏度增高。微血管病变可以波及全身,发生于肢体末端的微血管,从而形成糖尿病微血管性坏疽。微血管病变的产生主要与高血糖、氧化应激、非酶糖化和多元醇代谢旁路、蛋白激酶C、红细胞形态改变等多方面因素有关。

(一)高血糖毒性

糖尿病患者长期处于高糖状态,糖代谢紊乱,造成组织缺氧,血栓素等损伤物质增加,从而使完整的血管内皮受到破坏,血管内皮粗糙增厚,血小板功能激活,易于黏附和聚集,释放生长因子,促进微循环障碍。内皮细胞损伤后的修复延迟还可引起血管平滑肌增殖,使管腔变得狭窄,受累的微细血管可部分或全部阻塞,从而造成组织缺氧。另外,高浓度葡萄糖与血管内外蛋白、核酸分子发生糖基化,形成糖基化中间产物,从而引起血管细胞功能异常,促使凝血及血栓形成,导致微血管病变。

(二)多元醇通路活跃

在高血糖状态下,醛糖还原酶(AR)活性增加,多元醇代谢活跃,使细胞内山梨醇、果糖过度堆积,细胞内渗透压升高,细胞水肿,同时细胞内肌醇和谷胱甘肽(GSH)水平下降,$NADH/NAD^+$比值增高,Na^+-K^+-ATP酶活性下降,细胞、组织缺氧,内皮细胞受损,这些改变促使糖尿病微血管病变的发生和发展。

(三)蛋白质非酶糖基化

在高血糖环境下,各种组织蛋白均可发生非酶糖基化反应,形成晚期糖基化终末产物(AGEs)。当AGEs与血管内皮细胞、巨噬细胞、血管平滑肌细胞、系膜细胞等细胞膜上的AGE受体(RAGE)结合后,RAGE作为一个信号转导受体,激活细胞增殖与炎症、应激和细胞凋亡、细胞生长和运动以及基因表达调控等,上调多种生长因子如转化生长因子、碱性成纤维生长因子、血小板衍化生长因子等,黏附分子如细胞间黏附分子-1、血管细胞黏附分子-1等基因表达增加,促进细胞增殖,增加血管通透性,引起巨噬细胞迁移,刺激内皮素的形成,增加Ⅳ型胶原、蛋白聚糖及纤维的合成,导致细胞外基质扩张、血管基底膜增厚、微血管通透性增加、血流淤滞,甚至微血管闭塞等糖尿病微血管病变。

(四) 蛋白激酶C(PKC)激活

目前认为,PKC激活是糖尿病时血管损伤的共同通路,PKC通路的激活导致细胞内信号通路的改变及血管功能的障碍,而促使糖尿病微血管病变的发生和发展。PKC抑制内皮型一氧化氮合酶活性,降低一氧化氮水平,并抑制一氧化氮介导的环磷鸟苷生成,导致血管舒缩功能障碍;PKC刺激血小板凝聚,增加PAI-1含量和活性,促进糖尿病患者的高凝状态及血栓形成。

(五) 氧化应激增强

活性氧基团(ROS)是生物体内有氧代谢过程中有氧应激产生的活性产物,是氧化应激的主要介导物质。体内外研究均证实糖尿病时存在氧化应激增加,在高糖状态下线粒体电子传递链产生过多的ROS,ROS作为极其重要的细胞内信使,通过抑制三磷酸甘油醛脱氢酶活性激活几乎所有已知的与糖尿病微血管并发症发生发展有关的信号转导通道,包括PKC通路、多元醇通路、己糖胺通路以及AGEs形成等,进一步促使糖尿病微血管并发症的发生发展。

(六) 红细胞形态改变

糖尿病病人血糖水平较高,红细胞长期受到葡萄糖的糖化作用和高渗作用,使红细胞膜以及红细胞膜蛋白糖化。红细胞的一些重要生理活动发生变化,例如膜的流动性减小、细胞变形性减小、聚集性加强,形态大小异质性增加,有的红细胞可呈现皱缩花形和泪滴状,氧的释放量下降。这些细胞学上的改变,形成血栓,影响组织供血,造成组织器官损伤,使组织的有效血液灌流减少,进而导致微循环的阻力增加,引起微血管病变。

三、血管病变与神经病变之间的关系

上述种种危险因素促进糖尿病患者血管的动脉粥样硬化、血液的高凝状态、广泛的微血栓形成、血管阻力增加等,从而使管腔狭窄、闭塞,致肢体远端缺血,使组织不能获得足够的氧气及营养物质,不能及时地排出代谢废物,表现为肢端发凉、怕冷、营养不良、间歇性跛行、静息痛,严重者有可能导致缺血性坏疽。微血管病变同时也阻碍了神经组织获取营养的途径,促进神经病变发生或发展,加重糖尿病足的病情,出现肢端感觉异常、疼痛、麻木、袜套样感觉等症状。血管病变可独立引起糖尿病足,也可通过影响周围神经的功能引发糖尿病足。

第三节 感 染

感染在糖尿病足的发生中可以是独立的因素,也是促使其加重的一个重要因素。糖尿病患者由于机体免疫力低下,白细胞的游走性和吞噬能力降低,神经病变和外周血管病变的存在等,微小的创伤即可引起微生物的侵袭和感染,并且感染后使血液中促凝物质增加,局部氧耗增加,使局部缺血加重而发生坏疽。有研究表明,糖尿病足 80% 的截肢都是由于清洁性溃疡继发感染导致的。

一、皮肤损害

人体皮肤是一组保护机体防御外界刺激和预防细菌微生物感染的天然屏障。一旦皮肤损伤,哪怕是微小的损伤,这种屏障功能便失去防御能力,导致各种细菌趁虚进入人体。正常人在生活中也会遇到皮肤创伤和感染,但是却不易进展为严重的感染或坏疽,而糖尿病患者则易于形成严重感染,其根本原因在于糖尿病引起的一些列病理改变,导致糖尿病患者的皮肤不仅更加容易遭受损害,并且在受到损害后容易迁延不愈造成更大的损伤。

皮肤干燥:糖尿病自主神经病变导致的汗液分泌障碍,可使皮肤柔韧性降低,导致皮肤干燥、皲裂。皮肤容易受到感染,且一旦下肢或足部皮肤受损后,上述的病理生理改变又使伤口不易修复,感染难以控制,最后足部溃烂发展甚至截肢。

皮肤敏感性降低:糖尿病感觉神经病变会导致肢体末梢的保护性感觉减弱或丧失,使足部缺乏对有害刺激的保护,当外伤或过大的压力作用在足部时缺乏保护性感觉,从而极易引起机械或温度的损伤。在用热水袋、火炉取暖、热水洗脚,红外线、神灯照射的时候容易被烫伤;或者由于鞋袜不合脚被磨伤,各种按摩器械摩擦起疱并感染,鸡眼、修脚、剪趾甲损伤,各种刺伤、外伤及手术等造成皮肤损伤而感染。

皮肤化脓感染:常见的皮肤化脓性感染有毛囊炎、汗腺炎等。

糖尿病代谢紊乱所致皮肤组织中糖含量增高和代谢产物蓄积引起的皮肤微环境改变,是导致糖尿病创面难愈的始动因素之一。糖尿病创面是一个特殊的创面,糖尿病本身能通过多种途径导致氧化应激的产生,创面微环境中氧自由基的产生过多常使创面难以愈合。高糖和/或 AGEs 的共同作用,使糖尿病足部皮肤中巨噬细胞数量减少,分泌血管内皮生长因子 C(VEGFC)的功能降低;溃疡皮肤局部组织中 VEGFC 减少,对外周血淋巴管内皮祖细胞趋化作用降低;激活的巨噬细胞不能转化为淋巴管内皮细胞;患者外周血中的淋巴管内祖细胞数量减少,使得皮肤组织淋巴管形成减少。巨噬细胞数量减少、分泌功能降低、淋巴管形成减少与糖尿病非缺血性溃疡创面难以愈合关系密切。

一旦皮肤的保护层被攻破,下层的组织就暴露在细菌群中,这个伤口就极可能进展为活动的感染,细菌侵入机体繁殖生长,感染化脓,通过连续的扩展,感染可能涉及更深组织并逐渐蔓延扩大发展为坏疽。这一系列事件可以迅速发展,特别是在肢体缺血的情况下。

糖尿病肾脏损害逐渐发展至尿毒症期，残余肾单位不能充分地排泄代谢废物和降解某些内分泌激素，致使其蓄积在体内，加重患者皮肤"微环境污染"。

二、细菌及真菌感染

糖尿病足溃疡的感染以革兰阳性菌为主，其次是革兰阴性菌和真菌，但真菌感染有逐年上升的趋势。这不仅由于糖尿病患者，特别是血糖未控制的糖尿病患者处于免疫水平低下而易遭受各种感染。而且近年来广谱抗生素的广泛应用，使得真菌感染的发病率逐年升高，各种耐药菌株也逐渐出现。另外，足部真菌感染引起瘙痒，患者在搔抓过程中也会引起皮肤溃破而感染。

三、足部力学的改变

神经病变易反复损伤皮肤，为微生物的入侵提供门户。运动性周围神经病变导致足部生物力学的改变，足内肌肉萎缩，从而改变足部结构受力点，使得运动时受力不均匀，在运动时直接接触地面，局部的压力过大而致足部损伤。当完整的皮肤由于创伤、趾间感染或刺伤而受到破坏时，细菌就接踵而来。

四、免疫力低下

糖尿病患者由于胰岛素绝对或相对不足，血糖不能被机体组织充分利用，能量供给不足，体内代谢紊乱严重，导致中性粒细胞趋化、吞噬、杀菌能力降低，包括中和化学毒素、吞噬功能、细胞内杀菌作用、血清调理素和细胞免疫功能等，使机体对感染抵抗力降低，杀菌能力减退，使感染率增加，并且使感染的伤口难以愈合。糖尿病机体蛋白质的合成减少，但分解加快，使免疫球蛋白、补体、抗体等生成减少，淋巴细胞转换率减低，导致机体难以有效抵抗入侵的病原。糖尿病患者易发生血管病变，引起微循环血流障碍，组织缺氧,抗体分布减少,亦易发生感染。以上原因导致免疫力低下,使患者极易感染,且感染严重。

五、高血糖

高糖环境是良好的培养基,有利于病原微生物侵入、定植、繁殖。

高血糖使血浆渗透压升高,抑制白细胞的吞噬能力,导致机体抵抗力下降,感染不易控制。当血糖达到 11.12mmol/L 后白细胞趋化、黏附与吞噬功能将会降低,杀菌活性受损,损害了天然免疫系统对感染源的抵御功能。高血糖的改善可使吞噬细胞功能得到一定程度的恢复。其机理是这种细胞中含有大量的糖原,通过糖酵解产生大量的超氧离子及过氧化氢,作为细胞的代谢能源,使它们有足够能量来吞噬、杀死细菌及病毒,细胞内线粒体的氧化也依靠糖酵解来完成。所以胰岛素水平过低,血糖未得到有效控制,可致吞噬细胞中的糖原合成与酵解能力降低,以致超氧离子产生减少,吞噬细胞出现功能障碍。高血糖状态下细胞免疫功能低下,是易发生感染的重要因素。

高糖能够加剧炎性反应和内皮损伤。内皮炎症反应增加会对微循环环境造成不良影响,加重感染。

六、年　龄

有研究报道,糖尿病患者医院感染与年龄呈止相关,年龄＞60岁感染明显增加,这与免疫功能明显下降有关。老年人组织器官衰老,代谢水平下降,免疫功能随之下降,T细胞在激活过程中存在着异常,是老年人免疫功能下降的主要原因之一,免疫屏障力量减弱,导致机体更易受到侵袭而发生感染。且老年人常同时存在多种疾病,免疫力低下;老年人病情错综复杂,临床症状常不典型,病情不易发现,且治疗时针对性差,同时给予多种治疗,体内正常菌群遭到破坏,易并发真菌感染。老年人身体环境适应能力逐渐减退,机体反应能力降低,外来伤害更易对身体造成损害,加之细胞代谢能力减低,损伤修复缓慢,病程延长。若感染严重,则极易迅速发展,甚至导致严重并发症发生。

七、抗生素应用不规范

广谱抗生素的滥用,正常菌株被抗生素杀死或抑制,失去生物屏障作用,引起菌群失调、耐药菌株出现、大量真菌繁殖导致感染。

八、组织修复能力减低

局部组织糖含量的增加有可能引起局部糖代谢的紊乱,导致皮肤组织局部的病理生理改变,即使在未损伤的状态下,糖尿病表皮细胞在进入有丝分裂期时即显著低于正常,细胞处于有丝分裂的低水平,呈现"增而不殖"的现象,提示在糖尿病状态下,皮肤表皮细胞的增殖行为受到干扰,不能有效有序地完成细胞增殖周期,使得表皮细胞不能保持一定的增殖率以维持正常的新陈代谢需要和表皮结构的完整,表皮组织在未损伤的情况下已经存在着组织学和细胞生物学行为的改变,这可能是糖尿病皮肤易损和在损伤后难以修复的原因之一。另外,糖尿病患者体内蛋白质消耗增加,合成减少,分解增快,血管病变使营养物质供应障碍,降低了局部组织的修复能力。

九、手 术

手术是糖尿病患者易合并感染的危险因素之一,2005年美国糖尿病协会指出,心脏外科围手术期高血糖是糖尿病并发感染的独立预示因子,血糖不超过8.3mmol/L时病死率最低。约有半数糖尿病病人一生至少需1次外科手术治疗。糖尿病可诱发或加重外科疾病,外科疾病又可使糖尿病加重,这主要与手术时病人处于应激状态引起皮质醇、生长激素及胰高糖素的分泌增加,导致糖原异生增加，糖原、脂质与蛋白质分解增加，即使无糖尿病史亦可引起高血糖与胰岛素抵抗，若原有糖尿病史者则血糖增加更高，胰岛素的需要量可增加10倍或更高。

十、伤口内异物

伤口内异物是糖尿病患者局部感染和坏疽不愈合的重要原因。异物损伤是多种多样的，如木刺、铁钉、泥土、砖瓦、玻璃碎片；本身的死骨没有及时去除；手术、换药过程中遗留体内的纱布、消毒棉球等，这些异物可能遗留在伤口内，也可能随外力拔出，但异物所携带的大量细菌已存留在伤口内，甚至有些肉眼看不见的微小异物存留在伤口内，局部均可发生细菌感染。

十一、伤口内死腔和引流不畅

伤口内死腔及引流不畅，多见于各种芒刺伤或刺伤较深后发生深部感染，腱鞘、韧带或肌间隙损伤感染，手术切口缝合留有死腔，坏死组织不易清除，尤其是口小腔大的伤口，引流不畅，分泌物不易排除。伤口死腔内部为缺氧环境，利于厌氧菌生长繁殖，造成局部感染，而且创面不易愈合。同时由于死腔结构限制，腔内坏死组织不易清除，尤其是口小腔大的伤口，引流不畅，分泌物不易排除，创面不易愈合，故此种情况下，常需要暴露创面，扩创引流，预防厌氧菌感染，以促进创面愈合。

第四节 外 伤

足部轻度外伤（机械性）、鞋内压力大、冲击、溃疡、冻伤、热烫伤、热灼伤、化学物质伤、职业伤等易致糖尿病足，据报道大多数发生足溃疡的糖尿病患者都与神经病变、局部畸形以及由于鞋袜穿着不合适所致的创伤有关。

第三章 糖尿病足与糖尿病其他并发症的关系

第一节 糖尿病足与糖尿病微血管并发症的关系

糖尿病足(DF)、糖尿病肾病(DN)、糖尿病视网膜病变(DR)三者均与微血管病变密切相关,同时,三者在患者的并发症中常常同时并存。

糖尿病肾病和糖尿病视网膜病变都是糖尿病微血管并发症,不同之处在于糖尿病肾病是单纯的微血管并发症,而糖尿病视网膜病变除有微血管症状外,尚有神经病变的存在。

DR 和 DN 共同的发病机制为高血糖所致代谢异常,即糖基化终末产物及多元醇通路活化致使山梨醇增加、血液流变学改变所致视网膜微循环障碍及肾小球高灌注改变、各种细胞因子和生长因子作用等。但 DR 不仅是微血管病变,也是神经疾病。神经节细胞的程序性死亡在疾病的早期即可出现,并且贯穿于整个病程中,神经胶质细胞的死亡可以增加内皮受损,血管通透性增加,血管损害加重。

糖尿病肾病被认为是 DF 的高危因素之一,一方面糖尿病肾病是糖尿病全身微血管病的一部分,与 DF 有着共同的发生机制,有研究显示DF组糖尿病肾病的比例明显高于非DF组，Logistic回归分析也显示合并糖尿病肾病时发生DF的危险性明显增加；另一方面糖尿病肾病时肾脏损害，微量白蛋白漏出，有研究发现，微量白蛋白尿和糖尿病足有很强的相关性，可以作为糖尿病足的一个独立危险因素。糖尿病肾病逐步进展至大量蛋白尿，可造成低白蛋白血症，低白蛋白血症时发生DF的危险性可增加达6.608倍，可能因低蛋白血症时血浆渗透压降低，组织液外渗，下肢水肿，可影响创面肉芽形成或妨碍创面愈合，且血清蛋白缺乏与体液免疫功能低下呈正相关，机体抵抗力下降，增加了患者感染的机会，而机体在感染状态下，血清白蛋白从血管内到血管外的分布速率明显增加，白蛋白的分解速率也显著增加，两者相互影响，形成恶性循环；肝脏在代偿性合成蛋白质增加过程中，脂蛋白的合成也明显增加，加重了微循环障碍。且肾功能衰竭时由于血小板功能异常，常有出血倾向；部分患者中性粒细胞或淋巴细胞减少，白细胞趋化、吞噬和杀菌能力减弱，机体抵抗力下降，容易发生感染，均可增加糖尿病足患病风险；糖尿病肾脏损害逐渐发展至尿毒症期，残余肾单位不能充分地排泄代谢废物和降解某些内分泌激素，致使其蓄积在体内，加重患者皮肤"微环境污染"—糖尿病患者皮肤组织中糖含量增高和代谢产物蓄积引起的皮肤微环境改变，使得无创伤糖尿病皮肤发生一系列以组织学、细胞功能学改变为特征的隐性损害，继续发展或者在外界损伤因素作用下，致足破溃，创面形成，而"微循环污染"在创伤后持续影响创面愈合的各个环节，最终导致创面愈合延迟或不愈；且研究显示糖尿病血透患者74.5%存在足部神经病变，其中54%的患者有高危足，此类患者较关心肾脏病变，从而忽视了足部护理，导致了患者自我护理能力较低，易于罹患糖尿病足。

糖尿病足常合并糖尿病视网膜病变、糖尿病肾病，尤以DR多见，称足-眼综合征。尿微量白蛋白增加是血管损害的标记，DF组病人 24 小时尿微量白蛋白较非糖尿病足(NDF)组高,且具有显著性差异($P<0.05$),DF 组糖尿病视网膜患病率显著高于 NDF 组($P<0.01$),24 小时尿微量白蛋白和糖尿病视网膜病变分别与糖尿病足进行 Kendall 相关分析,结果示 24 小时尿微量白蛋白和糖尿病视网膜病变均与糖尿病足显著相关,DR 与 DF 显著相关($P<0.05$),DR 患者发生 DF 的危险性显著增加。同时对合并与不合并糖尿病足的 2 型糖尿病患者进行糖尿病视网膜病变患病率分析,结果显示 NDF 组 DR 发生率为 48.7%(单纯型 43.4%,增殖型 5.3%),糖尿病足组 DR 发生率为 90%(单纯型 60%,增殖型 30%),DF 组 DR 患病率高于 NDF 组($P<0.001$),表明糖尿病视网膜病变与糖尿病足显著相关($r=0.348, P<0.001$)。如患者糖尿病视网膜病变逐渐发展至失明阶段,患者不能躲避外界创伤性损害,加快了糖尿病患者发生糖尿病足的进程。

糖尿病肾病、糖尿病视网膜病变以及糖尿病足三者在发病机制上以及临床表现上相互联系、相互促进。

第二节　糖尿病足与糖尿病大血管并发症的关系

糖尿病足、糖尿病脑血管病变、糖尿病并发冠状动脉粥样硬化性心脏病都是糖尿病大血管病变常见疾病,三者在患者的并发症中常常同时并存。

脂代谢紊乱是糖尿病并发冠心病与糖尿病足两者之间共同的发病机制,而动脉粥样硬化的发生与血脂代谢障碍有密切的关系。血脂异常中主要是 LDL(低密度脂蛋白),其次为 VLDL(极低密度脂蛋白)和脂蛋白(a)(Lp(a))浓度升高。LDL 的载脂蛋白 B 上的赖氨酸残基糖化后,干扰 LDL 受体对其识别,使其清除速度明显减缓,并且糖化后的 LDL 参与动脉粥样硬化斑块的泡沫细胞前体的形成。高 Lp(a)血症促进动脉硬化的机制尚不明确，但冠状动脉疾病患者的血清 Lp(a)呈高值，亦可将其作为动脉硬化的独立危险因素。近年，有关高 Lp(a)血症与糖尿病慢性心血管并发症的报道逐渐增多。还有研究显示，糖尿病足重度溃疡伴坏疽者血 Lp(a)水平显著高于糖尿病足中度溃疡而无坏疽者和糖尿病足轻度溃疡或存在足病潜在危险因素者，且糖尿病足中度溃疡而无坏疽者血 Lp(a)亦显著高于糖尿病足轻度溃疡或存在足病潜在危险因素者，说明 Lp(a)与糖尿病足的严重程度明显呈正相关。影像学资料显示，糖尿病足患者小腿各血管段均可出现不同程度狭窄，胫前动脉、胫后动脉、腓动脉血管病变数目相近，但胫前动脉病变较重，而血管闭塞、其远端无血流信号均出现在 3 级皮肤深溃疡的患者中。同时此研究表明，糖尿病患者下肢动脉狭窄程度与肢体严重程度呈正相关。研究显示，糖尿病足患者冠心病的发生率随着糖尿病足的严重而呈上升的趋势。

糖尿病发生大血管病变与血浆同型半胱氨酸升高有关，近年来研究显示，高同型半胱氨酸(tHcy)血症是动脉粥样硬化性血管病变(包括冠心病、中风和周围血管疾病)的独立危险因素。同型半胱氨酸可通过氧化应激系统影响内皮的功能，促进低密度脂蛋白系统修饰，同时使血管内皮的扩血管作用受损，亦可引起血管平滑肌细胞增殖及细胞外基质成分沉积，且通过改变凝血系统，促进血栓形成，从而引起动脉粥样硬化和血栓形成，导致血管病变的产生，加速血管病变的进展。有数据显示，2 型糖尿病患者冠状动脉疾病的严重程度与血浆同型半胱氨酸水平存在相关性，高同型半胱氨酸血症可促使糖尿病足的发生率大大升高，且随着糖尿病足严重程度的加重，同型半胱氨酸水平随之增高。血浆同型半胱氨酸(Hcy)水平与糖尿病脑血管病之间存在着密切的相关性。

TCD 检测发现，伴有同型半胱氨酸血症的 2 型糖尿病患者，脑血管动脉病变平均血流速度增快和(或)血流速度减慢，血管狭窄检出率和(或)供血不足的检出率均高于同型半胱氨酸正常的糖尿病对照组;糖尿病足患者的神经功能缺损(NDS)评分随着血浆同型半胱氨酸水平的升高也在升高。杨正宇等在对 20 例糖尿病并发脑梗死患者的下肢动脉病变 B 超观察中显示:血管内膜粗糙、增厚(Ⅰ型)的占 30%;血管管腔内粥样硬化斑块形成(Ⅱ型)的占 50%;管腔明显狭窄(斑型)的占 20%。

糖尿病并发冠心病的主要临床表现有心绞痛、心肌梗死、心律失常以及心力衰竭等。左心心力衰竭时肺淤血、肺水肿,致肺通气、换气障碍,且由于心排血量降低,脏腑组织器官灌注不足,下肢缺血、缺氧,可加重糖尿病足患肢发凉、怕冷,缩短跛行距离;周围神经营养供应障碍,促进糖尿病周围神经病变发展进程,出现足部感觉异常,如麻木、疼痛或者感觉消失等,均可延缓糖尿病足溃疡的愈合。右心心力衰竭时静脉回流受阻,外周循环淤血表现,出现身体下垂部位的水肿,起床活动时以脚踝和胫前较明显,水肿部位为细菌生长繁殖提供良好环境,促进糖尿病足溃疡的形成,对已形成溃疡患者,可延长溃疡愈合时限。反之,糖尿病足溃疡患者,局部抵抗力弱,易合并感染,局部感染控制不佳,感染诱使慢性心力衰竭患者出现急性心力衰竭的表现,如突然出现喘憋、胸闷等。

糖尿病性脑卒中临床表现可因出血部位及出血量、缺血部位不同,呈现偏瘫、交叉瘫、偏身感觉障碍以及共济失调等。糖尿病性脑卒中患者下肢出现感觉障碍或减退,不能敏锐感知外界轻微刺激如鞋不合适,或长途行走等,逐渐积累,或者突然的刺激,如冬季电热宝取暖烫伤、艾灸烫伤等,可诱发糖尿病足。糖尿病性脑卒中患者在急性期至恢复期过程中,由于缺少必要的康复护理方法,致使产生姿势性痉挛,关节畸形、挛缩、肌肉萎缩等残疾,呈现划圈样步态,患肢足背下垂,行走时受力不均,健侧肢体承受大部分重量,形成挤压伤,增加糖尿病足患病风险;若患者卧病在床,护理不当,足跟部褥疮形成,易继发感染导致糖尿病足形成或促进糖尿病足迅速发展;患侧肢体活动不利,血液回流缓慢,糖尿病足溃疡创周水肿,致使溃疡难以愈合。同时患者有可能出现偏盲,不能躲避有害创伤,如锈铁钉等造成的损伤,在此外伤基础上,可诱发糖尿病足。

因此,糖尿病足、糖尿病并发冠心病和糖尿病并发脑卒中均为糖尿病血管并发症,三者之间有共同的发病机制,在糖尿病并发症发生、发展中三者之间相互关联。

第三节 糖尿病足与糖尿病合并其他感染的关系

有实验研究证实,2型糖尿病及糖尿病足患者 C-反应蛋白(CRP)及白细胞计数(WBC)均显著高于健康对照组,且糖尿病足者高于无糖尿病足者,说明二者均有炎症状况存在,但糖尿病足感染状况更加严重。

糖尿病患者高糖状态使得细菌获得良好的生长环境,易于滋生,同时高血糖使血浆渗透压升高,抑制了白细胞的趋化、黏附、吞噬能力及细胞内杀伤能力,从而降低机体抵抗力;当糖尿病合并大、中、微血管并发症,或合并神经病变时,组织血液供应减少,或者对感染的反应性降低,宜于细菌的生长等,使糖尿病患者易合并感染。

糖尿病合并自主神经病变者常伴有神经源性膀胱炎、膀胱肌无力,导致尿液大量潴留,且加上尿糖增多有利于细菌生长,易发生逆行尿路感染,甚至导致肾盂肾炎。糖尿病合并皮肤感染者,皮肤处污染;当合并周围神经病变时,四至末端感觉异常,容易遭受损伤,并且不易早期发现,足部感染风险增加,促进糖尿病足发生,或者延长糖尿病足溃疡愈合时间;糖尿病合并真菌感染,特别是足癣,而足癣是糖尿病足发生的一个促进因素,促进了糖尿病足的发生。糖尿病合并感染患者血清白蛋白、前白蛋白显著低于单纯糖尿病患者，多种感染合并发生，导致糖尿病足部感染难于控制。

糖尿病足长期不能愈合者，其创面培养出的细菌可能在2种以上，高血糖使免疫细胞功能下降，感染又使患者免疫力更进一步降低，而出现混合感染和条件致病菌感染。糖尿病患者特别当合并酮症酸中毒时，酮体降低了乳酸的杀菌能力，从而削弱了血液杀菌力，引起菌血症、脓毒血症，可并发多部位感染。或由于患者创面暴露，或由于医者没有严格的无菌观念，导致创面的细菌污染床单、门把手，也可能会在机体整体抗病能力下降的条件下发生其他部位的感染。

第四章 糖尿病足常用的检查方法

糖尿病足患者从皮肤到骨和关节各层组织均可受累,严重者可以发生局部或全足的坏疽,是糖尿病人致残的主要原因。据估计,全世界每30秒就有一条腿因糖尿病而截掉,而在所有截肢患者中,糖尿病足占一半以上,并且一半以上的截肢患者在5年内需进行第2次截肢,严重影响患者的生活质量,给患者家庭和社会带来沉重的经济负担,同时也造成了患者抑郁、厌世、焦虑等严重的心理障碍。采取包括预防、患者和医务人员教育、多学科协作处理足部溃疡和密切监测在内的措施,可以使截肢率下降49%～85%。故准确运用各种检查手段早期诊断糖尿病足,进行科学的评估,制订合理治疗方案,对于改善糖尿病足患者的预后有着极其重要的意义。

第一节 周围神经系统的检查

多发性周围神经病变是糖尿病神经系统并发症中常见病之一,然而周围神经病变临床症状的出现,往往迟于病理改变,以致确诊时病理改变多已明显,因而失去了早期治疗机会,直接影响预后,是酿成严重后果的主要因素。因此,早期诊断已成为关键。对周围神经病变的诊断可以借助以下手段。

一、肌电图和神经传导速度测定

1. 肌电图(EMG) 是应用电子学仪器记录肌肉静止或收缩时的电活动,及应用电刺激检查神经、肌肉兴奋及传导功能的方法。通过 EMG 检查可以判断神经肌肉所处的功能状态,并且可以测量神经的传导速度,以结合临床对疾病做出诊断,在糖尿病足的早期诊断方面,肌电图具有独特的价值。

EMG 对糖尿病周围神经病变的诊断主要有两方面的作用:①区分神经源性损害和肌源性损害,主要通过观察肌电图的时限、波形和波幅来区别。如:EMG 时限>20%考虑神经源性的病变,<20%考虑肌源性病变;波幅增高见于神经源性疾病,降低见于肌源性疾病;群多相电位增多可见于神经源性病变,短棘波多相电位增多可见于肌源性病变;单纯相的 EMG 多见于神经源性疾病,病理干扰型波形多见于肌源性病变。②鉴别周围神经病是以轴索损害为主还是以髓鞘损害为主。糖尿病性周围神经病,肌肉放松时无自发电位,运动单位电位的波幅及时限正常,重收缩时运动单位电位的数目大量减少,神经传导速度明显减低,单纤维肌电图呈正常的密度。以轴索损害为主的周围神经病肌肉放松时可有自发电位,轻度收缩时运动单位电位时限延长,波幅增高,大力收缩时运动单位电位数目减少,神经传导速度正常或稍减慢,诱发电位波幅降低,单纤维肌电图纤维密度增加。

2. 神经传导功能检查(NSC) 神经传导功能的检查包括运动神经传导速度(MCV)、感觉神经传导速度(SCV)、F 波传导速度(FWCV)以及 H 波(H-W),是检查神经传导性和兴奋性的定量方法。

糖尿病性周围神经病变的 NSC 主要表现为传导速度的减慢和动作电位的波幅减低,可出现整条神经纤维弥漫性的传导异常,且越是远端程度越差。同时,其感觉神经比周围神经容易受损,因此 SCV 异常常明显高于 MCV。

临床上，EMG 和 NSC 也存在以下不足：EMG 和 NSC 主要反映有髓鞘的大神经纤维的功能状态，对鉴别小神经纤维病变及脱髓鞘的神经纤维不敏感，故不能作为小神经纤维的检查手段；EMG 检查需要将针电极扎到肌肉里，是有创检查，存在感染可能及患者依从性较差的情况，故在糖尿病患者做神经功能检查时，不建议常规测定肌电图；NSC 只能对周围神经的部分纤维进行功能检查，而有的病人并非全部的周围神经都有损害，存在所选择的神经类型和病损神经类型不一致的情况，同时其检查结果还受到如温度、年龄等其他因素的影响，故不是所有存在周围神经病变的患者检查结果都是阳性。

二、交感神经皮肤反应

交感神经皮肤反应（SSR）主要用于自主神经小纤维神经病变的辅助诊断。SSR 是人体在接受引起交感神经系统活动的刺激之后出现的皮肤反射性电位，是中枢神经系统参与下的皮肤催汗反射。SSR 可反映交感神经节后 C 类纤维功能状态，对糖尿病周围神经病患者的自主神经功能评估有较高的敏感性和诊断价值。从而弥补传统电生理检查无法评价自主神经功能的缺陷。

临床上，通过观测记录到的 SSR 的波形的波幅以及潜伏期来了解节后交感神经的功能状况。波幅反映的是交感节后纤维与汗腺的兴奋程度，波幅在连续刺激后，随刺激次数增多而逐渐下降（称为习惯性）。潜伏期反映了引起排汗神经冲动在整个反射弧的传导时程，下肢记录比上肢长，主要反映节后无髓 C 类纤维的功能。两者是反映外周交感神经活性的可靠指标。

糖尿病人的 SSR 主要表现为潜伏期延长，波幅降低或交感神经皮肤反应缺失，下肢较上肢明显，且 SSR 的异常与周围神经损害的程度呈正相关。SSR 的检测结合肌电图及神经传导速度

(EMG-NCV)的检查,可对周围神经进行较全面的评价,是对传统EMG的补充。SSR阳性率高,能发现无临床症状和体征的亚临床病变,且检测易操作、无创性、可重复性好,对早期诊断糖尿病周围神经病变很有价值。

三、贴膜反应

欧米诺贴膏是目前世界上能早期快速检测糖尿病足部自主神经病变的指示膏帖,它通过膏帖颜色是否在10分钟内发生从蓝色到粉红色的变化,来测试足底的汗腺功能,从而早期诊断病人是否发生糖尿病足部综合征。欧米诺贴膏的原理是二价钴盐遇水后由蓝色变为粉红色。利用这一特性,欧米诺贴膏可贴在病人足底的第一和第二趾骨之间来检测由自主神经控制足底分泌的汗液量,正常人该部位在10分钟内分泌的汗液可以与欧米诺的钴盐全部反应,颜色由蓝色变为粉红,而颜色的改变超过10分钟则提示汗液分泌不足,由此可以反映糖尿病患者足部与汗液分泌功能有关的自主神经是否正常。其完全变色时间的长短与自主神经病变的程度呈正相关。

欧米诺贴膏检查具有方便、快速、无痛、无污染、无需患者配合等特点,可用于早期发现糖尿病周围神经病变。相对于DNS评分法、振动感觉阈值、10g尼龙丝等检查方法,欧米诺汗印法可以更早期地对糖尿病足部周围神经病变做出诊断。欧米诺汗印法的时间量化特点可用于评估糖尿病自主神经病变,并预测糖尿病足部溃疡的发生风险。但其也有一定的局限性,少数仅有感觉、运动神经病变而无自主神经病变的患者,如仅应用欧米诺进行糖尿病周围神经病变筛查,则可能出现漏诊。因此,在有条件的情况下联合应用多种方法进行神经功能的评估是有必要的。

四、腓肠神经活检

腓肠神经活检技术用于糖尿病周围神经病变的发病机制的探讨和药物疗效的评价。针对周围神经及其末梢组织病理学方面的研究,以往大多是通过腓肠神经活检分析神经纤维密度、神经纤维脱髓鞘程度、无髓鞘神经纤维变性和神经纤维再生等指标,来评价神经纤维的病变程度。

一般选取外踝后方的腓肠神经,观察神经纤维的形态和生化特征及脉管系统。尽管有髓神经纤维密度与神经功能缺陷、电生理检查的改变一致,但神经病理改变与病变程度的相关性究竟如何还无定论,用于治疗效果评价也备受争议。主要原因在于取材时选取的部位及时间上的差别导致研究结果的解释困难。另外,神经活检是一创伤性的检查,常伴有疼痛、伤口愈合不全、瘢痕形成等问题,且只能进行两次,一般不推荐作为糖尿病周围神经病变的常规检查方法。

五、皮肤活检

皮肤活检是一种能够对皮肤标本进行病理学观察的检查技术,它的应用为小神经纤维损伤的诊断提供了可能,并为周围神经病的早期诊断打开了新的窗口。

皮肤活检通过结合免疫组化技术将皮肤内纤细的神经纤维显示出来是近10余年才实现的技术。该技术的出现源于蛋白基因产物9.5(Protein gene product 9.5,PGP9.5)作为神经轴突标记物的出现。PGP9.5是神经系统中最丰富的蛋白质之一,它广泛分布于中枢与周围神经系统神经元、神经纤维和神经内分泌细胞中。与其他神经蛋白质不同,PGP9.5的优点是能够显示所有的有髓和无髓神经,尤其是终止于皮肤表皮内和内脏器官黏膜下层的神经末梢。目前国际上多采用表皮神经纤维密度(IENFD)作为评价是否存在周围神经损伤的标准,IENFD是指单位表皮长度或者单位表皮面积中表皮神经纤维的数量,以 IENF/mm 或 IENF/mm² 表示,临床以 IENFD 低于第五百分位数为异常。研究证实,皮肤活检所测得的神经纤维密度与腓肠神经活检小直径有髓纤维和无髓纤维的密度有很强的一致性,对于单纯小纤维神经病来说,皮肤活检比腓肠神经活检更敏感。

皮肤活检为临床提供了能够对感觉和自主神经进行定量和形态学观察的途径。同时,作为一种病理检查方法,皮肤活检的另一个优越性在于可以定量。与用改良的总体神经病评分判定的神经病状态比较,皮肤活检的敏感性为 45%,特异性为 97%,阳性预见性可达 92%,阴性预见性为 90%,可用于确定临床表现和电生理无阳性发现的周围神经病的存在,而且与腓肠神经活检相比,皮肤活检对小神经纤维病变更敏感。但是作为一种检查手段,皮肤活检也有它自己的局限性,毕竟该技术是一个有创伤性检查,这对临床的开展有一定的阻碍。而且作为一种新兴技术,它还不能对造成神经损伤的疾病性质进行鉴别。因此,如何让该技术更好地应用和服务于临床,还需要进行更深入的研究。

六、感觉检查

(一)10g 尼龙丝检查

10g 尼龙丝是临床上一种用于筛查糖尿病足保护性感觉缺失的检查方法。该方法简单易行、重复性好及花钱少,已在一些发达国家推广使用。

10g 尼龙丝检查应该在一个相对安静且舒适的环境下进行。首先,用特制的尼龙丝在病人的手腕上进行测试,让病人了解检查的目的性。接着,用尼龙丝垂直于患者双足的大脚趾趾腹,足底第一、第三跖骨处皮肤表面,用力使尼龙丝弯曲,从尼龙丝靠近、接触皮肤、移去整个过程应持续2秒钟左右。用力压弯尼龙丝时,问病人是否有触压感,分别记录双脚各测试点的结果。如果患者正确回答3次中的2次,其保护性感觉存在。如果3次中2次均回答错误,其保护性感觉缺失,考虑患者有发生溃疡的风险。检查过程需注意:①使用尼龙丝检查时,一定不要让病人看见检查过程;②尼龙丝检查应避开有溃疡、胼胝、伤疤和坏死组织的部位;③检查时不要让尼龙丝在皮肤上滑动,如果出现上述情况,可在测试点上重复测试。

10g尼龙丝检查作为一种简单的检测装置,易于推广使用。尽管单丝目前尚不是一个完美地判断糖尿病患者群发生足部神经性溃疡高危或低危的检测工具,它的检测敏感性和特异性也不是100%。但是,它仍然不失为一种很好的糖尿病足部神经病变检测的客观指标,更适合在各级医疗机构推广使用。

(二)振动感觉检查

目前临床上检查振动感觉的方法有128Hz音叉法、振动感觉阈值(VPT)检查和定量感觉试验(QST)检查等。

128Hz音叉法一直被广泛应用在临床的振动感觉筛查。将振动的128Hz音叉末端置于双足足趾骨性标志处,在患者闭眼的状况下,记录患者感觉到振动的时间。虽然这是一种快捷、简便的振动感觉检查方法,但却无法提供振动阈值检查的定量评估值。利用传统音叉检查振动感觉的结果很大程度上依赖于检查者的经验,其结果的错误率很高。甚至一些神经病变较重的患者感觉不到振动的开始,因此传统音叉振动感觉检查只是一种粗略的检查方法。

半定量刻度音叉检查是1903年由Rydel和Seiffer共同发明了一种64Hz的刻度音叉,其为一种方便、经济而可靠的检查神经振动感觉损伤的方法。该音叉的双臂上端分别有一个带刻度的标准器,刻度最小从 0 开始,最大到 8 结束,振动中刻度读数随之变化,用于检查感觉阈值。然而这一努力并未取得预想的结果,因为刻度在振动中的可视性和精确性不高,使其最终被定位为一种半定量的振动感觉检查方法。取而代之的是随后发展起来的一些更加可靠和准确的 VPT 检查方法和设备。

VPT 主要通过数字振动感觉阈值检查仪(电子类仪器包括 Neurothesiometer, Vibratron, Sensiometer, Maxibibrometer 等)来实现人体周围神经系统振动感觉阈值的定量检测。振动感觉阈值检查仪通过对振动觉的检测检查 Aβ 类小纤维的功能,已被周围神经病协会与美国糖尿病协会(ADA)推荐 QST 用于评价糖尿病周围神经病变。它通过数字电路控制手柄振动探头的振幅大小来检查受试者的 VPT,类似于一个"能自动调节振幅的音叉"。其一,它振动头的振幅可以以非常缓慢的速度增加,直到人体感觉到振动(振动感觉阈值)为止;其二,它的振幅又可以缓缓地减弱直到振动的感觉消失。通过提供连续的阈值数值,可以针对患者就某种治疗进行长期的跟踪和观察,评价治疗效果。基于电子类仪器的 VPT 检查,如果任意一足的 VPT>25V,提示其发生神经性溃疡的为高风险;如果 VPT 在 16~24V 之间,提示中度风险;如果 VPT<15V 则为低风险。文献报道,VPT 检查在预测糖尿病神经病变和相关并发症方面的敏感性为 77.3%~100%;特异性为 72.8%~81.0%。且其预测价值要高于尼龙单丝检查。VPT 在已知外周感觉受体正常的情况下,可以判断感觉有髓纤维的功能,或在已知感觉有髓纤维正常的情况下,判断外周感觉受体的功能。

QST 是一种能对感觉进行定量判断的神经物理学技术,主要通过测定皮肤的温度觉和振动觉来定量化地评估感觉神经的功能。QST 能够对粗大有髓、细小有髓和无髓神经纤维的功能进行研究,故比 NCS 能评估更多的神经功能。由于操作简单、无创,且结果具备敏感性、特异性、可靠性及重复性的优点,该技术近年来得到了广泛的应用。国内学者在对糖尿病性多发性周围神经病NCV 和 QST 检查进行对比分析发现：无神经症状和(或)体征组患者的温度觉异常率显著大于振动觉、SCV,以及温度觉与振动觉异常构成比中发现温度觉异常的发生率(85.7%)显著大于振动觉异常的发生率(42.9%),且振动觉异常时均有温度觉异常,提示早期亚临床型的糖尿病周围神经病变可通过 QST 特别是温度觉作为早期诊断的检查方法之一。同时,QST 存在以下局限性：①QST结果的异常并不能将功能障碍定位于周围或者中枢神经系统；②QST需要患者的完全配合。如果患者认知功能受损,可能会有虚假的结果；③温度觉阈值的可重复性可能比振动觉阈值的低；④目前不同的 QST 装置有不同的规格(比如探头的大小,刺激的特征等),不同的方法和正常参考值。只有当 QST 装置和相应的方法表现出高的可重复性的时候,才能应用于临床和试验研究中。所以在运用过程中需要排除各种主客观因素的影响,并充分结合临床资料,方可得出较可靠的结果。

(三)皮肤温度检查

皮肤温度检查主要借助皮肤温度测试仪来直接测定出皮肤的温度。同一个体对称部位的皮肤温度大致相同,温差不应超过2℃,如对称部位皮肤温度相差超过 2℃以上或有显著降低,则提示局部肢体有缺血。同时,还可以通过温度的差异了解局部是否存在炎症或自主神经病变。测定肢体皮温时,应在室温恒定(20~27℃)的室内,安静休息 15~30 分钟,使肢体皮肤温度取得稳定后再测量。取肢体不同平面的对称部位,定点测量。皮温降低则提示有肢体缺血,皮温增高常见于急性深静脉血栓形成和动静脉瘘等。

(四)周围神经病变严重性的临床评分方法

临床上,很多糖尿病足患者很难描述清楚自己的神经病变症状,使医生难以记录,同时,一些辅助检查手段的有创性限制了其在筛查和评估糖尿病周围神经病变的应用,因此出现了一些糖尿病周围神经病变的临床评分,来量化和评估糖尿病神经病变的严重程度,且其便于记录、统计和比较。临床上比较常用的评分方法主要有神经病变残疾评分(NDS)、密歇根神经病变筛查量表评分(MNSI)、神经病学症状评分(NSS)、糖尿病神经病变检查评分(DNE)和多伦多评分(CSS)等(评分量表具体内容见后附表)。

NDS 是 20 世纪 80 年代由 Dyck 等首先提出的,其旨在评估神经病变的体征。NDS 可以对多发性神经病中影响到周围神经系统而引起的特定的神经功能损伤进行测定,可用于最初的评估,并可在一段时间内对患者进行监测以确定疾病状况。其涉及颅神经、肌力、腱反射以及四肢远端感觉,正常 0 分,轻度损伤 1 分,中度损伤 2 分,重度损伤 3 分,严重损伤或功能完全丧失为 4 分。分数越高,神经功能缺损越多。该评分系统适用于对神经功能损伤而非高反应性反射或其他增强的活动进行测定。随后 Dyck 等通过对 NDS 评分修改,提出 NIS-LL 评分标准,其主要针对末梢神经病变,NIS-LL 评分较 NDS 评分更偏重于运动神经功能(总分 88 分中占了 64 分)。而随后出现的一些修正 NDS 评分更为简易,在一些大型的前瞻性研究中,被认为能较好地预测足溃疡及糖尿病周围神经病变终点事件的发生。

DNE 为 2000 年 Meijer 等提出的,由 NDS 评分修改而来,其更简单、操作更快速、更适合临床工作的评分,最高分为 16 分。随后,Meijer 等又提出了 DNS 评分(Diabetic Neuropathy Symptom),只包括 4 个症状(下肢的疼痛、针刺觉、麻木及走路不稳),最高分为 4 分,非常简单,他们认为利用这个评分可大致判定有无糖尿病周围神经病变,适用于临床门诊筛查工作。最近,Meijer等验证了DNE评分和DNS评分可以判定有无糖尿病周围神经病变,并发现DNE评分和DNS评分与心脏自主功能检查和电生理检查有很强的相关性,更加表明了DNE和DNS评分在临床工作中诊断糖尿病周围神经病变的作用。

NSS是一个针对患者是否存在周围神经病变的前瞻性问卷,可用于在一段时间内对患者进行监测。内容包括:是否存在肌力(头面部、四肢)减退、感觉异常(如麻木、疼痛)、感觉减退、体位性晕厥、性功能以及两便是否正常。"是"记1分,"否"记0分。分数越高,提示可能存在神经功能障碍的症状越多。

MNSI于1994年开始用于对糖尿病患者周围神经病的筛查,包括一个筛查问卷和一个简单的体格检查。存在周围神经病证据的患者则需要做进一步详细的检查。MNSI内容包括足外观、踝反射及大脚趾震动觉评分。足外观:正常0分,不正常1分(畸形、干燥、胼胝、感染、开裂),若有溃疡再加1分。踝反射和大脚趾震动觉分别为:正常0分,减退0.5分,消失1分。MNSI得分越高,周围神经病变越重。

若MNSI评分异常,则需进行更为详尽的MDNS评分。MDNS评分根据大脚趾感觉(包括震动觉、触觉、针刺觉)、四肢远端肌力和腱反射、神经传导速度(包括腓肠神经、腓侧运动神经、正中感觉神经、正中运动神经、尺侧感觉神经)评分。大脚趾感觉和腱反射各项,正常0分,减退1分,消失2分;四肢远端肌力,正常0分,轻中度减退1分,严重减退2分,不能动3分;神经传导速度正常0分,异常1分。其临床得分越高,患者周围神经病变亦越重。

CSS为多伦多的一个研究小组提出的,用于糖尿病周围神经病变的筛查工作。最近,Bril等通过与电生理检查及腓肠神经形态学检查比较,验证了CSS评分的有效性,认为在临床应用和临床研究中,CSS评分可用于糖尿病周围神经病变的发现和监测。CSS评分包括神经症状评分、神经反射评分及感觉功能检查评分三部分。神经症状包括下肢的麻木、疼痛、针刺样感觉、乏力及走路不稳及上肢相似症状,如正常计0分,存在相应症状计1分,共6分;神经反射包括踝反射及膝反射,为双侧计分,正常计0分,减弱计1分,消失计2分,共8分;感觉功能检查包括右侧跗趾的痛觉、温度觉、触压觉、振动觉、位置觉5项,正常0分,异常1分,共5分,总分19分。按照Perkins等的分级标准,0~5分者不存在糖尿病周围神经病变,6~8分者为轻度糖尿病周围神经病变,9~11分者为中度糖尿病周围神经病变,12~19分者为重度糖尿病周围神经病变。

上述几种评分系统中,MNSI评分特异性较高,应用最广泛。一项临床研究通过对NIS-LL、MNSI、MDNS、NDS及NSS的临床比较得出各评分方法对于灵敏度及特异度的差异,其结论为:NIS-LL的灵敏度为47.19%,特异度为95.15%,因此该表漏诊率较高,而误诊率小;MNSI的灵敏度为98.15%,特异度为61.12%,因此该表漏诊率比NIS-LL小很多,但误诊率较NIS-LL高;MDNS的灵敏度为87.15%,特异度为62.17%,因此该表的漏诊率小于NIS-LL,略大于MNSI,而误诊率大于NIS-LL并且小于MNSI。以上几种评分系统虽然都可以量化和评估糖尿病周围神经病变症状的严重程度及疗效的评价,但其过于繁琐、花费时间长,严重限制了其在门诊中的常规应用。

第二节 周围血管检查

糖尿病足的截肢水平很大程度上是由受损组织的范围决定的,手术前对血管状况进行评估是很重要的。临床上,除了对患足的局部查体外,选择适当的检查手段对判定患足的损伤程度、指导患足的预防和诊治、取得更为积极的预后,有着至关重要的意义。

一、压力测定

压力测定能为临床足疾患者(如糖尿病足、足部损伤等)和特殊人群(如孕妇、老年人、小儿麻痹症患者等)的足底压力测量和步态特征分析提供技术支持,为足疾的功能康复、疗效评定和手术后效果鉴定提供客观评价。

其测量手段发展历经对足底的压力及分布做出定性判断足印技术、依光学反射原理的足底压力扫描技术和依传感器的力板与测力台技术、压力垫技术等。正常人站立时,全足触地足底静态压力特征为后足承载的压力较大,大多数人(82%)静态峰值足压位于足跟部位,其次为跖骨头区域,足趾承受压力较小。糖尿病人前足与后足压力之比明显升高,足底压力不平衡。其与正常人在压力峰值、二三趾骨前区的压力时间积分存在显著性差异,糖尿病患者明显高于正常人,病足的足底压力峰值出现在中间跖骨前端,而剪切应力最大值则出现在外侧跖骨前。压力测定各项研究的系统性、深入性还不够,尤其是足底压力测量技术各项指标在康复医学中具体应用研究还不多,在这方面还有很多问题值得研究。而随着测量技术的发展,足底压力测量技术必会在步态分析、病理足诊疗等领域得到更为广泛的实际应用。

二、踝肱指数与趾肱指数

踝肱指数(ABI)是踝部动脉(通常取胫后动脉或足背动脉)收缩压与双侧肱动脉收缩压的最高值之比,趾肱指数(TBI)是指趾动脉收缩压与肱动脉收缩压的比值。ABI及TBI检查是无创、有效的检查糖尿病下肢动脉病变的手段。ABI分为静息ABI和运动后ABI,通常ABI是在静息状态下测量,但是联合运动试验测定ABI可能增强检查的敏感性,并可能在静息ABI正常的患者中检测出漏检的周围血管病变。

正常人群安静状态下 ABI 值大于 1.0,如小于 1.0 提示有下肢动脉粥样硬化。文献报道,ABI 检测相对于血管造影术存在 95% 的敏感性及 99% 的特异性。国际糖尿病足组推荐将 ABI<0.9 作为诊断周围血管病变(PAD)的标准。目前较统一的 ABI 正常值为 1.0～1.4,<0.9 为轻度缺血,下肢可有轻度供血不足表现;0.5～0.7 为中度缺血,患者可有间歇性跛行;<0.5 为重度缺血,患者容易发生下肢(趾)坏疽;ABI 异常增高(≥1.3)提示下肢动脉存在明显钙化。如果踝动脉收缩压过高[如高于 26.7kPa(200mmHg)]或 ABI>1.5,则应高度怀疑患者有下肢动脉硬化性闭塞,而下肢动脉钙化极少发生在趾动脉,此时,应测定 TBI。TBI 是 ABI 的补充,可以减少由动脉钙化带来的 ABI 诊断糖尿病周围血管病变的假阴性,但目前还没有研究表明,TBI 可以常规取代 ABI。

具有下面情况的患者应该做 ABI 或 TBI 检查:①对下肢动脉疾病的高危人群建议测量静息 ABI。若 ABI 正常,推荐至少 5 年测定 1 次。当 ABI 的变化值大于 0.15 时,表示出现了显著变化;②间歇性跛行的患者应测量 ABI,若静息 ABI 正常,应测量运动后 ABI;③已诊断外周动脉疾病的患者,不管疾病严重程度如何,都应测量双下肢 ABI,确定 ABI 的基线值;④已接受下肢动脉血管成形术的患者应定期测量静息 ABI,必要时测量运动后 ABI;⑤临床怀疑下肢动脉疾病,但因为血管僵硬而 ABI 检查不可靠的患者(通常是糖尿病史多年或高龄)应进行 TBI 检查以确定下肢动脉疾病;⑥结合测定平板运动试验在运动前和运动后的 ABI 值,以鉴别跛行和非动脉跛行(假性跛行)。尽管 ABI 的诊断特异性和敏感性都较高,但仍存在一定误差,特别是在 ABI 值升高时,因此如结合其他无创检查手段使血管病变的筛查能够更早期、更准确,仍需进一步探索。

三、彩色多普勒超声

彩色多普勒超声(DUS)为糖尿病患者观察下肢动脉的常规检查项目之一，因其简便、无创、重复性好等优点被广泛应用于临床。目前不少学者认为 DUS 检查可替代动脉造影成为下肢动脉检查的金标准。

(一)在血管检查中的应用

下肢血管多检查股动静脉、腘动静脉及足背动脉。

正常人下肢动脉管壁有3层结构——内膜、中层、外层。内膜光滑连续性好，彩色多普勒显示管腔内充满层流，脉冲多普勒显示血流频谱呈三相波。而糖尿病病人受累的下肢动脉内膜增厚，欠光滑或不光滑，部分可见大小不等的斑块，且向管腔内突出，形成管腔不同程度的狭窄，甚至闭塞。血流通过明显狭窄处显示血流变细，形态不规则，呈花彩血流，流速增快，频谱增宽、充填，失去正常三相波形态，闭塞的血管管壁增厚，内腔消失，无彩色血流显示，血流频谱引不出。狭窄远端的血管血流信号减弱，流速减低，脉冲多普勒(PD)显示为单相低速波型。

糖尿病患者下肢静脉多普勒改变为管腔狭窄，重者为静脉血栓形成，以腘静脉改变为著，病变为双侧性。DUS 对下肢较大静脉血栓形成诊断有较大的帮助，但对小静脉血栓不易发现。同时，糖尿病下肢静脉曲张与一般人群下肢静脉曲张很难区别，Valsalva 实验均显示有反向血流存在，但糖尿病患者并发溃疡后很难愈合。

随着彩色多普勒血流显像技术和高分辨力超声技术的不断提高，它在血管检测方面，不仅能够清晰显示血流本身的改变，测量管壁内中膜增厚的程度，管腔的大小，观察动脉硬化的范围，斑块形成的部位及类型，同时还可以提供斑块内部结构情况及有关血流动力学参数,为临床提供估计病程发展和预后的依据,对糖尿病合并动脉硬化病变的早期诊断和预防,以及临床的综合治疗具有指导意义。

(二)在局部炎症中的应用

糖尿病足患者可因为感染出现足部蜂窝织炎,其诊断主要依靠实验室检查及临床经验判断,对病变部位是否存在脓肿、病变浸润深度及范围不能做出明确的判断。而超声检查能够显示在任何部位的液体量,可以应用于局部脓肿的探查。高频超声不仅可以显示正常的皮下组织结构,而且可以显示蜂窝织炎及脓肿形成的异常组织结构。超声成像可以显示蜂窝织炎演变到脓肿形成的连续性改变,常见脓肿周围的蜂窝织炎中具有典型的"鹅卵石"样改变。应用超声技术检测足底组织,还可以发现由于足底皮肤表面的"假性愈合"而造成的足深部组织的瘘道和死腔,也可以在DUS的引导下对这些腔隙进行穿刺、冲洗、注药治疗和抽脓。对于脓肿的穿刺引流,彩色多普勒可判断穿刺路径内是否有血管结构,避免穿刺对囊壁及囊肿周围血管、脏器的损伤,确定安全的穿刺路径。

(三)DUS的局限性

DUS对本病的诊断同样存在一定的局限性:首先,体态肥胖或溃疡很深者、气体、骨骼超声探查会受到影响;再者,检查过程中操作者的手法及熟练程度很重要,需要有经验的医师来做出诊断,诊断结果易受主观性因素影响;且DUS难以显示腓动脉以及高度狭窄或闭塞的远端节段性病变,对闭塞后周围侧支循环的观察不如动脉造影,对钙化斑块显示差,其影像分辨力较低,与其他检查相比缺乏整体观,有低估病变等缺点。

四、血管造影术

现代影像技术及计算机技术的发展,促进了临床疾病诊断技术的飞速发展。血管造影术的成熟与发展使得它对血管病变的诊断及治疗方面的价值大大提高,并逐渐被广大临床工作者广泛用于临床。现今临床常用的血管造影术主要有以下三种:

(一)数字减影血管造影术

数字减影血管造影术(DSA)是诊断血管狭窄与闭塞性疾病的金标准。DSA 是计算机技术与血管造影技术的结合,可进行动态追踪观察。它对细小血管的分辨力高,不仅可以清楚地显示下肢动脉从腹主动脉末段至足背动脉各个节段完整的血管树状结构,还可以动态观察对比剂在血管中通过的全过程,能反映血管形态改变的动态信息,可以直观地观察血管病变状态。临床上,此项检查可以为截肢平面提供依据,同时也是血管旁路手术前的必做检查。

但是,DSA 检查要受到许多因素的影响:

(1)DSA 需要注射含碘对比剂,而碘对比剂主要经肾脏排泄,注入体内后可使肾功能暂时性、甚至持续丧失,由碘对比剂引起的肾功能损害被称为对比剂肾病。糖尿病足因为下肢动脉多发节段性狭窄或闭塞,使得 DSA 检查中含有造影剂的血流速度变缓,阻力加大,需通过增加注射流率,提高造影剂浓度和增加造影剂用量来增加阻塞的远端血管和侧支循环的显示率。但是,如此应用势必增加对造影血管内膜的刺激,以致在 DSA 成像过程中出现肢体疼痛性抖动,引起 DSA 的运动性伪影产生,从而导致血管显示欠清晰。另外,传统的 DSA 需要分段采集,对比剂用量大,操作时间长。目前,步进 DSA 技术是血管造影中观察下肢动脉较先进的检查技术,用控制手柄控制检查床的移动,使检查床与对比剂在血管内的流动速度同步,以获得一系列与血流速度一致的实时对比剂追踪下肢血管的影像,较之分段DSA减少了造影剂的使用剂量,减轻了患者因造影剂的刺激引起的疼痛,同时减少了造影次数,但能否熟练地使用调速手柄成为造影成功的关键。预防造影剂肾病在糖尿病足整体观念中非常重要,如需要做检查,应根据心肾功能进行水化等手段进行预防。

(2) DSA是一种有创性检查,凡有创就必然存在风险。糖尿病足患者主要见于老年人,下肢血管狭窄、斑块多见,穿刺和插管所引入的血管本身就存在严重的病变,操作的危险度相对增大,文献报道约20%的患者会出现不良的并发症。

(3) DSA是以二维图像显示三维情况,不能评价管壁,难以反映动脉内偏心性斑块所致狭窄的程度。再加上DSA检查费用昂贵,消耗人力、物力大。因此,只有在病变重需采取介入治疗或手术治疗前要准确判断血管病变的部位或范围时,方使用此项检查。对糖尿病患者有下肢异常症状普遍使用DSA作为常规检查手段,有所不妥。

(二) 多层螺旋CT下肢动脉造影

多层螺旋CT下肢动脉造影(MSCTA)是近年发展起来的一种非侵入性检查手段。MSCTA已被证明是一项高度准确的成像技术和非侵袭性检查方法。MSCTA在实际应用中逐渐显示出其巨大的价值:

(1) 安全性高:MSCTA仅需从肘静脉注射对比剂,Rubin等人报道,MSCTA的X线剂量仅为DSA的1/4~1/3。

(2) 操作简单、图像清晰:所获数据通过3D软件处理后,其图像清晰,立体结构丰富,且可任意角度旋转,可从全方位、多角度直观观察评判受检血管。

(3) 敏感性、特异性及准确率高:Ota等研究显示,多层螺旋

CT在下肢动脉成像中的敏感性、特异度和准确率均在99%以上，准确率足以同DSA相媲美。

(4)可重复性好：采用MSCTA的容积再现(VR)血管图像、最大密度投影(MIP)、多平面重组(MPR)、曲面重建(CPR)等多种模式分析综合运用更有利于血管病变的诊断与评估。其中，VR血管图像空间解剖关系明确，有利于识别前后重叠的血管，并能清晰地显示血管壁的钙化、血管的狭窄程度及范围，对胫前动脉、胫后动脉等中小血管均可清晰显示；MIP不仅能显示动脉狭窄或闭塞，而且也可提示动脉狭窄的原因，对动脉粥样硬化斑块的大小、性质及形态均可以很好显示；MPR可以从多角度观察狭窄分析血管内斑块；CPR加血管拉直功能可以将迂曲的血管结构展现在一张图像上，从而更加直观，可进一步确定狭窄段血管并可对狭窄程度进行分析。

(5)由于存在一定的延迟时间，通过侧支循环可以显示闭塞远端的血管，为临床制订合理的治疗方案提供了丰富的图像信息。

MSCTA不足之处在于射线剂量较大，但MSCTA作为一种安全、简便、可靠、无创性的检查手段，目前基本上是可取代最具诊断意义的DSA。随着更高排数的螺旋CT的投入使用及数字化图像处理技术的进一步发展，MSCTA将会以扫描速度更快、层厚更薄及更强大的后处理功能为糖尿病足下肢动脉粥样硬化性疾病(LEAD)影像学检查开创一个新的时期。

(三)磁共振血管成像

磁共振血管成像(MRA)是随着磁共振成像技术发展而应用于临床的又一种无创检查手段，其诊断与DSA有良好的吻合，且该检查重复性好。MRA所显示的血管腔、血流状况以及血管壁改变均能真实反映疾病的状态，能准确提示动脉狭窄程度，为临床内、外科提供直观、准确信息，并指导治疗选择。在显示血管腔本身的狭窄之外,还可以显示相应的血管壁的表现以及临近软组织异常,如有无伴发糖尿病心肌梗死等。MRA 对下肢股-腘动脉段显像的准确性较高,对腘动脉以下的 3 条分支动脉及足背动脉显像的准确性尚未达到满意程度,仍存在高估病变的缺陷。以往最常用的横断位二维时间飞跃法(2D-TOF),因其检查周围血管存在许多问题,现已逐步被三维增强磁共振血管成像(3D-CE-MRA)所取代。

3D-CE-MRA 的发展明显改善了评估病变血管的准确性,较 2D-TOF 能更准确地显示血管狭窄或闭塞病变的长度;但针对远端血管,3D-CE-MRA 对下肢远端及足部血管显示常不满意。若采用长时间、缓慢灌注造影剂,可以解决阻塞血管远端显影延迟及动脉内造影剂扩散问题,但这种方法不是采用团注法注射造影,因而又减少了血管与背景的对比,以上使得 MRA 对远端血管诊断的准确率欠佳。同时若发生足部感染时,导致血流加速,使 MRA 成像时静脉早显并与动脉重叠,降低成像质量,给诊断带来困难。针对上述问题,近些年 CE-MRA 对糖尿病足下肢血管病变检查时采用了一些新的技术。①提高信噪比。加快成像速度,保证对比剂在到达下肢动脉的峰值期采集信号而没有静脉重叠。②大腿静脉加压法。在大腿中部施加压力,提高毛细血管床静水压,延长动脉内对比剂充盈时间,从而延长动脉显影时间,减少静脉干扰,其效果已经得到临床结果证实。③杂交法。它是在团注对比剂的基础上,分 2 次进行患者定位和团注对比剂,Pereles 等研究证明杂交法明显优于常规 CE-MRA。同时,在信号采集延迟时间设定问题上,自动触发和小剂量测试法较经验法又有进一步完善。随着 3.0 TMRI 的逐步广泛应用,辅以各种新技术,3D-CE-MRA 对糖尿病足周围血管病变的诊断准确性会有更好的发展。

五、周围皮肤血氧分压的测定

经皮氧分压($TcPO_2$)测定能很好地反映出下肢血管尤其踝以下皮肤微循环状态,进而反映周围动脉灌注情况,是一种操作简单,无创性的微血管病变检测的重要手段。

正常人足背皮肤血氧分压为大于40mmHg,$TcPO_2$低于30mmHg提示周围血液供应不足,足部易发生溃疡且难以愈合。$TcPO_2$低于25mmHg时溃疡愈合的可能性很低,如果以$TcPO_2=25$mmHg作为溃疡能否愈合的界限点,其敏感性和特异性分别为85%和92%,其阳性预测值(PPV)为79%。$TcPO_2$低于20mmHg,则足溃疡几乎没有愈合的可能,需要进行血管外科手术以改善周围血供。$TcPO_2$在临床上的应用主要体现在以下几个方面:

(1)发现早期糖尿病足危险。

(2)确定截肢平面及预测术后愈合可能。目前临床上往往认为截肢平面$TcPO_2$大于30mmHg时伤口愈合可能性增大;在20mmHg处为截肢平面处,预示着80%的I期愈合可能;在$TcPO_2<10$mmHg处为截肢平面时,伤口几乎无愈合可能。

(3)在血管重建术中的应用及评价术后效果。Faglia E等对564个连续住院的有临界性肢体缺血(CLI)的2型糖尿病患者的回顾性分析中总结:$TcPO_2$值<34mmHg预示着需要血管重建术,当34mmHg<$TcPO_2$<40mmHg,需要血管重建的需求相对降低了。$TcPO_2$数值>40mmHg时,是否需要血管重建术主要取决于局部组织损伤的严重程度及手术引起不愈的可能。

(4)选择高压氧治疗及疗效评估。有报道糖尿病足病未伴溃疡患者中,在2.5个大气压下经皮氧分压值>200mmHg,在伴有溃疡患者中,2.5个大气压下经皮氧分压值>400mmHg,或在正常大气压下>50mmHg预示着伤口可以良好的愈合。另有报道称,在2个大气压下给予100%纯氧治疗,当$TcPO_2$提高到

200mmHg 时,溃疡愈合状况最佳。

(5)评价治疗糖尿病足病药物的疗效。

(6)为了提高检查的敏感性,可以用运动负荷试验或者抬高下肢15°,如果低于平卧位10mmHg亦提示足部缺血。

但是,$TcPO_2$ 在临床的应用亦有一定的局限性。①$TcPO_2$ 测定的结果受环境温度、患者准备情况、测定部位皮肤厚度、水肿、炎症等因素影响。②Keyzer-Dekker CM 等研究认为,$TcPO_2$ 测定在确定大切断术截肢平面的选择上起非常好的作用,但是确定末端肢体截肢平面上单靠经皮氧分压数值是不够的。③30mmHg 这一临界水平对判断糖尿病及非糖尿病患者的下肢缺血均适用,没有特异性。

六、甲襞微循环

甲襞微循环可以在一定程度上间接反映全身的微循环状态,为临床提供相关的资料信息。

研究发现糖尿病患者的甲襞微循环存在明显异常,主要表现为管襻显示不清,管径变细,长短不一,排列紊乱,血流缓慢,血管畸形,且管襻瘀血,有较多的管襻出血渗出,白色血栓形成,红细胞聚集,这可能与血糖增高导致血液黏滞度增高有关。有研究认为糖尿病微循环的异常可能参与了糖尿病血管并发症的发生及发展。有报道通过比较单纯糖尿病患者(47例)和糖尿病足患者(39例)甲襞微循环变化发现甲襞微循环的改变和糖尿病足的病变程度相关,且糖尿病足患者血流速度缓慢,以粒缓流及粒摆流为主,一半以上患者可见白色微小血栓。

通过对糖尿病足患者甲襞微循环管襻形态、血流状态、管襻周围状态的观察,可以评价糖尿病足的微循环病变程度,指导临床治疗以及观察。

第三节 骨骼及感染的影像学检查

一、X 线

X线平片是检查糖尿病足患者有无骨质变化及软组织变化的常用方法。足部X线片可以有效检查出足底物理损伤、足部畸形病变,并可指导物理矫正恢复足部压力平衡,预防和延迟糖尿病足的发生。通常采用足部正斜位投照,如病变累及跗骨,还应加照足侧位、切线位及踝关节正侧位,必要时加照跟骨轴位,或需要的任意位置片,以便更好地显示病变详情。足部X线检查可以清楚地显示骨与关节的异常结构,骨质的疏松程度,骨质破坏轻重、大小、范围以及修复情况,骨质的萎缩及夏科关节。X线还可以清楚地观察软组织的肿胀情况,软组织内有无血管钙化、气体及瘘道等。

糖尿病足患者X线平片上见到骨组织侵蚀,提示骨髓炎或骨质疏松的存在。其骨质疏松主要X线表现为骨皮质变薄,骨小梁萎缩变细,模糊不清或减少,若治疗不及时,骨质疏松可继续发展为骨质破坏,表现为局部或较大面积的骨结构消失及骨基质吸收。骨质破坏严重者骨质修复后骨端常变尖,或形如刀削状、弯刀把状、梅花状,变形的骨端边缘清楚光滑,密度均匀。

糖尿病足合并急性骨髓炎时,X线主要表现早期可无骨质改变,可见周围组织肿胀,此后出现干骺端骨质疏松,斑点状骨质吸收,发病2周左右可见轻度骨膜反应。3周后出现骨膜增厚,以后出现骨质明显破坏,死骨及新生骨。慢性骨髓炎的X线可见骨质增厚、硬化、骨髓腔不规则,并可发现死骨形成。局部组织内气体常提示存在深部产气杆菌感染。糖尿病足骨髓炎的深部感染早期的X线变化不典型,因而不能据此来鉴别Charcot关节病与糖尿病骨病,可行核磁共振检查以进一步明确诊断。

另外,骨质吸收破坏累及关节面,关节面碎裂、溶解、关节脱位或半脱位,其他跗间关节也可受累,则可以见到典型的夏科关节病的改变,常见的有骨质吸收、骨膜反应、骨质增生、异位钙化或骨化、软组织肿胀、关节脱位等。

由于电子学和计算机技术的迅速发展,计算机X线摄影(CR)及数字化放射摄影(DR)的应用进一步拓展了X线检查的使用范围。CR系统是以影像板作为信息记录载体,以此取代传统的胶片进行直接X线摄影。DR的基本原理是在曝光后,直接由平板探测器接受含有人体信息的X线影像,并由数据采集器实现从模拟信号转到数字信号(A/D)转换,图像处理器处理信息以数字信号的方式存储、显示和记录影像。

CR及DR相对于X线片的优点在于:①CR与DR都可以对图像进行后处理,通过调节窗宽窗位来调节图像质量,还可直接测量距离、大小、密度等。②CR和DR图像信息均可由磁盘或光盘储存,并通过PACS系统进行传输,实现诊断资料的快速共享。③CR与DR较X线片辐射量明显降低,显著降低患者接受的X线剂量,有利于患者及医务人员的防护。DR与CR有以下几点不同之处:①空间图像分辨,DR平板探测器具有较高的空间分辨力和低噪声率,在接受X线照射后直接将X线光子转换为电信号,可避免普通X线摄影屏胶体系和CR光照射磷物质后散射引起的图像锐利度减低。②图像后处理,DR的后处理功能优于CR,如边缘增强、放大、黑白翻转、图像平滑、组织均衡等功能。③DR成像速度快,采集时间≤10毫秒,成像时间约为5秒,操作者可实时在屏幕上观察图像,对图像进行选择处理,而CR系统只能一张一张地拍摄,由于时间分辨率较差,不能满足器官和结构的动态显示。

临床研究表明:CR系统因其有较丰富的后处理功能,拓展了X线检查的使用范围,从而能够提高隐性骨折的检出率,并能较清晰地显示骨质结构及周围软组织状况。DR能清楚显示糖尿病骨病患者的骨质疏松和骨质软化，局限性骨质破坏，死骨形成和多发性病理性骨折，尤其是细微结构的显示，远远优于普通X线片。但临床由于其设备昂贵等原因，CR及DR还未普及到临床应用中。

二、CT

CT扫描对显示足部骨质疏松、骨质及关节吸收破坏、关节肿胀等比单纯X线照片更加明确和清楚，其对骨病变的诊断显示是目前在临床应用的其他辅助检查所不能比拟的。

CT可以清楚地显示骨小梁的吸收情况、残留的小片死骨、骨膜反应的多少及骨质的修复情况。CT通过清楚地显示足部结构的改变，可用于指导穿刺、活检以及引流的进行。多层螺旋CT的应用，由于密度分辨力的提高，以及容积扫描等优势，可以获得更加良好的骨与关节的三维重建图像，对显示小骨结构破坏和跖趾关节或趾趾关节间隙稍变窄关节面硬化等比较小的骨与关节改变，更具有很好的价值，能更清楚地观察夏科关节的细微结构。CT还可显示软组织内厌氧菌感染产生的气体部位及数量，气体在CT图上位于小圆形或椭圆形密度均匀的黑色区。

三、磁共振成像检查(MRI)

MRI因其对骨质早期变化的显示非常敏感，还具有较高的软组织分辨率，而且它是一种无创伤的检查方法，故被广泛用于临床。

糖尿病足的MRI异常表现在关节的变化、周围软组织异常及关节周围骨质异常几个方面。MRI对糖尿病足的诊断具有以下优势：①可以早期诊断软组织及骨质的异常变化，而且可以对病变的范围及是否存在感染做出准确诊断，且对于骨髓炎的显示具有良好的特异性和敏感性,为临床治疗方案的选择提供可靠的依据;②具有较高的软组织分辨率及空间分辨率,可以显示软组织微妙的病理变化,这是其他影像学检查如X线、CT、超声所不及的。

临床上,通过观察患足的发病部位、周围软组织的变化、关节及关节周围骨骼的MRI变化,可鉴别糖尿病足骨髓炎及神经性骨关节病:①从发病部位看,骨髓炎多发生于跖趾骨,而神经性骨关节病多发生于中足骨(跗骨);②从软组织变化看,软组织溃疡及窦道的存在、正常软组织脂肪信号的缺失、软组织内积聚液体呈厚壁环状强化,都支持骨髓炎的存在,尤其这些病变紧邻病变骨骼时,更加支持骨髓炎的诊断;③从关节及关节周围骨骼看,骨髓炎患者关节内积液较多,呈厚壁强化,关节周围骨质破坏明显,无囊变区,没有关节内体的形成。而神经性骨关节病的患者,关节内积液呈薄壁强化或不强化,有关节内体的存在,而且关节面下常可发现多个囊变区。

四、放射性核素检查

研究提示,大约有半数的糖尿病足部病变发生感染时并没有典型的炎症反应表现,如发热、局部肿痛、血白细胞升高、血沉增快等,因此早期糖尿病足的感染极易被人们忽视。在糖尿病足部感染的早期诊断方面,足部同位素扫描有着不可替代的优势,它虽然特异性不如核磁共振(因为它不能鉴别软组织病变和骨髓病变),但是它的敏感性却在所有目前已知的检查之上。同位素技术利用病灶部位有富集某些特定物质的功能,将一些放射性同位素标记于这些示踪物之上,从而使得病灶部位能够显像。在糖尿病足部感染的检查上,常用的示踪物有白细胞、人类免疫球蛋白、亚甲基双磷酸盐(MDP)等,常用的标记同位素有^{99m}Tc、^{111}In等。在这其中利用^{111}In标记的白细胞对于病灶部位进行显像的方法诊断敏感性最高,并且对于预后有一定的判断价值。使用^{99m}Tc标记的

MDP可以比X线、CT、MRI等更为敏感地鉴别Charcot关节病和糖尿病骨病。该检查因放射性药物引入体内的量极微,现已基本上改用短半衰期放射性核素,故人体在一次检查吸收的辐射剂量很低,一般皆低于X射线常规检查,所以是安全的。

五、各种检查手段的临床选择

临床上,对糖尿病足的影像学检查X线平片始终是首选方法,CT在对骨质病变的诊断显示上有着独特的优势,MRI及核素显像有助于显示早期出现的骨髓炎。这几种检查方法对于疾病的不同时期各有优势:X线平片是一种便宜的检查方法,常常被用作评价骨质感染的情况,但是骨质的改变通常要在感染发生1～2周后才能在X线平片上表现出来,且X线平片对软组织分辨率非常差,因此X线不作为早期骨质病变的检查;CT可以观察骨骼和软组织受累情况,且CT的密度分辨率较X线平片要高得多,但和MRI比起来,其对病变早期变化的显示要差得多;骨质的同位素摄影有较高的敏感度,但空间分辨非常差,很难准确定位病变部位,当血液供应缺乏时,同位素摄影可以出现假阴性结果。与上述检查方法相比,MRI显示了在糖尿病足诊断及鉴别诊断方面的独特优势。MRI具有较高的软组织分辨率及空间分辨率,可以早期诊断软组织及骨质的异常变化,而且可以对病变的范围及是否存在感染做出准确诊断,为临床治疗方案的选择提供可靠的依据。

第四节　实验室检查

实验室检查包括血糖的检查、与感染相关的检查、血液流变学测定以及糖尿病并发症的检查等多项指标,为评估糖尿病足患者的全身情况提供了依据,也提示了疾病的发展和预后。

一、血糖相关检查

(一)血糖测定

临床上所称的血糖即指血液中的葡萄糖而言。正常人空腹状态下,静脉血糖浓度为 3.3~6.0mmol/L。每个个体全天血糖含量随进食、活动等情况会有波动。血糖浓度受神经系统和激素的调节而保持相对稳定。当这些调节失去原有的相对平衡时,则出现高血糖或低血糖。临床检测时常采用葡萄糖氧化酶法测定静脉血浆葡萄糖法,以特异地测出真实的血糖浓度。测血糖一般应重复测定两次,以防误差。监测血糖一般有空腹血糖、餐后 2 小时血糖、7 次血糖、午夜血糖等。

空腹血糖(FBG)是指在隔夜空腹(至少 8~12 小时未进任何食物,饮水除外)早餐前采的血所检定的血糖值,为糖尿病诊断的检测指标,同时它反映了非进食状态下胰岛分泌胰岛素的能力,可以用来评价胰岛功能。血糖升高是诊断糖尿病的主要依据,当胰岛素分泌能力下降时,血糖则逐渐升高。

餐后 2 小时血糖(2hPG)是指从进食第一口饭算起,饭后 2 小时所测得的血糖值,其可为三餐中的任意一餐。FPG 是基础血糖,餐后血糖(PPG)是负荷后血糖。进餐后胰岛素分泌出现第一时相,为形成 PPG 提供基础,餐后血糖和胰岛素的相对运动不仅和胰岛素总量有关,还和第一时相的反应有关。有研究认为糖尿病 PPG 的升高早于 FPG,特别是第一时相缺失会较早引起 PPG 升高,故 PPG 的检测可能成为发现 2 型糖尿病最早的迹象。

葡萄糖耐量试验(OGTT)是一种口服葡萄糖负荷试验,用以了解人体对进食葡萄糖后的血糖调节能力。在明确诊断糖尿病的患者如果需要了解其胰岛素功能时进行测验,同时进行胰岛素、C 肽释放试验,除此之外,OGTT 实验不作为血糖观测的常规检查。流行病学研究显示,使用目前的诊断标准,有相当数量的人群仅仅表现为单独的空腹或糖负荷后血糖的异常,因此如果这些人不做 OGTT,而仅仅通过单纯一次筛查试验就有可能被错划为正常人。为了减少漏诊,应在所有空腹或随机血糖高于正常值的人中进行 OGTT 试验,在空腹血糖 5.6~6.9mmol/L 或随机血糖在 5.6~11.0mmol/L 范围内的人应做 OGTT 试验。实验前受试者每日至少食碳水化合物 300g,持续 3 天,避免因碳水化合物摄入过少而使胰岛 B 细胞分泌胰岛素过低,出现糖负荷后假性糖曲线抬高,误诊为糖尿病或糖耐量减低。OGTT 试验应在清晨空腹进行,WHO 推荐成人口服 75g 无水葡萄糖,溶于 250~300ml 水中,5 分钟内喝完,进糖前空腹取静脉血,进糖开始计算时间,于 30 分钟、1 小时、2 小时、3 小时分别取静脉血,儿童按每公斤体重 1.75g 计算,总量不超过 75g。按 WHO 标准,OGTT 试验中 2 小时血糖水平为 3.89~7.7mmol/L。若空腹血糖介于 5.6~6.9mmol/L 为空腹血糖受损,2 小时血糖介于 7.8~11.1mmol/L 为糖耐量减低(IGT),空腹血糖>7.0mmol/L,或(和)2 小时血糖>11.1mmol/L 者诊断为糖尿病(必须有 2 次血糖异常做出诊断)。临床上需注意下列情况可致误诊为糖耐量减低或糖尿病:发热、恶病质、肝病、肾衰竭、急性应激、情绪冲动者;一些药物如噻嗪类利尿剂、口服避孕药、糖皮质类固醇、甲状腺激素、烟酸、苯妥英钠等均可降低糖耐量,造成假阳性反应。

糖尿病患者不论 1 型糖尿病或 2 型糖尿病在其治疗过程中,均必须进行血糖监测,这对血糖控制、药物调整和防治低血糖至关重要。目前常采用的血糖监测方法有:四点法,即三餐前+睡前;五点法,空腹+三餐后 2 小时+睡前;七点法,三餐前+三餐后 2 小时+睡前,必要时尚需加测清晨 3 时血糖,以防夜间低血糖。血糖监测的频率应根据具体情况而定:①初始治疗(尤其是应用胰岛素或磺酰脲类药物者)、血糖控制差或不稳定者应每日监测;

②血糖控制好而稳定者可1~2周监测1天,血糖一贯控制好的可再进一步减少监测频率;③病重、剧烈活动前后及患病时如发热和腹泻等情况下应增加测定次数。

血糖的检测结果还受到多因素的影响,如患者个体的差异、实验室测定中及送检过程的影响。在实际应用中,快速血糖测定仪及全自动血糖测定仪的应用,为广大糖尿病患者的血糖监测提供了快捷、方便的方式。应用血糖仪进行自我监测时一般需注意:自我监测应让专科医师或其医疗保健小组每年1次或2次进行指导,监测的质量控制相当重要,特别是其结果与糖基化血红蛋白或临床状态不符时,有文献报道低血糖时,血糖仪所测结果有时与实际血糖不一致,建议抽取静脉血采用生化法测血糖。对无条件开展血糖自我监测的患者,应定期门诊查空腹和餐后2小时血糖,同时开展尿糖自我监测。

动态血糖连续监测系统(CGMS)于1999年6月获得FDA批准,是"糖尿病检测技术的新突破"。它可连续自动监测皮下细胞间液的葡萄糖浓度,可比较全面反映血糖信息:①可获得特定时间段血糖信息;②评价治疗方案对血糖的影响,指导治疗药物的调整;③评价生活方式对血糖的影响,指导合理的饮食和运动;了解血糖波动的规律;④血糖变化的趋势(如有助发现"黎明现象"和"苏木杰现象"等);⑤高血糖和低血糖持续的时间比值(尤其有助发现未被"察觉或感知的低血糖");⑥平均血糖信息;⑦血糖最低值和最高值;⑧时点血糖值等。动态血糖监测可弥补时点血糖测定和HbA_{1c}存在的不足。但鉴于CGMS监测系统费用相对较高,现尚不能常规在临床使用,尤其难以用于门诊大量糖尿病患者血糖控制的评价。

(二)糖化血红蛋白与糖化血清蛋白

糖化血红蛋白(GHb):是血红蛋白与糖经过非酶缩合而形成的产物,HbA_{1c}是糖化血红蛋白的主要成分(约占80%),故临床多通过HbA_{1c}评估GHb。正常时,GHb占正常成人血红蛋白总量的3%~6%。糖化血红蛋白的形成是不可逆的,其浓度与红细胞寿命(平均120天)和该时期内血糖平均浓度有关,不受每天葡萄糖波动的影响,也不受运动或食物以及胰岛素使用的影响,可反映患者抽血前2~3个月的平均血糖水平,可用于评估血糖控制效果。

临床上HbA_{1c}的作用主要体现在以下几方面:

(1)可用来诊断糖尿病,国际专家委员会已推荐糖化血红蛋白(HbA_{1c})可作为诊断糖尿病的新标准,当$HbA_{1c} \geqslant 6.5\%$时可确诊,但还存在争论。2010年美国糖尿病协会(ADA)已明确将$HbA_{1c} \geqslant 6.5\%$纳入糖尿病诊断标准,且明确指出该实验应用经过NGSP认证,由DCCT试验标化的方法在实验室内测定。

(2)可作为糖尿病长期血糖控制程度的指标,能避免因测量误差导致空腹血糖出现正常的情况而引起漏诊。对于经治疗后血糖控制稳定的糖尿病患者,每3个月到半年要检测1次HbA_{1c};对于需要调整治疗方案或血糖控制不稳定的患者,以及正进行胰岛素治疗的患者,则需要每3个月检测1次。

(3)HbA_{1c}可用于指导治疗及评价药物疗效,糖尿病患者的治疗目标是将HbA_{1c}降至$<7\%$,而非糖尿病患者HbA_{1c}值如果$>6.5\%$时,则说明处于糖尿病的预警状态,血糖一般高于正常人。

(4)有助于糖尿病及其慢性并发症的认识和预防,HbA_{1c}越高,糖尿病发生并发症的危险性越大。HbA_{1c}如果超出参考值上限1%~2%,出现并发症的可能性会有所上升。如果$HbA_{1c}>10\%$,提示并发症严重、预后差,并有可能出现酮症酸中毒等急性并发症。英国前瞻性研究证实糖化血红蛋白每下降1%,并发症发病率就会明显下降:死亡率下降21%,心肌梗死的发生率下降14%,中风的发病率下降12%,外周血管病变发生率下降28%,微血管病变发生率下降37%,需要做白内障摘除手术的几率会下降19%,因周围血管疾病导致截肢和死亡的几率会下降43%,发生心率衰竭的几率会下降16%。

(5)可用于鉴别糖尿病性高血糖及应激性高血糖。单纯应激所致的高血糖,其 HbA_{1c} 一般不升高,若为糖尿病性高血糖,其 HbA_{1c} 则升高。

(6)其他如产科及手术等方面的应用。

糖化血清蛋白(GSP):是血液中的葡萄糖与白蛋白和其他蛋白分子 N 末端发生非酶促糖化反应形成的。由于血清中白蛋白的半衰期约21天,所以糖化血清蛋白测定可反映患者过去2~3周平均血糖水平,在体内有一定的稳定性。而且不受临时血糖浓度波动的影响,故为糖尿病病人血糖的诊断和较长时间血糖控制水平的研究提供了一个很好的指标。

空腹血糖、餐后血糖和糖化血红蛋白、糖化血清蛋白虽然都用以监测血糖控制情况,但是代表不同含义,互补应用,能够更好地了解患者血糖控制情况及预测并发症出现的可能性。其具体表现在以下几方面:

(1)FPG、PPG 反映的是某一点(测定当时)的血糖水平,是糖尿病的微观控制指标;而 GSP 的测定反映的是过去2~3周内血糖的平均水平测定,反映的是过去2~3个月中血糖的平均水平,是糖尿病的宏观指标,临床上应用 HbA_{1c} 监测血糖多于 GSP。

(2)许多临床研究提示,餐后高血糖是心血管危险和死亡的独立预测因素,并且在2型糖尿病患者中,PPG 对心血管事件的预测作用强于 FPG,对死亡率的预测价值也优于 FPG 和 HbA_{1c}。

（3）HbA_{1c}水平虽然会受 FPG 和 PPG 的共同影响，但是，不同的 HbA_{1c} 的水平也标志着不同的空腹或餐后血糖水平。当 $HbA_{1c} < 7.3\%$ 时，是 PPG 升高在起主要作用；HbA_{1c} 在 $7.3\% \sim 8.4\%$ 时，则 FPG 和 PPG 都对 HbA_{1c} 的升高起作用；当 $HbA_{1c} > 8.4\%$ 时，则 FPG 对于 HbA_{1c} 的升高贡献要大。因此，当患者经济条件有限时，可在一个时期内分别选择监测 FPG 或 PPG。

（4）血糖 GSP 及 HbA_{1c} 升高幅度相同时，提示 2～3 个月内血糖水平较高。

（5）HbA_{1c} 升高大于 GSP 升高幅度，说明近 2～3 个月内血糖控制不佳，但近半个月内血糖控制较好。

（6）血糖升高，而且 GSP 升高大于 HbA_{1c} 幅度，说明 2～3 周血糖水平较高，与单独测定 GSP 结果一致。

（7）HbA_{1c} 和 GSP 正常，但血糖明显升高，多为机体应急状态或人工输注葡萄糖液的结果，以此可作为糖尿病的鉴别依据。

（8）血糖正常，但 GSP 和 HbA_{1c} 仍升高，说明糖尿病患者即时或近期血糖控制较为理想，而近 2～3 周、2～3 个月血糖控制不理想。

（9）血糖和 GSP 均正常，但 HbA_{1c} 仍升高，说明糖尿病患者近期及 2～3 周疾病控制情况良好，但 2～3 个月之前血糖控制不理想。

（10）联合检测 HbA_{1c} 和 GSP，可减少测血糖的次数，减轻病人的痛苦。

（11）贫血和低蛋白血症患者，HbA_{1c} 和 GSP 可降低，应结合血糖水平来判断。虽然有血糖、糖化血红蛋白、糖化血清蛋白等多种检测多样分析，但临床常用的仍为血糖、糖化血红蛋白。

表 4-1 WHO 血糖控制标准

血糖(mmol/L)控制	良好	一般	差
空腹	4.4～6.1	≤7.0	>7.0
餐后	4.4～8.0	≤10.0	>10.0
HbA$_{1c}$(%)	<6.5	6.5～7.5	>7.5

二、与感染相关的检查

足部溃疡和感染是导致截肢的危险因素。提前预防、早期诊断和治疗对于减少发病率,尤其是截肢率,都是十分必要的。

(一)血常规检查

血常规检查是临床上最基础的化验检查之一。血常规检查项目包括红细胞(RBC)、白细胞(WBC)、血红蛋白及血小板(PLT)数量等。用于判定糖尿病足感染相关的指标,主要有白细胞及白细胞分类、血小板。

WBC 及 WBC 分类主要反映糖尿病足患者有无感染、感染的程度、是否有应用抗生素的指征。机体发生炎症时可引起 WBC 总数及各种白细胞的百分比发生变化,主要表现为 WBC 总数及中性粒细胞的升高。急性化脓性感染时,糖尿病患者主要表现为 WBC 计数、中性粒细胞及单核细胞的增高,其增高程度取决于感染微生物的种类、感染灶的范围、感染的严重程度、患者的反应能力。如感染很局限且轻微,白细胞总数仍可正常,但分类检查时可见分叶核百分率有所增高;中度感染时,白细胞总数增高大于 10×10^9/L,并伴有轻度核象左移;严重感染时总数常明显增高,可达 20×10^9/L 以上,且伴有明显核象左移。需要注意的是,对于糖尿病患者,长期的高血糖使 WBC 趋化功能和单核细胞吞噬功能低下,以及局部组织高糖等状况,使得细菌易于繁殖,而造成糖尿病足合并感染难以控制。

红细胞计数及血红蛋白的测定主要用于评价病人的贫血情况。红细胞形态学改变与血红蛋白测定、红细胞计数结果相结合可粗略地推断贫血原因,对贫血的诊断和鉴别诊断有很重要的临床意义。正常情况下血红蛋白水平下降会通过降低血液黏滞度,增加末梢循环灌注和血管反应性,以及增加促红细胞生成素(EPO)水平促进红细胞生成等一系列代偿机制使贫血对损伤修复的影响降低到最低程度。而在糖尿病患者,特别是合并糖尿病微血管并发症患者,所有这些代偿机制受到损伤,导致损伤不能修复,必须通过外科手术干预治疗。糖尿病并发肾病患者易合并贫血,而大部分该贫血患者表现为正细胞、正色素性贫血,少部分患者出现网织红细胞升高,因糖尿病肾病患者有可能因红细胞脆性增加及微血管病变出现溶血性贫血。研究发现,糖尿病患者贫血状态将进一步加速糖尿病肾病、糖尿病心脏病变、视网膜病变及糖尿病足等病变的进展,而糖尿病足自主神经障碍的患者其EPO释放能力常受损,其伴发贫血的概率也明显增加,故对于患者贫血状态的评估有利于疾病治疗和观测。同时,临床对于红细胞及血红蛋白的检测需要注意生理变化的影响,以及当出现水肿致血液容量及血浆容量变化时,也可能会使得测量结果出现偏差,是需要临床工作者所注意的。

PLT的检测可以判断患者是否处于高凝状态,且PLT在糖尿病足感染时常反应性上升,但常$<500\times10^{12}/L$。PLT计数是反映PLT的生成和衰亡的动态平衡;血小板平均容积(MPV)常反映骨髓的造血功能及骨髓中巨核细胞增生、代谢和PLT的生成情况,可用于与PLT减少原因的鉴别;血小板分布宽度(PDW)是反映PLT体积异质性的参数,当PLT破坏和消耗增加时,PLT数目减少,MPV增大,PDW增加;血小板压积(PCT)反映单位容积的全血中血小板体积所占的比例,PCT与血小板数量和体积有

关。PLT体积和数量的变化反映了PLT功能的改变，在糖尿病患者中存在高血糖、高血脂等因素，容易引起PLT黏附聚集并活化。

近年有研究指出：糖尿病足患者MPV增大，PLT计数减少，认为PLT功能活跃且消耗增加，可能伴有血栓形成，进而造成肢端坏疽。大体积PLT增高提示骨髓巨核细胞增生活跃，其内部含有更多的糖原、腺嘌呤核苷酸和磷酸盐，PLT第三因子活性增强，代谢及功能方面较小体积PLT更活跃。PLT活化容易导致PLT表面糖蛋白包括整合素、PLT激动剂受体和参与PLT聚集的黏附蛋白表达水平升高，活化的PLT与内皮细胞和白细胞相互作用，导致P选择素、纤维蛋白原和血管性假性血友病因子S受体等黏附性受体表达增加，从而发生黏附、聚集，促进血液高凝状态的形成，是糖尿病患者血栓形成的一个重要标志。

近年随着科学研究的深入，人们发现炎症与血栓形成之间存在网络关系。炎症促进高凝状态；同时，血栓形成中的产物也可引起炎症。它们的相互作用在临床许多疾病，如DIC、动脉粥样硬化、糖尿病、多种血栓性疾病，以及败血症、感染性休克等的发病学中具有重要意义。炎症与血栓的相互作用通过3个环节：首先，内皮细胞受损后表达黏附分子（vWF、P选择素）、诱导物、受体，参与凝血和炎症反应；其次，血小板活化后释放多种促凝和促炎的蛋白质；最后，还可激活丝氨酸蛋白酶，通过特殊受体PARs作用于参与凝血和炎症反应的细胞，而血小板在其中起着至关重要的作用。同时，越来越多的证据表明血小板及其活化产物在炎症反应中发挥重要作用，并且在分子水平上与凝血反应链之间存在重叠步骤和相互连接的途径。活化血小板通过黏附和分泌预先储存的促炎症反应的介质与细胞因子（包括PF4、IL-1和RANTES）相互作用，从而对炎症起调控作用。故临床上对血小板各项指标的检测对于糖尿病足感染与其动脉硬化、血栓形成的认识与治疗上有着重要的意义。

(二) 血沉

红细胞沉降率(ESR)是指红细胞在一定条件下沉降的速度,简称血沉。红细胞沉降受多种因素影响,在健康人血沉数值波动于一个较狭窄范围内,用魏氏法可测得正常成年男性 ESR 为: 0~15mm/h,成年女性为 0~20mm/h。当出现各种炎症、组织损伤及坏死、恶性肿瘤、贫血、各种原因导致的高球蛋白血症、高胆固醇积压症时,可出现病理性的血沉增快。

当糖尿病足患者出现细菌性急性炎症时,血中急性反应相物质(包括 α_1 抗胰蛋白酶、α_2 巨蛋白、C 反应蛋白、肝珠蛋白、运铁蛋白、纤维蛋白原等)由于释放增多甚至制造加强而迅速增多。以上成分或多或少地均能促进红细胞的缗线状聚集,从而导致炎症发生后 2~3 天血沉增快,而糖尿病足溃疡造成的组织损伤及组织坏死进一步促进了血沉的加快。白细胞的增高及其分类变化直接受细菌素、组织分解产生等影响,故变化出现早,对急性炎症的诊断、疗效观察更为重要,而血沉增快乃继发于急性反应时相产物的增多,特别是受纤维蛋白原和球蛋白增高等影响,因此相对来说,血沉变化出现较晚,故对观察慢性炎症特别是判断疗效更有价值。故糖尿病足患者继发炎症时白细胞计数与血沉结合起来分析对辅助诊断及疗效观察更为有益。临床上,鉴于血沉增快大多因血浆中蛋白质成分改变所引起,而这种改变一旦发生并不能迅速消除,因此复查血沉的间隔时间不宜太短,至少需 1 周。

(三) C 反应蛋白

人类 C 反应蛋白(CRP)是在感染和组织损伤时血浆浓度快速、急剧升高时由肝细胞合成的一种较为典型的急性时相蛋白。它可以激活补体和加强吞噬细胞的吞噬而起调理作用,从而清除入侵机体的病原微生物和损伤、坏死、凋亡的组织细胞,在机体的天然免疫过程中发挥重要的保护作用。传统观点认为 CRP 是一种非特异的炎症标志物,为炎症、感染、组织损伤、坏死和恶性肿瘤时其血浓度急剧升高的一个重要的标志物。CRP 在健康人群中浓度很低(正常参考值<10mg/L),其浓度升高提示炎症、感染事件的发生,被用于临床感染性疾病和心血管疾病的监测指标。

CRP 能诱导血管内皮表达黏附因子,对加剧动脉粥样硬化斑块的炎性反应有直接作用,CRP 升高反映了内皮功能障碍,与 2 型糖尿病及其大血管疾病并发症的发生发展密切相关。研究表明,糖尿病患者血液中会呈现出多种急性时相反应蛋白浓度的显著升高,CRP 即为其中之一,且糖尿病足患者的 CRP 较普通糖尿病患者显著升高,提示 2 型糖尿病患者 CRP 逐渐升高预示着其发生血管并发症的风险明显增加。

(四)创面细菌学分泌物培养

糖尿病足溃疡抗生素的选择依赖于局部细菌培养,而细菌培养的成功与否取决于对于局部分泌物的选取等多种因素。

1. 标本送检指征

(1)局部指征:红、肿、热、痛及功能障碍是化脓性感染的五个典型指征,但随病程长短、病变范围、位置深浅的不同,不一定五个指征均具备,且当病变范围小及病变位置较浅时,局部症状常不明显。同时,糖尿病足患者因神经病变及血管病变的影响,常常热、痛的症状不是很明显,应予注意。

(2)全身症状:轻重不一,感染重者常有头痛、发热、全身不适、乏力、食欲减退等,一般有白细胞计数升高和核左移,病程较长时,可有水及电解质紊乱,血浆蛋白减少,肝糖原大量消耗,出现贫血、营养不良、水肿等症状,全身性感染重者可出现感染性休克。

(3)疑有急性化脓性炎症、化脓性疾病、脓肿、创伤感染等疾病时。

(4) 除非有渗出物,干燥、结痂伤口一般不做培养。既往未治疗过、轻度感染时不必进行培养。

2. 标本的采集 目前从足部伤口获取病原菌标本的方法有拭子、刮除术、组织活检、细针抽吸活检。有研究认为组织活检是确定感染型糖尿病足病原体的金指标。但是组织活检容易损伤周围组织并可能导致感染扩散,而拭子取样操作简便,标本易于贮存和运送,且不会造成不良后果,因此临床上仍在广泛应用。临床上对于标本的采集,根据脓成未溃、已经溃破创面的不同而方式各异。

(1) 封闭式脓肿的标本采集:在患者病灶局部的皮肤或黏膜表面先用碘酒消毒,再用75%酒精脱碘,以无菌干燥注射器穿刺抽取,将采集的脓汁注入无菌试管中。

(2) 开放性脓肿和脓汁分泌物的标本采集:在患处附近的皮肤或黏膜用无菌纱布或棉布擦拭,供培养用的标本尽可能从深部流出,如为瘘管可在无菌操作下取组织碎片。

(3) 疑为厌氧菌感染的标本采集:用无菌注射器抽取深部脓液,排出多余空气,针尖插入无菌胶塞中立即送检,或直接将脓液注入封闭厌氧瓶内,或直接接种于厌氧培养基中。

(4) 疑为放线菌感染的标本采集:用无菌棉拭子挤压瘘管,选取脓液中"硫磺样颗粒"盛于试管中,也可将无菌纱布条塞入瘘管中次日取出送检。

3. 注意事项

(1) 所采集病灶应首先用无菌生理盐水清洗脓液及杂菌再采集标本,且采样前病灶局部应避免用抗菌药物或消毒剂,应在抗生素应用前或停药1周后采集标本,如不能停用抗生素,应于下次抗生素应用前采集。

(2) 严格无菌操作,同时注意医师自我安全的防护,如所有采集标本的操作要戴手套、口罩,穿工作外套,甚至护目镜。

(3)标本采集后应立即送检,不能送检的标本应放 4℃保存,但是作厌氧菌培养的标本只能放于室温下。通常用于细菌学检验的标本存放不要超过 24 小时,而病毒检测的标本可于 4℃存放 2～3 天。采集标本后,还应及时记录标本的颜色、气味、性状等,以尽量保存第一手资料。

(4)注意尽量取化脓组织与正常组织交界处的脓汁,因为脓汁中心的细菌大部分已死亡,交接处的活菌较多,会提高阳性率。对于慢性感染,因污染严重,很难分离到致病菌,可取感染部位下的组织,研磨成组织匀浆接种于培养基。

(5)采集的标本要足量,标本量少了会产生假阴性结果。量少的标本要在采集后的 15～30 分钟内送检。活检组织如果采用厌氧运送方式,可于 25℃存放 20～24 小时。

(6)脓肿标本以无菌注射器抽取为好,也可由排液法取得,先用碘酒消毒,再用 75%酒精擦拭病灶部位,待干燥后用一无菌刀片切开排脓,以无菌棉拭子采取,也可以将沾有脓汁的最内层敷料放入无菌瓶中送检。

(7)对于全身中毒反应的患者应进行血培养,而对骨髓炎患者则考虑进行骨组织培养。

(8)厌氧菌感染的脓液常有腐臭,应予注意。采集和运送标本是否合格,对厌氧培养是否成功至关重要,特别要注意两点:①避免正常菌群污染;②由采集至接种前应尽量避免接触空气,最好以针筒直接由病灶处抽取标本,采集完毕应立即送往细菌室检测。

(9)对于骨组织活检标本,细针穿刺抽脓,用无菌方式获得的组织液体都可作为标本,擦拭伤口及窦道中的组织做标本是不可靠,也是不可取的。标本应进行革兰染色、涂片,及需氧和厌氧菌培养。如果 X 线成像后仍然怀疑骨髓炎,可考虑作骨活检。

临床研究表明:①糖尿病足感染患者的创面分泌物培养中需

氧革兰阳性球菌(尤其是葡萄球菌)最多见,是软组织和骨感染最常见的病原体;②革兰阴性和厌氧菌也可以分离到,但通常是多种细菌感染、慢性或坏死性感染的一部分;③假单细胞细菌在糖尿病足溃疡经常导致严重的组织损坏,显示高度的广谱抗生素抵抗;④随着感染程度的加重,可出现革兰阳性菌、革兰阴性菌、变形菌属与真菌等混合存在;⑤近年来由于抗菌药物的广泛应用,临床上感染的细菌谱在发生改变,耐药菌株及多药耐药的现象呈现着上升趋势,从而要求我们更为积极地进行创面分泌物培养。

三、血液黏稠度检查

(一)血脂的测定

血脂观测的主要指标通常为总胆固醇(TC)、甘油三酯(TG)高密度脂蛋白胆固醇(HDL-C)、低密度脂蛋白胆固醇(LDL-C)。糖尿病患者胰岛素抵抗使得肝脏脂肪酶活性提高,脂蛋白脂酶的活性降低,使HDL分解增加,脂肪组织摄取葡萄糖从血浆移除TG减少,脂蛋白脂酶活性增加,血浆游离脂肪酸和TG浓度升高,导致患者脂肪代谢紊乱。其中:①糖尿病患者餐后血脂水平明显高于普通人群。②在冠心病血脂危险水平的评估及降脂治疗目标中都以LDL-C作为首要实验室指标,LDL-C每降低1mmol/L,可使心血管事件危险性降低36%。LDL-C由于糖化和氧化,清除减慢,严重地危害和加重糖尿病患者大血管的损害。③低HDL-C血症是2型糖尿病另一常见的脂代谢异常。HDL及其载脂蛋白具有直接的抗动脉粥样硬化和血管保护作用。国外一些研究显示,HDL降低可使冠心病的危险性增加22%,而且HDL降低与TG增高、LDL活性下降、HDL分解代谢增强有关。④TG在2型糖尿病血脂代谢紊乱中亦有重要价值,是2型糖尿病发生冠心病的另一独立危险因素,临床上有30%~40%的患者TG水平>

2.25mmol/L(200mg/dl)。

血脂的理想控制标准如表4-2。

表4-2 血脂控制标准(mmol/L)

控制	理想	良好	差
总胆固醇(TC)	≤4.5	≥4.5	≥6.0
HDL-胆固醇(HDL-TC)	>1.1	1.1~0.9	<0.9
甘油三酯(TG)	<1.5	≥2.2	≥2.2
LDL-胆固醇(LDL-TC)	<2.5	2.5~4.4	>4.5

(二)血液流变学检查

血液流变学主要研究的是血液及其成分的流动性和变形性规律的科学，主要研究血液流量、流速、流态、血液凝固性，血液中有形成分及血管变形性与弹性、微循环、微血管血液流变性等。血液黏度测量主要包括宏观血液流变学和微观血液流变学，前者包括血液黏度、血浆黏度、血沉、血液及管壁应力分布，后者包括红细胞聚集性、红细胞变形性、血小板聚集性、血小板黏附性等，故又称为细胞流变学。

糖尿病患者的血液流变学异常，主要表现为全血黏度、纤维蛋白原升高，红细胞聚集性增加和变形能力下降，且糖尿病足患者的血液流变学各指标比单纯性糖尿病组明显升高。其具体表现为：①血浆黏度升高，是由于γ球蛋白增高及代谢失调，脂肪酸、生长激素等增多，刺激肝脏合成纤维蛋白原而造成。红细胞聚集性增加、红细胞变形性下降导致血液黏度的升高。另外，糖尿病病人处于高渗状态下，血液相对浓缩，也造成血浆和血液黏度升高。②对兼有严重血管疾患的糖尿病病人的动态凝血和血栓形成过程的观察发现，血栓的降解率降低，红血栓和白血栓的黏度升高。糖尿病病人的血栓形成能力增强,为其高黏滞状态的重要组成部分,与并发症的发生和预后有密切的关系。③血小板黏附性增加,病人这种血小板黏附性的增加被认为是非内因性的,是受到病人血浆组分改变的影响。患者的血小板聚集性也增加,有并发症的病人血小板聚集性增高更为明显。④纤维蛋白原浓度升高也是导致其血液黏稠度增高的原因之一。⑤糖尿病病人小动脉中存在明显的红细胞聚集体,当有并发症时,体内的红细胞聚集倾向更加明显,同时伴有血流缓慢。患者的红细胞聚集性增加与纤维蛋白原水平之间呈显著相关。另外,患者红细胞电泳时间延长,也说明红细胞表面负电荷减少,导致红细胞聚集性增加。⑥糖尿病病人的血液触变性明显低于正常人,表明不但患者的红细胞聚集体增多,而且红细胞聚集体解聚也比正常人困难。⑦患者红细胞变形性的降低与红细胞膜脂质成分的改变有关。2型糖尿病病人的红细胞变形性降低,同时伴有红细胞膜胆固醇、膜胆固醇磷脂、过氧化脂质的增加,伴有视网膜病变的患者更为明显。

上述因素综合作用导致糖尿病足血液流变学异常的发生。因此,糖尿病患者应定期检查血液流变学,动态观察血液流变学各指标的变化,这对预防、减少和减轻糖尿病患者血管并发症的发生,有着十分重要的价值。

第五章 糖尿病足的诊断

根据2003年糖尿病足国际临床指南定义,糖尿病足为与下肢远端神经异常和不同程度的周围血管相关的足部感染、溃疡和(或)深部组织破坏(根据WHO定义)。

由于糖尿病足涉及的范围较广,临床表现层次不同,只有全面的掌握糖尿病足的各种不同临床症状,才能做到准确的诊断。

第一节 糖尿病足的临床分级

糖尿病足的临床表现多种多样,通过对糖尿病足进行临床分级,能够更好地描述糖尿病足的程度、了解疾病的预后、指导疾病的治疗。目前有多种不同的分级方法,在指导临床、科研等方面具有不同的作用。

一、李仕明分级方法

本标准已在1995年中华糖尿病学会第一届全国糖尿病足学术会议讨论通过。

0级:皮肤无开放性病灶。常表现为肢端供血不足,皮肤凉、颜色紫绀或苍白、麻木、感觉迟钝或丧失、肢端刺痛或灼痛,常常兼有足趾或足的畸形等高危足表现。

1级:肢端皮肤有开放性病灶。水泡、血泡、鸡眼或胼胝,冻伤或烫伤及其他皮肤损伤所引起的浅表溃疡,但病灶尚未波及到肌肉深部组织。

2级:感染病灶已侵犯肌肉深部组织。常有轻度蜂窝织炎、多发性脓灶及窦道形成,或感染沿肌间隙扩大,造成足底、足背贯通性溃疡或坏疽,脓性分泌物较多。足或趾指皮肤局灶性干性坏疽,但肌腱韧带尚无破坏。

3级:肌腱韧带组织破坏。蜂窝织炎融合形成大脓肿,脓性分泌物及坏死组织增多,足或少数趾(指)干性坏疽,但骨质破坏尚不明显。

4级:严重感染已造成骨质破坏、骨髓炎、骨关节病变,或已形成假关节、夏科关节,部分趾(指)或部分手足发生湿性或干性严重坏疽或坏死。

5级:足的大部或足的全部感染或缺血,导致严重的湿性或干性坏疽,肢端变黑,尸干,常波及踝关节和小腿。一般多采取外科高位截肢手术。

二、Wagner分级方法

国外根据病情的严重程度对糖尿病足进行分级,最经典的分级方法是Wagner分级法。

0级:指的是有发生溃疡高度危险因素的足,对于这些目前无足溃疡的患者,应定期随访、加强足保护的教育、必要时请足病医生给予具体指导,以防止足溃疡的发生。有发生足溃疡危险因素的足,目前无溃疡。

1级:足皮肤表面溃疡,临床上无感染。突出表现为神经性溃疡。这种溃疡好发生于足突出部位即压力承受点,如足跟部、足或趾底部,溃疡被胼胝包围。表面溃疡,临床上无感染。

2级:较深的、穿透性溃疡,常合并软组织感染,但无骨髓炎或深部脓肿,溃疡部位可存在一些特殊的细菌,如厌氧菌、产气菌。

较深的溃疡,常合并软组织炎,无脓肿或骨的感染。

3级:深部溃疡,常影响到骨组织,并有深部脓肿或骨髓炎。

4级:特征为缺血性溃疡,局部的或足特殊部位的坏疽。通常合并神经病变。没有严重疼痛的坏疽即提示有神经病变。坏死组织的表面可有感染。

5级:坏疽影响到整个足。大动脉阻塞起了主要的病因学作用,神经病变和感染也影响。全足坏疽。

Wagner分级在临床上常用于指导治疗方案的制定,0~2级进行保守治疗,3级患者在保守治疗的基础上积极进行清创,4级以上患者只能进行截肢(趾)处理。值得注意的是糖尿病足患者进行截肢(趾)手术后,仍然面临着创面难以愈合的问题。

三、Texas 分期方法

美国 Texas 大学糖尿病足分类方法(表5-1)评估了溃疡深度、感染和缺血的程度,考虑了病因与程度两方面的因素,截肢率随溃疡的深度和分期的严重程度而增加,如非感染的非缺血的溃疡,随访期间无一截肢。适用于科研,尤其在判断预后方面优于 Wagner 分级系统。

表5-1 Texas 大学糖尿病足分级分期方法

分级		分期	
1	足部溃疡病史	A	无感染、缺血
2	表浅溃疡	B	合并感染
3	溃疡深及肌腱	C	合并缺血
4	溃疡累及骨、关节	D	合并感染及缺血

该分类方法评估了溃疡的深度、感染和缺血的程度,分级的程度从1~4级逐渐加深,而分期指的是溃疡的原因。同时,运用该

分类方法进行溃疡分类时需要把分级与分期结合。如患者溃疡为1级A期则为高危患者,2级B期则是有感染的浅溃疡。但Texas分级方法是基于灌注、范围、深度、感染及感觉进行细分等级,因分级复杂而临床少用。

四、DUSS系统

德国蒂宾根大学Beckert等提出了糖尿病足溃疡严重程度评分(DUSS)系统对糖尿病足进行分级的方法,能够比较准确地预测糖尿病足溃疡患者的预后。DUSS系统方法主要通过以下四项临床指标积分的总和来评价:

(1)是否可触及足动脉搏动(有为0分,无为1分);
(2)溃疡是否深达骨面(否为0分,是为1分);
(3)溃疡的位置(足趾为0分,其他部位为1分);
(4)是否为多发溃疡(否为0分,是为1分)。

该评分的最高理论评分为4分,且总分值越高,溃疡程度越重。

得分为0分,溃疡的愈合率显著增高,得分越高,溃疡的愈合率越低,同时截肢率则相应增高;得分相同的不同亚组患者,溃疡愈合率存在显著性差异。进一步分析显示:得分每升高1分,溃疡愈合率降低35%;同样,得分越高,初始溃疡面积越大,溃疡病史越长,需要住院或手术治疗的可能性就越大。该评分系统简单实用、易于操作,故作为对糖尿病足溃疡患者的预后预测有一定的临床价值,但不能进行量化评价,对于后续的治疗指导比较粗糙,仍需进一步行其他深入的检验。

五、Edmonds和Foster简单分级系统

该分级系统由Edmonds和Foster建立,该分级系统是在区分神经性病变和神经-缺血性病变基础上进行的。可依此分级系统选择治疗方法。

一级：低危人群，无神经病变和血管病变。

二级：高危人群，有神经或者血管病变，加上危险因素，如胼胝、水肿和足畸形。

三级：溃疡形成。

四级：足感染。

五级：坏疽。

六级：无法挽回的足病。

该分级系统是在区分神经性病变和神经-缺血性病变基础上进行的。可依此分级系统选择治疗方法；且该分级系统完全基于足病的自然病程，有利于根据患足危险程度制定管理及预防措施，进行分层管理。

六、不同分级系统的优缺点

李仕明分级系统根据机体组织抗感染能力及坏疽病变的性质、范围、深度作为分级的依据及说明被感染的严重程度，且能很好地指导临床治疗，现已在国内临床广泛应用。Wagner分类的特点是特别关注溃疡的深度和是否存在骨髓炎或坏疽，该方法过于简单，不是基于糖尿病足的自然病程，很难区别坏疽是由于缺血还是感染造成。Texas分级方法能够清楚地区别糖尿病足的神经病变和神经缺血性病变，但比较复杂、耗时，在繁忙的门诊不适用，更适合研究时应用。简单分级系统根据足病的自然过程，简单实用，利于临床糖尿病足病的治疗与护理。DUSS系统是一种根据溃疡性质对糖尿病足严重程度进行分级的新方法，该评分系统能够比较准确地预测糖尿病足溃疡患者的预后。

以上各种方法均有其优缺点，根据面对人群及目的可选择应用。临床书写医疗病历及用于回顾研究时，如能将Wagner分级和Texas分级系统中的分期结合起来，可更好地评估糖尿病足的严重程度和预后，并可以评价截肢的发生发展。通常Wagner分级3级以上的截肢的危险增加。随着Texas分级增加,溃疡的愈合时间延长,伤口愈合时间延长,截肢的危险性增加。

第二节 糖尿病足感染及评估方法

糖尿病患者足部皮肤感染可促进坏疽迅速蔓延扩大,感染可迅速蔓延到组织间隙及肌腱,形成蜂窝织炎,多发性脓肿,局部红、肿、热、痛,甚至发展为骨髓炎、骨质破坏,严重感染时除全身不适、体温及白细胞升高外,还会导致毒血症、败血症。通过检查伤口、肢体和患者全身状况,明确感染的程度及感染的菌群,将会使治疗更加有的放矢。

一、足溃疡感染的评估

临床检查:全身症状如发热、寒战、疼痛等不适症状。局部症状通过对局部溃疡的面积、深度、是否有瘘道形成,是否能够通过探针探及骨头、骨的碎片;脓液的多少以及气味。

试验室检查及仪器检查见前部分。

二、糖尿病足感染的临床类型

足部感染从感染程度上大致可分为浅部和深部感染。浅部足感染一般发生在多次创伤之后,其常常是深部足感染的前提,多由葡萄球菌和链球菌引起。足部浅表皮肤感染表现为甲沟炎、足趾感染、浅表溃疡,很少出现全身症状。当足功能不良或高血糖症时,多数浅表皮肤感染是由细菌和/或真菌感染所致。革兰阳性(G^+)球菌如葡萄球菌、链球菌是常见致病菌;而革兰阴性(G^-)菌或厌氧性感染很少见。皮肤真菌感染一般出现在足趾间,此处皮肤真菌感染为细菌的反复感染提供了滋生场所,而这一解剖位置常在体检时被忽略。

浅表细菌感染容易通过趾间进入邻近的动脉或深部组织,随着感染的进展,出现血运减少、坏疽等,并可扩散到邻近的深部组织,如肌腱、骨、足底部分,进而形成深部感染。深部足感染表现为足部蜂窝织炎、足溃疡。任何一种深部足感染都会涉及肌腱、骨、关节,由此可致截肢、脓毒症甚至死亡。这些感染一般始于足趾甲底部、足趾间或溃疡部位。之后炎症可播散到其他部位,表现为足趾迅速肿胀,产生红斑,肿胀可延伸到踝关节,并可出现发热、寒战、不适等症状。皮肤坏疽意味着动脉受损。另外,由于神经感觉缺失,患者常不能感觉到尖锐物如钉子或木材尖片的刺破。深部足感染可穿透整个足部。足部蜂窝织炎通常发生在甲沟炎、足和足趾溃疡或明显的足损伤之后,也许是更深部组织感染的一种表现。软组织炎症伴随足部神经受损能迅速破坏关节,随后到骨,这些区域有丰富的血管,因此易形成红斑。

美国感染病协会(IDSA)指南上将糖尿病足感染细分为4个亚类(表5-2)。

表5-2 糖尿病足感染的临床分级(IDSA指南)

临床症状	感染程度	PEDIS级别
伤口无脓液或无炎症表现	未感染	1
有以下2种或2种以上的炎症表现:流脓、红斑、疼痛、发热,溃疡面<2cm,只是一些表皮或皮下组织局部感染,无其他并发症或全身疾病	轻度感染	2
患者感染表现同上,全身情况良好,代谢稳定,但有下列1种或1种以上特征:蜂窝织炎面积≥2cm,淋巴结肿大,坏疽,深部组织脓肿,涉及肌肉、肌腱、关节或骨	中度感染	3

续表

临床症状	感染程度	PEDIS级别
全身毒性反应,代谢不稳定,伴发热、寒战、心动过速、低血压、意识障碍、呕吐、白细胞升高、酸中毒、严重高血糖或高氮血症	重度感染	4

足部缺血可增加各种感染的严重性,严重感染又加重足部缺血,形成恶性循环。

PEDIS表示足部灌注情况,溃疡宽度、大小、深度,组织缺损情况,感觉和知觉的丧失与否,其分级由国际糖尿病基金会于2003年5月糖尿病足布鲁塞尔论坛制定。

第三节 糖尿病足常见的临床表现

糖尿病足是在糖尿病的基础上由周围血管病变、周围神经病变和感染三者作用而成,三个致病因素在疾病中的偏重不同,不仅导致临床表现各异,而且分期不同。

一、糖尿病足0级的临床表现

(一)周围血管病变

糖尿病血管病变既有大血管病变,也存在小血管、微血管病变。足部早期表现如下:①患者常有肢端疼痛、麻木、感觉迟钝或丧失,鸭步行走,间歇跛行,休息痛,下蹲起立困难,常持杖行走,间歇性跛行为其早期典型症状;②肢端肌肉萎缩、营养不良、张力差,关节韧带易损伤;③皮肤瘙痒、干燥、无汗、肢端凉、浮肿,常有色素斑及汗毛脱落;④肢端动脉搏动减弱或消失,血管狭窄处可听到血流杂音,深浅反射迟钝或消失。

(二)周围神经病变

糖尿病周围神经病变临床类型有两种:一是对称性复发性神经病,包括远端感觉性神经病、自主神经病和迅速可逆性神经病;二是单神经病或复发性单神经病:局灶性周围神经损害(脑神经多见)或下肢近端运动神经病(糖尿病性肌萎缩或痛性肌萎缩)。其临床表现通常分为以下4型:

1. 感觉性神经病 表现为肢体远端对称的多发性神经病,大多起病隐匿,自下向上进展,下肢较重。主要症状包括肢体麻木和疼痛,多为隐痛、刺痛、烧灼痛,夜间尤甚。体检可发现袜套、手套式感觉减退或缺失,跟、膝腱反射减弱或消失。病理改变呈小纤维受累为主、大纤维受累为主或混合型3种类型。小纤维受累为主者,常有痛温觉和自主神经功能减弱,可在感觉障碍较严重的部位即趾骨、足跟、踝关节等处发生溃疡,形成经久难愈的"糖尿病足",给患者造成极大的痛苦;有的患者趾关节、跖趾关节发生退行性病变,形成 Charcot 关节。大纤维受累为主者,可表现为行走不稳、容易跌倒等感觉性共济失调。

2. 运动性神经病 多为亚急性或慢性起病,可对称,也可单发,可表现为远端肌肉力弱及各肌群困胀感,严重者可致肌萎缩,又称为糖尿病性肌病,可以侵犯一组或多组肌群,但很少发生局部瘫痪现象。

3. 自主神经病 慢性长病程的糖尿病患者,几乎都有自主神经功能障碍,病理及临床症状表明,患者的交感和副交感神经的传入和传出纤维均可受累。表现为:①心率调节反应:患者在活动、深呼吸时对心率的调节反应减弱,甚至完全性心脏失神经,心率固定,故应限制活动;②体位性低血压:由于交感缩血管神经变性,站立时窦弓反射减弱,心率增加不明显,不能调节动脉压的明显降低,发生体位性低血压。严重者产生头晕、黑蒙、晕厥等症;③迷走神经对消化道的调节功能减弱,可引起食道蠕动和胃排空能力减弱,表现为上腹不适、饱胀、恶心、呕吐、腹泻、便秘等。由于胆囊收缩功能减弱,易发生胆石症、胆囊炎;④出汗异常:可有下肢无汗而头、手、躯干大量出汗,吃饭时明显,即所谓的"味觉性出汗"。

4. 其他表现 ①脑神经病:糖尿病患者脑神经麻痹的发生率明显高于非糖尿病患者,以动眼神经麻痹最为多见,可单发,也可双侧受累,其次为滑车、外展、面神经麻痹,可表现为多组脑神经受损;②嵌压性神经病:常见挤压部位易患性增加,可出现多处压迫性麻痹,如腕管综合征(压迫正中神经)、肘管综合征(压迫尺神经)、跗管综合征(压迫胫神经)。

总的来说,糖尿病周围神经病变临床表现有如下特点:①病变累及部位下肢多于上肢;②以双侧对称性远端神经病变为多见;③感觉神经多于运动神经;④发病多缓慢,逐渐加重;⑤早期腱反射亢进,后期减弱或消失,尤以跟腱反射、膝反射消失较严重;⑥位置觉减弱或消失,触觉和温度觉亦有不同程度减低,尤以深感觉减退为明显。

(三)混合性临床表现

临床上多数患者属于此种类型,其综合有周围血管和周围神经病变。在临床中还应该注意以下问题:由于神经病变的存在,使得周围血管病变的疼痛不明显,容易掩盖病情,故建议早期定期行相关检查以明确;或者因为痛性神经病变的存在,与血管性疼痛不易区分,但一般周围血管病变的疼痛会因为体位的改变使疼痛得到缓解,而相对来说,神经性疼痛一般为持续性的、不会随体位的改变而减轻。

二、糖尿病足溃疡的临床表现

糖尿病足溃疡常根据临床表现和病理变化有如下两种分类方法。

(一)根据临床表现分期

根据临床表现可分为湿性坏疽、干性坏疽和混合性坏疽三种临床类型。病变程度分为轻、中、重三度(轻度坏疽指病变侵及皮肤及皮下组织;中度坏疽指病变侵及肌肉和肌腱组织;重度坏疽指病变深达骨组织或单个足趾干性坏死或部分足干性坏死或全足坏死),可伴有不同程度的感染。

1. 湿性坏疽 临床多见此种类型,约占糖尿病足的75%。多因肢端循环及微循环障碍,常伴有周围神经病变、皮肤损伤感染化脓,局部常有红、肿、热、痛,功能障碍,严重者常伴有全身不适,毒血症或败血症等临床表现。

2. 干性坏疽 临床较少见,约占足坏疽患者的10%。多发生在糖尿病患者肢端动脉及小动脉粥样硬化,血管腔严重狭窄;或动脉血栓形成,致使血管腔阻塞,血流逐渐或骤然中断,但静脉血流仍然畅通,造成局部组织液减少,导致阻塞动脉所供血的远端肢体的相应区域发生干性坏疽,其坏疽的程度与血管阻塞部位和程度相关。较小动脉阻塞则坏疽面积较小,常形成灶性干性坏死,较大动脉阻塞则干性坏疽的面积较大,甚至整个肢端完全坏死。

3. 混合性坏疽 是湿性坏疽和干性坏疽的病灶,同时发生在同一个肢端的不同部位。约15%的混合坏疽患者一般病情较重,溃烂部位较多,面积较大,常涉及大部或全部手足。感染重时可有全身不适,体温及白细胞增高,发生毒血症或败血症。

(二)根据病理变化分期

1. 神经性溃疡 神经病变的足血液循环良好,通常是温暖的、麻木的、干燥的,痛觉不明显,足部动脉搏动良好。神经性足病可发展为神经性溃疡(主要发生于足底)和神经性关节病(Charcot关节)、坏疽、神经性水肿。

2. 神经-缺血性溃疡 这些患者同时有神经病变和周围血管病变,足背动脉搏动减弱或消失,足凉,间歇性跛行或静息痛,足部有溃疡或坏疽形成。是否出现痛性神经病变,取决于神经病变的严重程度。

3. 缺血性溃疡 单纯的缺血所致的足溃疡,无神经病变,此类患者相对少见。

第四节 糖尿病足的诊断流程

糖尿病足的诊断流程,其实是病史采集、体格检查、实验室检查和其他相关检查等多方面的诊断证据搜集的过程。通过病史的采集及体格检查,收集资料,然后对所得资料进行分析综合,并据此针对性的选取检查方法,根据检查结果进一步明确诊断,并对疾病的预后进行推断。

糖尿病足为糖尿病常见的慢性并发症之一,这决定了需要在对患者整体糖尿病状况总体评价的基础上来诊断、评价其足部病变,而不能因为患者以足病就诊而忽略对其他并发症、合并症病史的采集或对其他体征的重视,把目光局限在糖尿病足病上往往会忽视其他疾病的诊断,导致治疗手段的不全面,不仅可能会延误其他疾病的治疗,同时也会因为整体的治疗方案片面性而不能创造或失去糖尿病足病治疗的最佳时机。

一、病史采集

详尽而完善的病史可以获得疾病有关的主要资料,解决大约半数以上的诊断问题,而患者的主诉往往提示检查的关键和检查的重点。围绕着主诉进行有目的的询问,进而了解糖尿病患者整个足部病变的进程及动态,以及患者个体的特征。临床医生的知识及阅历越丰富,越能掌握整个病史的要点及精髓。

临床上,对于病史采集很重要的一点是患者是否有既往糖尿病史。有些时候患者由于没有明显的临床症状且没有进行常规的检查,常常不知道自己已经是糖尿病患者。

表5-3 糖尿病足病史采集

主诉	患者最主要的痛苦或最明显的症状,如肢体麻木、溃疡疼痛等
诱因	是否有赤足行走、外伤、烫伤、冻伤、穿鞋不当及感染等诱因,是否接受过足保护教育,独居生活,比较差的医疗条件,吸烟史
高危因素	是否为高危足(见表5-4)
临床表现	参考糖尿病足临床表现部分
伴随症状	包括患者糖尿病以及其他并发症、其他疾病所伴随的症状
诊治经过	包括就诊、治疗用药经历
既往史	既往糖尿病其他并发症及其他疾病史,以及其控制情况

表5-4 高危足的筛查

畸形或骨性突起	是/否
皮肤不完整	是/否
神经病变	是/否
无法感觉到单丝	是/否
无法感觉到音叉	是/否

续表

无法感觉到棉花絮	是/否
异常压力、胼胝	是/否
关节活动度缺失	是/否
足动脉搏动	是/否
胫后动脉搏动消失	是/否
足部动脉搏动消失	是/否
皮肤颜色变化消失	是/否
其他	是/否
既往溃疡	是/否
截肢	是/否
不合适的鞋袜	是/否

二、体格检查

在问诊的基础上进行全面系统又重点深入的体检,体检的同时补充核实病史,可以发现重要的诊断线索,与病史资料一起可解决大部分临床诊断问题。

表 5-5 糖尿病足体格检查

	血管	皮肤	骨/关节	创面	肌肉
视	有无静脉充盈	颜色、干燥、干裂、瘀斑、鸡眼、胼胝、肿胀、汗液、毛发、足癣	步态、关节屈曲、足畸形如弓形足、槌状足、鸡爪足、夏柯关节	大小、位置、颜色、肿胀、有无分泌物、分界是否清楚、颜色、是否有气泡	萎缩

续表

	血管	皮肤	骨/关节	创面	肌肉
触叩	搏动强弱、条索	温度、弹性、冷热、硬度、粗糙针刺觉	位置、关节有无积液震动觉、跟膝腱反射	温度、挤压是否有分泌物、骨质疼痛	力量、弹性
听		血流强弱、杂音			
嗅				气味	

三、选择恰当的辅助检查

辅助检查包括整体的检查，以及足病相关的检查。

（一）整体检查

整体检查首先需要了解患者整体的代谢、血糖控制水平及相关并发症的情况，这是治疗以及评估患者预后的整体基础。实验室检查可以通过对血脂、血黏度、肝肾功能、血常规以及血糖相关检查等行常规检测；行尿蛋白/肌酐、24小时尿蛋白定量、眼底、神经传导速度、心脏超声、颈动脉和下肢血管彩超等检查以了解患者并发症情况。当合并有感染时，血常规、血沉及C反应蛋白的检测是必要的。若合并有糖尿病相关急性并发症时，需行低血糖昏迷、高渗性昏迷、酮症酸中毒、乳酸酸中毒等相关检查；若需与其他疾病相鉴别，亦需行相关检查。

临床上，有些患者没有症状，但经过实验室检查发现存在高脂血症、高尿酸血症等，会提示患者的代谢状况，是否会有动脉粥样硬化、脂肪肝等疾病存在，需要进一步检查。患者只要能够活动，都要拍摄肺部正侧位和局部的X线片，因为床头片不能够准确地反映肺部的感染情况，如胸腔积液不能够反映出来，因此一定要进行立位检查,以免因为对整体情况估计不足,影响对整体的治疗。一些需要手术的患者一定要进行血管的评估,以免手术后因为血运不良出现不愈合现象,或再次手术的情况,给患者带来经济损失和心身伤害。足部溃疡感染的检查应该注意的是,患者可能感染虽然严重,但并没有相应的白细胞升高进行支持,而出现白细胞和中性粒细胞正常的情况,有或无相应于感染所表现出的高热等症状。此时,应当将实验室检查与临床症状相结合进行分析,检查患者是否伴有食欲减退、精神较差、脱水征等一系列临床症状,进行综合分析、判断,不要拘泥于化验检查结果正常而拒用抗生素,导致感染加重,甚至出现其他部位感染或心功能不全危及生命。

(二)局部检查

相关局部的检查,通过从神经病变、血管病变和骨骼及感染相关的检查三个方面进行。神经病变的检查主要是了解患者是否存在感觉神经、运动神经和自主神经的异常。①感觉异常的检查方法常用、简便的为10g尼龙丝触觉测定、128Hz音叉法,但相对来说,其敏感性及特异性较低,振动感觉阈值检查为定量测定周围神经系统振动感觉阈值提供了更为精确的判定,定量感觉试验检查通过测定皮肤的温度觉和振动觉来定量化地评估感觉神经的功能。皮肤温度检查的方法亦可通过红外线皮肤温度测量法直接测定,以判定是否存在肢体缺血、急性深静脉血栓形成和动静脉瘘等。②对于自主神经病变的检查方法较为实用、简易的方式有贴膜试验,但易致漏诊,需结合其他检查手段行进一步评估。交感神经皮肤反应主要用于自主神经小纤维神经病变的辅助诊断。结合肌电图及神经传导速度的检查,可对周围神经进行较全面的评价,是对传统肌电图检查的补充。腓肠神经活检及皮肤活检可对神经损伤行定量及形态学观察,但其均为有创检查,限制了其在临床的广泛应用。③对运动神经检查主要是检查患者下肢肌肉有无萎缩以及由此造成的畸形、踝关节的运动是否灵活、关节有无畸形。肌电图检查的目的是了解神经传导速度,是公认的神经病变检查的准确指标。但是由于检查繁琐、亦为有创检查,不利于在基层医疗单位使用。临床上,还可以通过一些糖尿病周围神经评分量表来量化和评估糖尿病神经病变的严重程度,但因其过于繁琐、花费时间长,严重限制了其在门诊中的常规应用。

对于血管病变的检查:①压力测定技术的发展,为足疾的功能康复、疗效评定和手术后效果鉴定提供客观评价。②踝肱指数、趾肱指数因其简便、敏感性高而被广泛应用,结合其他无创检查手段使血管病变的筛查能够更早期、更准确。③彩色多普勒超声为糖尿病患者观察下肢动脉的常规检查项目之一,因其简便、无创、重复性好等优点被广泛应用于临床。甚至不少学者认为彩色多普勒超声检查可替代数字减影血管造影成为下肢动脉检查的金标准。④各种血管造影技术的发展使得它对血管病变的诊断及价值大大提高,数字减影血管造影术为诊断血管狭窄与闭塞性疾病的金标准,但其毕竟为一种侵入性有创检查,不建议作为常规检查。相对而言,多层螺旋CT下肢动脉造影、磁共振血管成像创伤性较小,虽暂不能取代数字减影血管造影术,但随着各种技术的发展,其诊断的准确性进一步提高,将为临床工作者提供更为有价值的信息。⑤周围皮肤血氧分压的测定为确定截肢平面及评估溃疡愈合可能方面一种重要的手段。

对于局部骨骼及感染相关的检查:①局部X线片为常用手段,其不仅能够提示是否存在骨髓炎、骨质疏松或骨质破坏、死骨残余碎片,还能在以后的检查中判断局部骨质的变化情况,但对于早期骨髓炎的X线变化不明显。随着计算机X线摄影及数字化放射摄影的应用进一步拓展了X线检查的使用范围。②CT对骨病变的诊断显示是目前在临床应用的其他辅助检查所不能比拟的。③MRI对骨质早期变化的显示非常敏感,还具有较高的软组织分辨率,可用于鉴别糖尿病足骨髓炎及神经性骨关节病。④放射性核素检查的敏感性是目前已知检查中无可比拟的,且可用于敏感地鉴别Charcot关节病和糖尿病骨病。⑤创面分泌物的培养及药敏试验对于临床抗生素的选择及应用方面有着极其重要的作用,糖尿病足是感染性的开放伤口,与手术之无菌伤口不同,但仍应有无菌观念,保持相对清洁,一是防止对患者其他部位的污染,同时也减少伤口再次感染其他病菌,在细菌培养中出现多种细菌生长,影响药敏实验,也影响抗生素的选择。同时,注意糖尿病足经常是多种细菌复合感染,因此在作常规培养时,应同时作真菌培养,并且在治疗一段时间后重复培养并调整抗生素的应用。

辅助检查的详细情况可参考本章前边相关部分。对于糖尿病足患者辅助检查的选取,当根据患者的临床症状和检查目的等多方面因素进行选择,如何进行有目的性、经济、准确的选取,需要临床工作者熟练掌握各种检查手段的适应证及优缺点。临床上,糖尿病足的预防越来越受到重视,而患者往往会出现临床症状晚于病理变化,除了在生活习惯及控制血糖等方面着手外,对病情的监测同样举足轻重,故凡是已确诊的糖尿病人都应该定期进行相应的检查以监测病情变化,已出现足部病变的病人更应行详细检测,以评估病情指导治疗。

各种辅助检查为临床诊断及鉴别诊断提供了重要依据,辅助检查项目的选择、评价可遵循:①先易后难,首选设备要求条件低、技术操作难度不大且易于普及,但能协助提供诊断意向或有筛查意义的基本检查项目;②成本/效果,尽可能在低经济负担的前提下采取对诊断提供有意义的信息和依据的项目,要求针对性,而不是追求新高;③风险/效益,通常选择先无创后有创检查,以减轻患者的痛苦。

四、注意事项

为了尽量避免临床漏诊和误诊,要求临床工作者在实际诊断操作程序中注意以下几点。

(一)兼顾整体与局部

随着糖尿病足病情的进展,患者及临床医生往往会对局部关注增多,而忽视患者足溃疡以外的病变。故诊断流程中的任一环节,都应当重视整体与局部关系的协调处理,首先必须重视整体情况的评估,如血糖、血压、血脂、营养状况、肝肾功能、有无心脑血管病变和是否吸烟;其次是对患足局部的评估,如溃疡的大小、深度及其诱因和有无感染,下肢的供血状况,有无足的畸形等,还应检查患者的对侧肢体、鞋袜是否合适。

对于整体情况的评估,不但有助于对局部情况的评估,同时还关系到疾病的整体治疗。如当患者合并有高血压、冠状动脉粥样硬化性心脏病、肾炎等疾病,不仅预后不同,治疗难度也不同,在选择用药时不仅要对现在患者的重点糖尿病足进行治疗,还要兼顾其他脏器,尽量减少药物的不良反应,发挥药物的优势,如糖尿病足患者合并心血管疾病,选择降糖药物时可以选用格列齐特;合并肾功能不全时抗生素的选择,以及抗生素药物剂量的掌握等,在选择用药时不要顾此失彼,避免在治疗一种疾病的同时对另一个脏器发生损害。

(二)追本溯源

当患者出现某一临床症状时,应该通过各种检查方法及临床途径,透过症状本身的现象,认识其发生的本质原因。

当患者出现足部感染时,要充分理清感染来源,通过病史的分析、体格检查及辅助检查,弄清是因为肺部或其他部位的感染诱发了足部感染，还是足部的感染引起了身体其他部位的感染。患者也可能会因为感染因素加重其他脏器的病变，或由于局部感染导致整体抵抗力下降出现其他部位感染，如肺部感染、泌尿系感染，患者也因为足部的疼痛、溃破而忽略其他症状，如果在体格检查时能够及时发现，进行积极的治疗，对整体的调整也会对局部有一定的促进作用。

足癣是糖尿病足的一个诱发因素，也可能在目前已经存在的糖尿病足病变中正在发挥着作用，也可能在糖尿病足病变治疗过程中因为足癣没有得到很好的控制，与感染相互作用，进一步加重糖尿病足病情；常见的胼胝体同样是糖尿病足潜在的危险因素之一，有时糖尿病足的发病部位就在胼胝部位，有些则靠近胼胝部位。糖尿病足感染导致的分泌物淤积于胼胝部位，造成新的感染，使糖尿病足病变范围扩大。因此，发现胼胝就要详审其产生的诱发因素，是长期走路姿势不良、穿鞋过于狭小或足部有畸形如足趾的弓形表现等，找到原因，指导患者选择合适的鞋、正确的行走姿势等，就能够减少因为摩擦带来的糖尿病足发生机会。

糖尿病足伴有水肿时，要根据水肿的范围进行分析，局限于发病部位，则可能与局部感染、血液循环障碍有关；如果是双下肢水肿，则可能与心功能不全、低蛋白血症、糖尿病肾病或高血压肾病等多种疾病相关，如果存在体位性水肿，则低蛋白血症的可能性大，但是，又要分析低蛋白血症发生的原因，因为蛋白尿漏出过多还是肝脏合成障碍的缘故，病因不同，治疗方法不同。

（三）注重糖尿病各并发症之间的关联

糖尿病足非独立病种，尤其当其有糖尿病其他并发症病史时，在行辅助检查时，应同时检测其他并发症相应检查，因糖尿病各并发症之间可以相互影响。了解糖尿病本身除糖尿病足以外的并发症，如糖尿病肾病、糖尿病视网膜病变、糖尿病周围神经病变等的出现时间,对于患者整体病变的认识以及指导临床治疗都是必要的。如果有下肢血管病变和神经病变,一定要详细记载其患病年限和诊断治疗经过、与糖尿病的发生先后关系,这是判断糖尿病周围神经病变,还是原有神经病变合并糖尿病神经病变的重要依据。

第五节 糖尿病足的鉴别诊断

糖尿病足患者首先应鉴别其周围血管病变与周围神经病变,这对于临床的治疗是至关重要的。非糖尿病患者同样可以出现类似于糖尿病患者的症状,可通过病史、体征及各种特殊检查进行区别,从而尽量避免误诊的发生。

一、糖尿病周围血管病变与周围神经病变的鉴别

糖尿病足患者,糖尿病周围神经病变和周围血管病变的治疗是不同的,故应首先予以鉴别。

表5-6 周围神经病变与周围血管病变鉴别

	周围神经病变	周围血管病变
相同点症状	肢体麻木、冷凉、疼痛闪电痛、刺痛、烧灼痛、多为双侧肢体皮肤蚁行感,脚踩棉絮感	间歇性跛行、静息痛(夜间抱膝而坐),疼痛较重
与体位的关系	多为持续性,不随体位的变化而减轻	休息、体位的改变可缓解,遇热、抬高肢体、运动可加重
皮肤颜色	颜色多无明显变化	颜色苍白或紫暗,有色素沉着
皮肤温度	皮温可正常	皮温下降
皮肤质地	无汗、干燥	干燥缺乏弹性、毫毛脱离、皮肤呈蜡状

续表

	周围神经病变	周围血管病变
足背动脉	搏动正常	搏动减弱或消失
溃疡	多见于年轻患者,溃疡为无痛性,易发于足的跖面(足底),较深部位,边缘较规整,常为胼胝包着	多见于老年患者,溃疡为疼痛性,好发于足的外侧或足背,较浅部位,边缘不规则
关节改变	可出现弓形足、槌状足、鸡爪足等足部畸形	多无明显关节改变
相应检查	神经传导速度常提示神经元受损、肌电图、神经活检等提示异常	B超等检查提示动脉斑块形成,见相应动脉狭窄或闭塞

二、糖尿病血管病变与非糖尿病血管病变

糖尿病患者和非糖尿病患者均可出现血管病变,因此需要根据其临床特征、病史等多方面进行鉴别,以明确诊断。

糖尿病患者周围血管病变较无糖尿病周围血管病变出现更早。周围血管疾病中糖尿病周围血管病变、动脉粥样硬化性闭塞症、血栓闭塞性脉管炎等都有下肢发凉、麻木、疼痛、间歇性跛行,足背动脉搏动减弱或消失等表现,其鉴别要点如表5-7。

表 5-7 糖尿病周围血管病变、动脉粥样硬化性闭塞症、血栓闭塞性脉管炎鉴别

	糖尿病周围血管病变	动脉粥样硬化性闭塞症	血栓闭塞性脉管炎
相同点	下肢发凉、麻木、疼痛、间歇性跛行,足背动脉搏动减弱或消失		
发病年龄	中老年多见	60岁以上的老年人多见	20~40岁青壮年男性
病史	糖尿病,伴或不伴高血压、冠心病史	常有高血压、冠心病、糖尿病等病史	多见于嗜烟者,常无高血压、冠心病史
静脉炎	可有,多发生在足底静脉、胫后静脉和大隐静脉	无	可有游走性浅静脉炎,发病部位多在股动脉以远的中小动静脉
受累血管	大、小动脉	大、中动脉	中、小动静脉
生化检验	血糖血脂常升高	血脂常升高,血糖可升高	正常
病理变化	动脉粥样硬化	动脉粥样硬化	动静脉慢性炎症
X线	可能在动脉部位显示钙化病灶	可在动脉部位显示钙化病灶	无动脉钙化病灶
B超	血管狭窄甚至闭塞,多为中小动脉,膝关节以下为甚,可见血管斑块	动脉狭窄或闭塞,常呈节段性,好发于动脉分叉起始部位,可见血管斑块	中小动脉内膜增厚,呈节段性狭窄或闭塞,病变血管上下段血管壁光滑

续表

	糖尿病周围血管病变	动脉粥样硬化性闭塞症	血栓闭塞性脉管炎
动脉造影	血管不同程度狭窄或闭塞	动脉扭曲、伸长、管腔不规则狭窄或节段性阻塞	主动脉主要分支开口处狭窄或阻塞

三、糖尿病神经病变与其他神经病变

当患者出现神经病变症状时,要区别是糖尿病导致的周围神经病变还是其他疾病引起的神经病变。糖尿病神经病变多数为对称性、从远端开始,其他神经病变则常常为非对称性,常见的出现神经病变症状的疾病鉴别如下。

表5-8 糖尿病上肢神经病变与神经根型颈椎病的区别

	糖尿病上肢神经病变	神经根型颈椎病
相同点	上肢感觉异常	
病理	微血管病变、代谢紊乱等导致的周围神经病变	颈椎间盘、颈椎钩椎关节或关节突关节增生、肥大的骨刺向侧方突出,刺激或压迫相应水平的神经根,导致神经根刺激或功能障碍
临床表现	双上肢对称性病变,感觉异常从双上肢远端上行,有手套样感觉	颈肩背部疼痛、上肢及手指的放射性疼痛、麻木、无力,单侧多见,症状在夜间睡眠或夜间睡眠及单一姿势过久时易出现;病情严重时,多为持续性疼痛

续表

	糖尿病上肢神经病变	神经根型颈椎病
诱因及加重因素	无明显诱发或减轻因素	咳嗽、喷嚏时易诱发或加重;改变体位或活动颈部或上肢时,可暂时减轻或消失
颈椎X线	无明显病理表现	颈椎X线检查有病变
神经检查	腱反射、振动觉减弱或消失	臂丛神经牵拉实验或压颈试验阳性

表5-9 糖尿病下肢神经病变与腰椎病的鉴别

	糖尿病下肢神经病变	腰椎病
相同点	下肢感觉异常	
病理	微血管病变、代谢紊乱等导致的周围神经病变	腰椎间盘的退行性改变,腰椎间盘突出压迫神经根
临床表现	麻木、蚁行、发凉等异样感觉从远端脚趾上行可达膝上,有袜套样感觉,下肢远端多见	麻木、疼痛多以会阴部及大腿内侧为主,间歇性跛行,多同时伴见腰部酸胀疼痛和乏力感,甚至大小便失禁,瘫痪,病变以单侧下肢多见
诱因及加重因素	无明显诱发或减轻因素	腹压增高如咳嗽、排便,腰姿不当,突然负重,突然外伤,职业因素如驾驶员等时加重
腰椎影像学检查	无明显病理表现	腰椎影像学检查显示腰椎间盘突出、骨质增生、腰椎管狭窄表现

	糖尿病下肢神经病变	腰椎病
神经检查	跟腱反射、膝腱反射减弱或消失；振动觉和位置觉减弱或消失，尤以深感觉减退为明显	坐骨神经牵拉实验阳性，跟、膝腱反射对称引出或减弱或消失

表 5-10　糖尿病周围神经病变与其他神经病变的鉴别

	糖尿病周围神经病变	急性炎症性脱髓鞘性多发性神经病	末梢神经炎	甲状腺功能减退性周围神经疾病	脊髓空洞症
相同点	肢体感觉障碍				
病因	糖代谢异常、神经低灌注、神经营养因子减少、自身免疫因素、炎症反应、遗传因素等，慢性起病，逐渐进展	未明，资料显示可能与空肠弯曲菌感染有关，有人认为可能为变态反应所致，急性起病	常见于药物、化学品、重金属、酒精中毒、代谢障碍性疾病	甲状腺功能减退所致黏液水肿，同时引起神经组织功能低下	先天性发育异常、脑脊液动力异常、血液循环异常，多为青壮年隐匿起病，病情进展缓慢
病理	周围神经的脱髓鞘和(或)轴索变性，1型糖尿病以小纤维为主，2型糖尿病以大纤维为主	自身免疫系统识别错误，致周围神经脱髓鞘	周围神经轴索变性、节段性脱髓鞘疾病及神经元变性	神经纤维的正常代谢受抑制，周围神经髓鞘轴索变性	脊髓外形呈梭形膨大或萎缩变性、空洞形成和胶质增生

续表

	糖尿病周围神经病变	急性炎症性脱髓鞘性多发性神经病	末梢神经炎	甲状腺功能减退性周围神经疾病	脊髓空洞症
临床表现	感觉神经：肢体麻木和疼痛，多为隐痛、刺痛、烧灼痛，夜间尤甚。体检可发现袜套、手套式感觉减退或缺失，跟、膝腱反射减弱或消失；运动神经：肌力减退或肌萎缩；自主神经：出汗、心率调节反应、体位性低血压等	病前1~4周有呼吸道或胃肠道感染史；四肢对称性、迟缓性瘫痪；末梢性感觉障碍（肢体感觉异常如烧灼感、麻木、刺痛、袜套样感觉）伴脑神经受损	肢体远端手套-袜子样分布的对称性感觉障碍，末端明显的迟缓性瘫痪，自主神经功能障碍	四肢远端刺痛、麻木、烧灼感等脊神经损害症状。主要为末梢感觉障碍，呈"手套"、"袜套"型感觉减退，手指、足趾尤其明显	感觉障碍：节段性分离性感觉障碍，典型短上衣样；运动障碍：相应节段支配区域肌无力、肌萎缩、肌束颤动、腱反射减退和消失；神经营养性障碍：皮肤和关节营养障碍

续表

	糖尿病周围神经病变	急性炎症性脱髓鞘性多发性神经病	末梢神经炎	甲状腺功能减退性周围神经疾病	脊髓空洞症
辅助检查	血糖增高、糖化血红蛋白增高或有糖耐量异常，肌电图显示神经传导速度减慢为主，也可出现轴索改变	脑脊液示蛋白-细胞分离，肌电图早期F波或H反射延迟	肌电图为神经源性损害，神经传导速度可有不同程度的降低。神经活检可见周围神经节段性髓鞘脱失或轴突变性	神经电生理：神经传导速度、感觉神经动作电位波幅下降；神经活检；节段性脱髓鞘，神经膜内的糖原增加	MRI及延迟脊髓CT扫描检查发现空洞

四、不同坏疽的鉴别

坏疽是指因感染、血栓或其他原因血液循环造成身体组织坏死和腐烂的症状。糖尿病性足坏疽，单从病理变化及坏疽的性质、程度，很难与其他坏疽相区别。尤其是中老年糖尿病患者伴发动脉粥样硬化性坏疽时，更难区分。但糖尿病足坏疽患者具有血管病变程度严重，病变进展较快，常伴有周围神经病变及感染等特点。在临床上还常常遇到足部坏疽久不愈合，检查时才发现糖尿病的病例。应注意分析坏疽的发生，是伴发病还是合并症，应加以区别。同时，其他如动脉粥样硬化性闭塞症、血栓闭塞性脉管炎、雷诺病等均可引起坏疽,在临床上常常遇到先出现肢端坏疽不愈合,住院后检查才发现是糖尿病性坏疽,这给患者和医务工作人员都带来不便,故应做到早期准确鉴别诊断。常见坏疽的鉴别要点如表 5-11。

表 5-11 糖尿病性坏疽、雷诺病、动脉粥样硬化、血塞性脉管炎性坏疽鉴别

	糖尿病性坏疽	雷诺病	动脉粥样硬化性坏疽	血管闭塞性脉管炎
性别	男女区别不大	女性多见	男女差别不大	男性多见
年龄	中老年多见	青壮年多见	60 岁以上的老年人多见	青壮年多见
病因	肢端缺血,神经病变,局部感染	小动脉痉挛或扩张,血流停滞	管腔硬化或闭塞	全层血管炎,血栓形成,管腔阻塞
起病	渐进性	渐进性	较慢	较快
部位	足部占 96.5%,手部占 3.5%	上肢多见,下肢少见	下肢多见,上肢少见	指趾及下肢多见
症状和体征	肢凉麻疼,间歇性跛行,多为湿性坏疽	对称性皮肤苍白紫绀或鲜红,肢凉,皮肤溃疡	肢端发凉,肢体萎缩,间歇性跛行,多为干性坏疽	肢凉,间歇性跛行,休息痛,多为湿性坏疽
血糖	高或正常	正常	可能增高	正常

第六章 糖尿病足的中医理论认识

第一节 糖尿病足的中医认识源流

一、病　名

糖尿病足目前中医称之为消渴病足,虽然在历代医家的论述中没有相应的病名,但是,先贤们已经发现消渴病会出现麻木、溃疡、坏疽等并发症,并对其有明确的认识。

《内经·素问》中云"消瘅……偏枯……肥贵人膏粱之疾也","膏粱之变,足生大疔",说明膏粱厚味、消瘅等疾病与足部疔疮等病变密切相关。隋·巢元方则在《诸病源候论·卷五》中记载消渴病有八候,其中就有渴利后发疮候,并指出消渴病变"多发痈疽";唐·王焘《外台秘要·强中生诸病方六首》也记载消渴病"其病变者,多发痈疽";唐·孙思邈《备急千金要方·消渴淋闭方·消渴第一》也论述消渴病的并发症"痈":"消渴之人,愈与未愈,常须思虑有大痈,何者?消渴之人必于大骨节间发生痈疽而卒,所以戒亡在大痈也。"同时,他不仅认识到消渴之人易于并发痈疽,并且提出了痈疽具有可预防性,指出"当预备痈药以防之";宋代《圣济总录》中记载"能食而渴者必发脑疽、背痈",说明痈、疽的出现与多食而渴的疾病(消渴病)有密切的关系;金·刘完素《三消论》中也说到:"夫消渴者,多变聋盲、疮癣、痤痱之类。"古代文献中论述消渴病并发痈疽疔疽的记载,在此不一一列举。

在糖尿病足0期,即在糖尿病足出现溃疡之前,合并有周围神经病变、周围血管病变,临床表现为足部麻木不仁、疼痛等多种症状,而这些疾病同样可以在古代文献中看到相应的论述,对临床有很大的启示。

二、症　状

在消渴病足的发生发展中,由于邪气的性质、盛衰不同,正气的强弱不同,局部的症状表现也不同,在尚未出现溃疡时,有足部麻木、疼痛等症状;若出现红肿热痛、出脓等,则为痈疽,有些足病病变轻浅,有些则会深着筋骨,或转变为脱疽,甚至伤及五脏。

关于疼痛、麻木、痈疽等症状,散见于多部医书之中,虽然病名不同,但病理机制相似,因此在阅读古文献相关症状的描述中,能够进一步理解这些症状出现的病因病机。如隋·巢元方《诸病源候论·风病诸候上·风不仁候》把麻木形象地描绘为"搔之皮肤,如隔衣是也";唐·孙思邈《备急千金要方·风毒香港脚方·茵芋酒》中记载"皮中动淫淫如有虫啄",宋·诸瑞章《卫生宝鉴》中记载痈疽的表现"消渴病人足膝发恶疮,至死不救";清·吴谦《医宗金鉴·编辑外科心法要诀·脱疽属性》记载"脱疽多生足指间,黄疱如粟黑烂延,肾竭血枯五败证,割切仍黑定归泉。"不仅描述了脱疽的症状,还对预后进行了详细描述;清·高秉钧《疡科心得集·辨脚发背脱疽论》中详细记载了脱疽的临床症状及病情发展的过程,终至五脏衰败,预后不佳,提出"初起如粟,黄泡一点,皮色紫暗,如煮熟红枣;黑气蔓延,腐烂渐开,五指相染,甚至脚面疼如汤泼火燃,臭秽难闻,遂成五败之证(血死心败,皮死肺败,筋死肝败,肉死脾败,骨死肾败),而不可救。"

三、病因病机

消渴病足的发生是在消渴病的基础上出现的,而消渴病发展至出现并发症阶段时,病机也由初始的阴虚燥热逐渐发展为阴虚、气虚,进一步出现气阴两虚、阴阳两虚、气血两虚等正气亏虚情况,同时由于正气的亏虚影响血液运行、津液代谢等而出现血瘀、痰浊、痰瘀互阻、痰湿、水湿、湿热、湿毒等内生实邪,而正气的亏虚易于感受外来的风热、湿热、热毒、湿毒、寒邪等六淫之邪。外伤在消渴病足的形成中也占据着一席之地,并且外伤致病与消渴病病程的久暂没有明确的关系,但其导致的病情轻重则与病程等多种因素相关。

然正如上面所谈到的消渴病足在古代没有相应的病名,因此,也就难以找到消渴病足的病因病机。疾病的发生虽然所分属的疾病不同,但发病机制有相通之处,将古代先贤对于麻木、疼痛、痈疽的论述与消渴病足临床所见相互印证,可以看到消渴病足可能的发病机制。

(一)正虚

《素问·痹论》云:"其不痛不仁者,病久入深,荣卫之行涩,经络时疏,故不痛,皮肤不营,故为不仁。"《素问·风论》曰"卫气有所凝而不行,故其肉有不仁也";金元·李东垣在《兰室秘藏·妇人门·半产误用寒凉之药论》中记载麻木的形成"如绳缚之久,释之觉麻而不敢动……乃气不行",均说明麻木与气虚有密切关系,明·孙一奎《赤水玄珠·痹门·著痹治剂》认为麻木的产生,与气血亏虚,外邪乘机侵袭有关,"亦有气血俱虚,麻而不木者……"。可能还会因于气虚而同时存在着血瘀、痰浊共同致病。

隋·杨上善《黄帝内经太素·九针之三·痈疽逆顺刺》记载"阴气不足……乃发为痈疽";明·张介宾《类经·疾病类·病机》

记载"阳衰则阴盛为疽",说明阴虚、阳虚都会导致痈疽的出现。阴虚生内热,热盛肉腐,发为痈疽;阳虚则寒,肌肉、筋脉无以温煦、濡养,则发凉、麻木,甚至发黑坏死。

(二)邪实

关于邪实导致的痈疽古代文献记载更多。《灵枢·痈疽》曰:"营卫稽留于经脉之中,则血泣而不行,不行则卫气从之而不通,壅遏而不得行,故热。大热不止,热盛则肉腐,肉腐则为脓……故命曰痈";"……则血泣,血泣则不通,不通则卫气归之,不得复反,故痈肿。"说明气血壅遏不行,瘀而化热,热盛肉腐,肉腐为脓。唐·王焘《外台秘要》中说:消渴"其病变多发痈疽,以其内热而小便利故也。小便利,则津液竭,津液竭则经络涩,经络涩则营卫不行,营卫不行则热气留滞,故成痈脓也";清·高秉钧《疡科心得集·辨脚发背脱疽论》曰:"此由膏粱浓味,醇酒炙煿,积毒所致;或因房术涩精,丹石补药,销烁肾水,房劳过度,气竭精枯而成。有先渴而后患者,有先患而后渴者,皆肾水亏涸,不能制火也。"清·祁坤《外科大成·脱疽》记载:"由膏粱之变及丹石热药之所致。"都说明了或阴虚内热或邪郁化热,或过食膏粱厚味、辛温热药等,蕴生内热,都可导致肉腐化脓而成痈肿。除上述因素导致的热盛肉腐外,寒邪亦能化热成痈。《灵枢·痈疽》云"寒邪客于经络之中,则血泣。血泣则不通。不通则卫气归之,不得复反,故痈肿。寒气化为热,热胜则肉腐,肉腐则为脓。脓不泄则烂筋,筋烂则伤骨,骨伤则髓消",说明寒邪客于经脉,寒凝血瘀,血脉不通,郁而化热,肉腐成脓。

痰浊留滞经络,皮肤筋肉失养也会出现麻木不仁、疼痛,甚则坏疽,正如明·周慎斋《周慎斋遗书·麻木》所说"下体脚软麻木至膝者,胃有湿痰死血,妨碍阳气不得下降,故阴气渐逆而上也";清·张璐《张氏医通·麻木》云:"麻则属痰属虚,木则全属湿痰死血，一块不知痛痒，若木然是也。"

瘀血在痈疽的发生中具有重要作用，上述热盛肉腐中对《灵枢·痈疽》的引文，以及张志聪《黄帝内经灵枢集注·痈疽》的注解："盖人之气血流行……少有留滞，则为痈为痹矣"，说明血瘀是产生痈疽的基本条件，瘀而化热时则成痈疽；而血瘀与热邪又是相互影响的，正如宋·《圣济总录·伤寒统论》所说的"毒热内瘀，则变为瘀血"。清·王洪绪《外科全生集·阳症门·疮》记载"气滞血瘀，经年累月，臭烂人憎"，说明气滞日久则血瘀，瘀血阻滞脉络，肢末失养而为疮疡。明·陈实功《外科正宗》记载"……赤脚，履地不敢移，随后血冰麻木，次日十指俱紫……彼主恐脱疽也……取其温暖活血，又能解散郁毒，其患渐腐渐脱……百日外愈矣"，此为寒凝血瘀而致脱疽，治疗上采用温暖活血之法，而使患足渐愈。

血瘀的形成原因与正气亏虚密切相关，清·王清任在《医林改错·下卷》中也指出："元气既虚，必不能达于血管，血管无气，必停留而瘀"；清·姚绍虞《素问经注节解·内篇·痹论》云"病久之人，气血衰弱，营运涩滞，惟涩滞，故经络顽痹而不知痛也……痹在于骨则重，在于脉则血凝而不流"，均指出正气亏虚导致血瘀。

外感六淫或饮食因素，也能够导致皮肤病变，感邪程度不同，症状表现不同。隋·巢元方《诸病源候论·风病诸候上·风不仁候》云："荣气虚，卫气实，风寒入于肌肉，使血气行不宣流"，可能出现麻木不仁症状，也可能会进一步发展为痈疽。清·许克昌《外科证治全书·痈疽证治统论》记载"湿热邪风，肥甘浊气，淫于肌肤，留滞不散"，说明了湿热蕴结，腐蚀筋肉，终成坏疽。巢元方《诸病源候论·消渴候》记载："夫消渴者……其病变多发痈疽，此坐热气，留于经络不引，血气壅涩，故成痈脓。"指出外感热邪导致消渴并发痈疽。瘀血与外邪也会相互影响而为病，清·沈金鳌《杂病源流犀烛·麻木源流》云："死血凝滞于内，而外夹风寒，阳气虚败，不能运动。"

在消渴病足的发生中,正虚易生内邪,正虚也易导致外邪侵犯,邪实则易损伤正气,正虚、邪实相互影响,相互作用,共同导致消渴病足的发生。

四、治 疗

消渴病足是在内科病的基础上出现的外科症状,因此其治疗有内治法、外治法、手术等不同的治疗手段。

(一)内治法

痈疽的治疗方法根据其不同时期而分别有消法、托法、补法之偏重不同,三法相互配合,达到消散痈疽于无形、托脓外出、生肌收口等作用。消渴病足的发生发展过程与痈的形成有相通之处,因此在治疗消渴病足时可以借鉴治疗痈疽的方法。

明·申斗恒《外科启玄·明内消法论》中对消法作了定义,其记载曰"消者灭也,灭其形症状也……使绝其源而清其内,不令外发,故云内消。"

清·叶天士《临证指南医案·疮疡》中记载"大凡疡证虽发于表,而病根则在于里,能明阴阳虚实寒热,经络腧穴,大症化小,小症化无,善于消散者,此为上工",表明消散之法在疮疡治疗中具有重要地位。

清·祁坤《外科大成·内消内托法》中亦记载了托、补之法,"托者,起也。已成之时,不能突起,亦难溃脓,或坚肿不赤,或不痛大痛,或得脓根散,或脓少脓清,或疮口不合者,皆气血虚也,主以大补。佐以活血祛毒之品……是为内托也。"

对于正气亏虚的治疗方法,《素问·至真要大论》告诉我们"虚者补之";明·申斗恒在《外科启玄·明补法论》中记载"言补者,治虚之法也。"这就包括了补气、温阳、滋阴、养血等多种扶助正气的方法。

清·王洪绪《外科证治全生集·痈疽总论》在论及痈疽的治疗

时根据临床表现分辨痈疽阴阳,病性寒热,气血充沛、虚弱,根据脓之有无、脓出之后的症状表现分别论治,其记载曰"夫痈疽二毒,由于心生。盖心主血而行气,气血凝滞而发毒,毒借部位而名……患盘而逾径寸者,红肿称痈。痈发六腑,若其形止数分,乃言小疖。按之陷而不即起,虽温而不甚热者,脓尚未成。按随指而起,顶已软而热甚者,脓已灌足。无脓易消散,有脓勿久留,醒消一品立能消肿止痛,为疗痈之圣药。白陷称疽,疽发五脏。故疽根深而痈毒浅,根红散漫者,气虚不能拘血紧附也。红活光润者,气血拘毒外出也。外红里黑者,毒滞于肉也。紫黯不明者,气血不充,不能化毒成脓也。脓色稠厚者,气血旺也。脓色清淡者,气血衰也。未出脓前,痈有腠理火毒之滞,疽有腠理寒痰之凝。既出脓后,痈有热毒未尽,宜托;疽有寒凝未解,宜温。既患寒疽,酷暑仍宜温暖。如生热毒,严冬尤喜寒凉。然阴虚阳实之治迥别。"

血瘀的形成原因不同,治疗方法也不同,如在《素问·调经论》就有"血气者,喜温而恶寒,寒则泣不能流,温则消而去之",说明血得寒则凝,得温则行,治疗血瘀可以应用温阳的方法取得较好的疗效。

(二)外治法

外治法在痈疽的治疗中具有重要的作用,外用药物的组方原则也是在辨证的基础上进行的,清·吴尚先《理瀹骈文·略言》中说"外治之理,即内治之理;外治之药,亦即内治之药,所异者,法耳。"说明外治方法并非随意而为,需要根据局部的症状进行辨证施治;吴尚先还说到"外治必如内治,先求其本……所以与内治并行,而能补内治之不及者此也。"外治方法与内治方法相互配合,达到外治、内治的有机结合。

根据局部的不同表现,有不同的剂型,如明·陈实功《外科正宗》中的"回阳玉龙膏"、"冲和膏";清·吴谦《医宗金鉴》中的"金黄散";清·顾世澄《疡医大全》中的"八宝丹"等,均为临床常用的外用药物。

(三)手术治疗

当内治、外治均不能达到有效的治疗效果时,采用手术治疗不仅可以帮助排出脓毒,而且是保全生命的重要措施。

《灵枢·痈疽》曰:"发于足趾,名脱痈,其状赤黑,死之治;不赤黑,不死。治之不衰,急斩之,不则死矣。"此为最早提出用截肢手术治疗脱疽的方法;明·陈实功《外科正宗·痈疽原委论第一》中记载"古人有法,截割可生",都指出采用手术截除坏死组织以保全生命的重要手段。

明·申斗恒《外科启玄·明疮疡宜针论》中记载"凡痈疽之有脓,须急以钵针去其脓,血毒从此泻而不复有也,好肉则不腐",适时的清创是邪毒排泄的有效途径,不仅能防止毒邪郁闭,还能达到腐去新生的目的。

当脓液难以排出时,可用导管引流法,如清·赵濂《医门补要·外症用刀针法》中记载"若患口内脓多,壅塞难出,果然皮肉薄者,随插拔脓管,钓动脓势,自管中涌出。"

五、预 后

消渴病足病情轻重不同,预后不同。从皮、脉、肉、筋、骨,逐次加深,甚者由经脉而至脏腑,导致脏腑功能失调,病势发展凶险,轻者截肢,重者危及生命。

《内经·灵枢·痈疽》中记载本病"发于足指,名脱痈,其状赤黑,死不治;不赤黑,不死。不衰,急斩之,不则死矣";唐·孙思邈《备急千金要方·消渴淋闭方·消渴第一》:"……消渴之人必于大骨节间发生痈疽而卒,所以戒亡在大痈也,当预备痈药以防之",宋·许叔微《类证普济本事》也提到痈确是消渴病可怕并发症之一,"……余亲见友人邵任道患渴疾数年,果以痈疽而死";清·祁坤《外科大成·脱疽》亦指出,根据不同的坏疽局部表现具有不同的预后情况,其记载"此毒积于骨髓,不紫黑者生。未过节者可治。若黑漫五指,上传足趺,形枯筋练,疼痛气秽者死。是症也",均指出虽然是局部的症状,但预后却很凶险。

根据患者的临床症状表现,可以判断疾病发展趋势。宋·王怀隐等所著的《太平圣惠方·辨痈疽证候好恶法》根据整体情况和局部表现相结合,将痈疽分为善与恶两种表现,"动息自宁,食饮知味,一善也;便利调匀,二善也;脓溃肿消,色鲜不臭,三善也;神采精明,语声清朗,四善也;体气和平,五善也……烦躁时嗽,腹痛渴甚,或泄利无度,或小便如淋,一恶也;脓血大泄,脓焮尤甚,脓色败臭,痛不可近,二恶也;喘粗短气,恍惚嗜睡,三恶也;目视不正,黑睛紧小,白睛青赤,瞳子上视者,四恶也;肩项不便,四肢沉重,五恶也;不能下食,服药而呕,食不知味,六恶也;声嘶色脱,唇鼻青赤,面目四肢浮肿,七恶也";明·赵宜真在《外科集验方·疮科总论》中说"五善见三则善,七恶见四必危,若五善并至,则吉而安,七恶全见,必危而死矣。"

六、预 防

唐·孙思邈《备急千金要方·消渴淋闭方·消渴第一》曰:"……消渴之人必于大骨节间发生痈疽而卒,所以戒亡在大痈也,当预备痈药以防之";明·龚廷贤《寿世保元·戊集五卷·消渴》云:"凡消渴之人,当防患痈疽",均认识到消渴易并发痈疽,应该预防其出现并应备有相应的药物以便及时治疗。

疾病的防治重点在预防,其次才是治疗。早在《素问·四气调神大论》中就有明示"是故圣人不治已病治未病,不治已乱治未乱"。如果从根本上进行预防,就能减少消渴病的发病率进而减少消渴病足的发病率。

第二节 糖尿病足的病因病机

糖尿病足(消渴病足)是在消渴病长期控制不良的基础上发生的。消渴病从消渴病前期、消渴病期至消渴病并发症期,病机逐渐从阴虚、燥热发展为气虚、阴虚,渐至出现气阴两虚;阴损及阳、气虚及阳,出现阴阳两虚;气血同源,阴血同源,或过度控制饮食致化源不足,出现血虚。正气亏虚,或气虚失于推动,阴虚失于濡润,阳虚失其温煦,而成血瘀;由于正气亏虚,津液不归正化而成痰湿、湿毒、湿热。邪郁化热,或因久病而情志不畅,气郁化火,热盛肉腐。上述皆为在正气亏虚条件下产生的内生之邪。而正气亏虚,卫外不固;或因同气相求,内邪引发外邪等,易于感受外来的寒湿、湿热、热毒之邪等。除此之外,糖尿病足的出现尚与外伤有密切的关系,如踩踏伤、挤压伤、破损等。内因、外因、不内外因等共同作用,相互影响,正虚、邪实交互夹杂,使得糖尿病足病因病机纷繁错杂,进而导致症状多种多样。

一、正 虚

消渴病日久,或因素体禀赋不足,或因过度控制饮食、情志失调或劳欲过度等,均可导致正气进一步损伤,气虚、阴虚、气阴两虚、阳虚、血虚等先后出现,相互影响,逐渐形成气阴两虚、气血亏虚、阴阳两虚、气血阴阳俱虚等证,导致糖尿病足的发生。

(一)阴虚

消渴病日久,燥热伤阴,或素体禀赋不足,或劳欲过度、耗伤阴津,或过食膏粱厚味,蕴生内热,热盛伤阴,燥热、阴伤相互影响,燥热愈盛,阴伤愈重;阴虚愈盛,内热愈盛。内热壅聚,阴液亏虚,脉道失濡,瘀血内生;热邪炼液为痰,痰阻脉络,从而出现肢端失养,麻木、疼痛，或郁于局部而漫肿；或热盛肉腐而成痈疽。

除了在局部的表现外，阴虚常常会有全身的表现，临床常见的有肺阴虚、心阴虚、肾阴虚、肝阴虚。脏腑的虚损常常是整体与局部症状分离的基础。

肺阴虚：咳嗽无痰，或痰少而黏，甚至痰中带血，咽喉干燥，或声音嘶哑，身体消瘦，午后潮热，五心烦热，盗汗颧红，舌红少津，脉细数。

心阴虚：心悸怔忡，失眠多梦，五心烦热，潮热盗汗，口干，舌红少津，脉细数。

肾阴虚：五心烦热，潮热盗汗，眩晕耳鸣，男子遗精，女子经少，或见崩漏，形体消瘦，口干舌燥，尿黄便干，舌红少苔，脉细数。

肝阴虚：眩晕，眼部不适，手足蠕动，两目干涩，耳鸣，胁肋灼痛，咽干，潮热盗汗，五心烦热，午后颧红，舌红少苔，脉弦细数。

（二）气虚

消渴病日久，或因素体禀赋不足，或因治不得法，耗伤气阴；阴损及气；或因饮食失节，脾胃损伤，脾气亏虚；或劳欲过度，肾气耗伤，均可导致气虚之证。气虚推动无力，水谷精微不能布达四末，皮肤、筋脉失养而出现麻木、瘙痒等症状；不荣则痛，四肢末端对称性疼痛。同时由于气机不利，不仅易于内生瘀、痰、湿等实邪，还易于感受外邪而致病。如气虚卫外不固，易于感受外邪，风寒客于肌肉筋脉，寒邪凝滞，凝于血脉则血运不畅而成瘀。无论内生之邪还是外感之邪，最终都导致气血不能荣养四肢，或痰瘀阻络，四肢筋脉肌肉失养，则麻凉俱现，足病即生。

气虚除在局部表现外，还同时有内脏虚损的表现。

脾气虚：腹胀纳少，食后尤甚，大便溏泄，身倦乏力，少气懒言，面色萎黄或白，或浮肿，或消瘦，舌淡苔白，脉虚。

心气虚：心悸怔忡，胸闷气短，自汗，活动劳累后加重，面色淡白,体倦乏力,舌淡苔白,脉虚。

肺气虚:咳喘无力,气短懒言,声音低微,周身乏力,面色淡白,或自汗,恶风,易感冒,舌淡苔白,脉虚。

肾气虚:气短自汗,倦怠无力,面色白,小便频多或遗尿,女子带下清稀,男子遗精早泄,舌苔淡白,脉沉弱。

(三)阳虚

消渴病早期因其阴虚燥热过用寒凉之品,或患者贪凉(饮食寒凉或贪凉露宿)伤及阳气,或气虚及阳,或素体因素等都可以导致阳气亏虚。阳主温煦,阳虚不能达于四末,四肢失于温煦,则麻凉并作;阳虚运血无力,脉道壅滞,瘀血内生,肢末失养,发为坏疽。阳虚在脏腑的表现以心阳虚、肾阳虚、脾阳虚为多见。

心阳虚:心悸怔忡,胸闷气短,自汗,活动劳累后加重,畏寒肢冷,心痛,面色白或晦暗,舌淡或紫暗,脉细弱或结代。

脾阳虚:腹胀纳少,食后尤甚,大便溏泄,身倦乏力,少气懒言,面色萎黄或白,腹中隐痛,喜温喜按,形寒肢冷,或浮肿,小便不利,或带下量多质稀,舌淡胖苔白滑,脉无力。

肾阳虚:畏寒肢冷,小便清长,面色白或黧黑,性欲减退,阳痿早泄,或女子宫寒不孕,或久泻不止,完谷不化,五更泄泻,或尿少浮肿,腰以下为甚,或心悸喘咳,舌淡胖嫩苔白,脉沉迟。

(四)血虚

消渴日久,燥热伤阴,阴血同源,故致血虚;饮食不当,损伤脾胃,或过于限制饮食摄入,均会导致气血生化乏源,气血化生不足;或年老气血亏损;或过用温燥,伤津耗血,诸种因素均可导致血虚。《素问·举痛论》曰:"脉涩则血虚,血虚则痛。"血虚脉道失充,筋骨肌肉失养,故见肢体麻木不仁,肌肉瞤动,皮色淡或淡暗,甚至皮肉枯槁,坏死脱落。

心血虚:心悸怔忡,失眠多梦,眩晕健忘,面白唇淡,舌淡,脉细弱。

肝血虚:眩晕,眼部不适,视力减退或夜盲,肢体麻木,关节拘急不利,手足震颤,肌肤眲动,月经量少或闭经,面色苍白或萎黄,舌淡,脉弦细。

(五)多种正虚并见

在临证中,正气亏虚虽然有时以单一形式出现,但由于气、血、阴、阳之间的相互关联,脏腑之间的母子关系等存在,更多时候是以两个或两个以上因素相互联合的形式出现。如阴之与气,相互影响,因此气阴两虚常常并见;五行之中脏腑相互影响,如水生木,肾阴不足不能滋养肝木而致肝阴不足,肝肾阴虚常常并见。诸如此类,因此临床中常常看到以下的证型。

气阴两虚:形体消瘦,少气懒言,神疲乏力,头晕目眩,自汗,口燥咽干,颧赤唇红,五心烦热,小便赤,大便秘结。

阴阳俱虚:神疲乏力,少气懒言,嗜睡,自汗,畏寒肢冷,口燥咽干,颧赤唇红,小便赤,大便秘结,舌淡胖苔少或无,或水滑,脉细。

气血两虚:体倦乏力,少气懒言,眩晕自汗,心悸失眠,面色淡白或萎黄,舌淡而嫩,脉细弱。

肾阴阳两虚:五心烦热,盗汗或自汗,四肢发凉,遗精失眠,多梦,舌红无苔,脉细数或舌淡苔白,脉沉迟。

心脾两虚:心悸怔忡,失眠多梦,神疲食少,腹胀便溏,伴有慢性出血及其他气血两虚的表现。

心肾阳虚:心悸怔忡,肢面浮肿,下肢尤甚,唇、甲、舌淡暗青紫,神疲乏力,少气懒言,嗜睡,自汗,畏寒肢冷,口淡不渴或喜热饮,小便清长,便溏,苔白滑,脉沉迟无力。

肺脾气虚:咳喘与食少、腹胀、便溏及气虚症状并见。

脾肾阳虚:久泻久痢,或五更泄泻,或下利清谷,或尿少浮肿,腰膝酸困发冷,小腹冷痛,舌淡胖苔白水滑,脉沉细。

肝肾阴虚：胁痛，腰膝酸软，耳鸣遗精，伴有其他阴虚内热症状。

肺肾阴虚：咳嗽痰少，或痰中带血、腰膝酸软、遗精等，伴有其他阴虚内热症状。

正气的亏虚不仅对机体的整体和局部有着重要的影响，同时，由于正气亏虚导致诸多的内生实邪出现，也由于正虚的存在，导致机体更易于为外邪侵犯。

二、邪　实

邪气乃与人体正气相对而言，是各种致病因素的统称。邪实即指邪气结聚或邪气过盛。

（一）内生之邪

1. 瘀血　瘀血在糖尿病足的发生发展中占有重要的地位。瘀血阻滞脉道，脉道不通，或经气不利，导致肌肤失养，临床可见肌肤麻木不仁、疼痛，皮肤色暗甚至脱疽；如果瘀久化热，热盛肉腐，肉腐成脓，局部溃疡或疮痈；瘀血阻滞，局部经气不利，血脉不通而导致肢体失养，溃疡色暗淡或色暗，久不收口。瘀血形成的原因不同，临床表现也不同。因于气虚者，创面局部肉色暗淡，脓出不畅，或脓液清稀，气味较小或无气味，不易收口；因于阳虚者，四末疼痛、怕冷，肢体拘急，趺阳脉弱，皮色暗或紫暗，溃疡面暗，脓液稀少，气味小，溃疡面不易愈合；因于气滞者，四肢麻木，或胀痛、刺痛，疼痛走窜不定；因于热者，肢体疼痛剧烈，灼痛或跳痛，局部皮肤漫肿掀红灼热，或破溃糜烂，分泌物稠厚臭秽，或趾端坏疽、发黑，组织周围红肿，有脓性分泌物。

常见的瘀血形成原因有以下几种：

（1）气虚血瘀：消渴病日久气虚，气为血之帅，血为气之母，血液的正常运行需要依赖气的推动和固摄。正虚推动无力，血行不畅而为瘀;或气虚不能固摄血液,血出脉道,离经之血亦可造成血瘀。

(2)阳虚血瘀:消渴病久,阴损及阳,或气虚及阳,致阳气亏虚,阳虚生内寒。内寒之体易于招致外寒的侵袭,或猝遇寒冷,伤及阳气,导致阳虚。血得温则行,得寒则凝,无论内寒还是外寒,均会出现寒凝血瘀。

(3)气滞血瘀:久病不愈或因消渴病变证丛生,或其他原因导致情志不畅,均可导致气机不畅。气为血之帅,气行则血行,气滞则血瘀。正如《沈氏尊生书》所说:"气运于血,本随气以周流,气凝血亦凝矣,气凝在何处,血亦凝在何处。"血为气之母,血瘀的存在也会阻碍气的运行,两者互相影响。

(4)血热致瘀:消渴病阴虚生内热,损伤津液,血脉为之虚涩而成瘀血;或过食辛辣炙煿之品,蕴生内热,或气郁日久化火,都导致热灼血液而成血瘀,或热邪灼伤脉络,血溢脉外而成离经之血,或热盛壅遏气机,气机不畅,瘀血内生,或热毒污浊秽垢与血胶结均可形成瘀血。清·王清任《医林改错》说:"血受热则煎熬成块。"

2. 痰浊 除血瘀外,痰浊也是导致血脉阻塞、肢体失养的重要原因之一。痰浊凝聚于经脉,肌肤失养,可致肌肤顽麻不仁,或漫肿无边,或肌肤湿烂。

痰浊为水液内停而聚集所形成的病理产物,其形成因素多种多样,明·龚信《古今医鉴·痰饮》中所说:"痰乃津液所化,或因风寒湿热之感,或七情饮食所伤,以致气逆液浊,变为痰饮。"其形成原因多与以下因素相关:

(1)饮食所伤:饮食不节,脾胃损伤;或贪凉喜冷,损伤脾阳,脾失健运,水谷津液不归正化,聚而为痰。

(2)阴虚燥热,炼液为痰:消渴病阴虚燥热,灼伤阴液;情志不畅,郁而化火;过用温燥药物等多种原因都能导致热邪内盛,热邪炼液为痰。

(3)气化失常:三焦主气而司决渎,为水谷精微运行之道路,上焦失其肃降,中焦失其运化,下焦失其气化,均可导致水精不布,聚而为痰。

(4)瘀血转化:瘀血日久,阻碍气化,或致水液代谢障碍,或直接转化,均可形成痰浊,如清·唐容川《血证论·瘀血》中云"血积日久,亦能化为痰水"。痰瘀胶着,影响气血运行。

3. 痰瘀互结 瘀血可以转化为痰浊;痰浊壅塞脉道也可导致气机不畅而瘀血内生,痰浊与瘀血常作为病理产物共同产生,并相互转化,壅阻经脉,脉道不利,肢末失养,发为痈疽,且痰浊瘀血相互胶着,进一步加重内虚,导致虚实夹杂,缠绵难愈。

4. 湿邪 内生湿邪有水湿之邪与湿热之邪。湿邪的形成与脾之运化水谷、肺之通调水道、肾之气化也有密切的关系。三脏之间相互影响,但肺、脾等对于津液的气化,均依赖于肾中精气的蒸腾气化。

(1)水湿:肺为水之上源,肾为水之下源,脾居中而主运化,正如《素问·经脉别论》所描述的"饮入于胃,游溢精气,上输于脾。脾气散精,上归于肺,通调水道,下输膀胱",水液的代谢与肺脾肾三脏关系密切。因此水湿的形成与三脏也有密切的关系。饮食不节,过食生冷,脾失健运,水湿内生。肺为娇脏,易为邪侵,肺失宣肃,上不能布达津液至全身,下不能通调水道,致水液停聚而生痰生饮生湿,甚则水泛为肿。肾主水,津液的代谢要通过肾脏的蒸腾气化,以三焦为通道,输送到全身,久病及肾,肾阳亏虚,温化失权,津液不得气化,聚为水湿;命门火衰,不能温运脾阳,火不生土,水谷精微化失其正,聚而为湿;尿液的形成与排泄,与肾中精气的蒸腾气化更是密不可分,水液不归正化,泛溢肌肤而成水肿,水肿对于溃疡的愈合影响颇大。

(2)湿热:消渴病以阴虚为本,或气郁化火,水湿形成之后易于热化而成湿热;或过食膏粱厚味,醇酒肥甘,导致脾胃损伤,湿热内生,正如明·虞传《医学正传·疮疡》说:"饮食失节,肥甘过伤,以致湿热蕴积。"

湿邪内蕴，肌肤水肿；湿热内蕴，皮肤湿疹、瘙痒，甚至末端流水，或湿热聚而肉腐成脓。

湿邪或湿热之邪内生，均易于引动外感湿邪、湿热，内外之邪相结，侵袭机体，阻于皮表、筋脉、肌肉，化腐成脓，成为痈疽、溃疡发生的重要诱因。

5. 内热 热邪是肉腐成脓的重要因素。热邪的形成，与体质、情志、用药有密切关系。素体阴虚，阴虚则生内热；气有余便是火；情志不畅，气郁化火；性情急躁，肝阳上亢；饮食不节，积热内生；过用温燥药物，助生内热，在清·祁坤《外科大成·痈疽·脱疽》中就阐述痈疽形成的原因是"膏粱之变及丹石热药所致"；痰浊瘀血阻滞，积久化热；外感风寒暑湿之邪驱除未尽，余邪留滞，郁而化热。清·徐灵胎《医学源流论·围药论》中认为"盖人之一身，岂能无七情六欲之伏火，风寒暑湿之留邪，食饮痰涎之积毒？身无所病，皆散处退藏，气血一聚而成痈肿，则诸邪四面皆会。"

6. 内寒 寒主凝滞，寒邪内生，阳气不能布达于四末。四末冷凉，皮肤青灰。内寒的生成多为素体阳虚，或过用寒凉药物，或贪凉喜冷，损伤阳气，或病程迁延，阴损及阳。

7. 内风 消渴病以阴虚为本，燥热为标，阴血同源，阴虚则血亏，或燥热暗耗阴血，均可致血虚，血虚不能柔肝而致肝旺，肝旺则风从内生，血虚则肌肤失养，风胜血燥，风动作痒，而见皮肤瘙痒、干燥起屑。

（二）外受之邪

1. 湿邪 湿邪有湿热与湿毒之分。

湿热：消渴病日久，正气亏虚，易于外感湿热之邪，湿邪重浊，下注于足，则可致患肢肿胀，热邪腐蚀筋肉，终致皮肤、筋肉破溃流水，日久不愈，如许克昌《外科证治全书·痈疽证治统论》中记载

"湿热邪风,肥甘浊气,淫于肌肤,留滞不散。"

湿毒:久居潮湿之地,或鞋中潮湿不洁,或脚癣日久,湿毒蕴结,亦或内湿引动湿毒外感,阻滞经络,气血运行受阻而见肢体麻木、重着、疼痛、肿胀;湿毒炽盛,或日久毒蕴化热,毒陷于下而见肢体破溃,流脓流水,而成痈疮;湿毒闭阻血脉,血流不畅,肢端失养,变黑坏死,而成脱疽。

湿邪重浊、下行,"伤于湿者,下先受之",湿毒下注,郁于肌肤,易发小腿、足部之疮疡,加之消渴病久,正气亏虚,无力驱邪外出,治不及时,则疮疡难以愈合,再加湿邪黏滞,疾病缠绵,创口久不收口,甚则伤筋蚀骨,脱疽坏死,此亦为糖尿病足常发生于下肢、足部的原因。

2. 热邪 除外感湿热外,火热毒邪也是糖尿病足发病的常见病因。热为阳邪,火为热之甚,火热毒邪客于肌肤,热盛肉腐,可致皮肤疖肿,或局部红肿热痛;火热之邪入于血分,可聚于局部,腐蚀血肉发为疮疡痈疽,破溃腐臭、流脓流水。隋·巢元方《诸病源候论·消渴病诸候》中已明确提出邪热盛于里是糖尿病并发痈疽的重要机制,其记载"夫消渴者……其病变多发痈疽,此坐热气,留于经络不引,血气壅涩,故成痈脓"。

外感寒邪,稽留经脉,日久化热,或寒邪遇阳盛之体化热,也会导致上述情况发生。

3. 暑湿 夏令气候炎热,热蒸湿动,湿气氤氲,暑邪与湿邪相互兼夹,暑湿蕴蒸肌肤,经络阻塞,气血凝滞,皮肤局部易生疖痱,搔抓损伤,可破溃甚则流脓而成疮痈。

4. 寒邪 猝遇寒冷,或冒雨涉水,或汗出入水,或野外露宿等,均可导致寒邪外袭。寒为阴邪,寒邪损伤阳气,阻滞气机,气血凝滞,脉络瘀阻;寒邪客于经脉,阳气不能到达四肢末端,而出现麻木、发凉、疼痛等,甚至脱疽坏死。寒主收引,筋脉拘急、疼痛,正如《素问·举痛论》中所说:"寒气客于脉外则脉寒,脉寒则缩蜷,缩蜷则脉细急,细急则外引小络,故猝然而痛。"

5. 风邪 消渴病久体虚,易受风袭,肌肤腠理失养,而见麻木、皮肤瘙痒,如隋·巢元方《诸病源候论》认为瘙痒多与风邪相关,"风瘙痒者,是体虚受风,风入腠理,与血气相搏,而俱往来于皮肤之间。邪气微,不能冲击为痛,故但瘙痒也。"

三、外 伤

外伤常为导致糖尿病足发生的直接诱因。各种外来伤害,如摩擦伤、修剪伤、异物损伤、蚊虫叮咬等均可导致皮肤破溃染毒,加之患者本身内有血瘀、热郁、痰浊等邪实蕴积,内外相合,则疾病发展迅速,破溃流脓,久不收口,甚至组织坏死脱落。而且外伤伤人与糖尿病病程长短无明确关系,但是,外伤后导致的糖尿病足病情轻重、病机转变等与糖尿病病程、糖尿病并发症有密切关系,如单纯的糖尿病则病情轻浅,合并周围血管病变则病情较重,甚至会导致截肢的后果。

以上各种致病因素既可单独致病,亦可由几种因素共同致病,正气亏虚、内生之邪、外感之邪相互影响、相互作用,导致糖尿病足病因复杂多样,病情轻重差别悬殊,临床表现千差万别。临床辨证当查明病因,详审病机,辨清标本虚实,对证用药。

第三节　糖尿病足的中医辨证分型

糖尿病足的发生是周围神经病变、周围血管病变、感染等几方面因素综合作用的结果,因此在中医辨证分型时,根据临床表现的不同侧重,以某一因素为主,结合其他因素的影响进行综合分析。尤其是糖尿病足溃疡感染的出现,会导致机体发生多种变化,如发热耗伤气阴、热邪灼伤阴津等及其他变证出现,使得糖尿病足的治疗难度增加。并且糖尿病足患者在出现溃疡、溃疡久不愈合、失去工作或生活不能自理等多因素作用下,常常会出现精神情志方面的变化,甚至出现郁病,都应积极治疗,健康的情绪才能充分调动机体的抗病能力,对糖尿病足的治疗起到积极的作用。

一、周围神经病变

1. 阴虚血燥,脉络痹阻证

症见:四肢麻木或酸痛,痿软无力,肌肉瘦削,或肌肉颤抖,筋惕肉瞤,步履蹒跚,伴腰膝酸软,耳鸣耳聋,头目眩晕,爪甲枯脆,齿摇发脱。舌红少苔,或剥苔,脉沉细或细数。

证候分析:消渴病日久,肝肾耗伤,肝主筋而藏血,其华在甲,肾主骨而藏精,在窍为耳,肝肾阴精不足,则筋骨痿软、腰膝酸软、步履艰难、耳鸣耳聋、齿摇发脱、爪甲枯脆;肝肾阴血不足,血不荣筋则肢体麻木酸痛、肌肉颤抖、筋惕肉瞤;肝木犯土,脾不能化生水谷精微濡养四肢肌肉而见肌肉萎缩;肾水不足,水不涵木,肝阳上扰故见头晕头痛。舌红少苔或剥苔,脉沉细或细数为肝肾阴虚或兼有虚热之象。

2. 气阴两虚,脉络失养证

症见:四肢麻木,灼热或灼痛,行走如踩棉,汗毛脱落,皮肤干燥,肌肉萎缩,足温异常,喜凉怕热,形体消瘦,神疲乏力,少气懒言,自汗,手足心热或五心烦热,口干便难,心悸失眠。舌体胖大,或有齿痕,舌质淡暗或舌红有裂纹,苔薄或花剥,脉细或细数。

证候分析:消渴日久,病久伤气,燥热伤阴,气阴不足,脉络、肌腠失养,故见肢体感觉异常,汗毛脱落,皮肤干燥,肌肉萎缩;气血虚少不能上荣则神疲倦怠、少气懒言;气虚腠理不固,故见汗出;虚热内生则五心烦热、口干便难;心脉失养则心悸失眠。舌体胖大,或有齿痕,舌质淡暗或舌红有裂纹,苔薄或花剥,脉细或细数为气阴两虚,脉络失养之象。

3. 气滞血瘀，脉络瘀阻证

症见：四肢麻木，或胀痛、刺痛，疼痛走窜不定，胸胁胀痛，善太息，头目眩晕，肌肤甲错，面色晦黯，口唇发紫，急躁易怒。舌质紫黯或有瘀斑，苔薄，脉弦细、弦数或涩。

证候分析：肝郁不舒，气失疏泄，气滞血瘀，不通则痛，故见四肢麻木，或胀痛、刺痛，疼痛走窜不定；胁为肝之分野，肝气郁结，气机不畅故见胸胁胀痛；久郁不解，郁而化热，上扰清窍，则急躁易怒，头目眩晕；肝主藏血，其华在甲，肝阴不足，故见肌肤甲错；瘀血阻滞，血脉不畅，则面色晦黯，口唇发紫。舌质紫黯或有瘀斑，苔薄，脉弦细、弦数或涩为肝郁气滞血瘀之象。

4. 脾肾阳虚，寒凝经脉证

症见：四肢麻木，四末冷痛、刺痛，痛有定处，痛势较剧，入夜更甚，得温痛减，面色萎黄或㿠白，神疲乏力，倦怠懒言，畏寒肢冷，纳呆食少，腹胀便溏，甚则五更泄，腰膝酸软，耳鸣耳聋。舌质淡暗，或有瘀斑，苔白滑，脉沉迟，或濡细。

证候分析：消渴病日久，伤及脾肾，脾肾阳虚，寒邪乘虚而入，寒凝血瘀，四肢脉络瘀阻，故见四肢麻木，四末冷痛、刺痛，痛有定处，痛势较剧；寒为阴邪，故见疼痛入夜更甚，得温痛减；脾虚脾色外露，故面色萎黄；脾虚运化失司，气血无所化生，气血不能上荣，故见面色㿠白、神疲乏力、倦怠懒言；脾虚运化无力，不能分清泌浊，故见纳呆食少、腹胀便溏；肾阳亏虚，失于固涩，故见五更泄；肾主骨而藏精，在窍为耳，肾阳亏虚，则见腰膝酸软、耳鸣耳聋。舌质淡暗，或有瘀斑，苔白滑，脉沉迟或濡细为脾肾亏虚之象。

二、周围血管病变

非糖尿病患者的血管病变分为三期，而糖尿病周围血管病变除其基础病不同外，尚有其他几个方面不同：发生年龄早，受累血管不同、病变范围不同等，但是，在临床表现上两者却有相似之处，因此，把周围血管病变的分期借鉴到糖尿病周围血管病变中，以期对临床辨证、判断疾病预后等多个方面有所裨益。

周围血管病变临床可分为三期：

第一期，即局部缺血期。患肢局部麻木、发凉、怕冷、酸胀疼痛、有沉重感、间歇性跛行，患者动脉搏动微弱或消失，表现为血液循环功能不全的现象。

第二期，即营养障碍期。患肢动脉搏动消失，局部麻木、酸痛、发凉、怕冷、间歇性跛行加重，并有静止痛。患肢皮肤颜色常呈潮红色、紫红色或苍白色，足部皮肤干燥，脱皮，趾甲生长缓慢、增厚变形，汗毛脱落，小腿肌肉有萎缩现象。

第三期，即坏死期。患肢由于严重的血液循环障碍，发生溃疡或坏疽，大多数在足趾或足病，严重者向上蔓延累及踝关节和小腿，疼痛剧烈难忍，坏疽的足趾脱落后，常遗留溃疡面经久不愈。根据坏死的程度又分为三级：一级坏死仅局限于趾部；二级坏死扩展至跖趾关节以上；三级坏死扩展至足背部、踝关节或膝关节以上。

糖尿病足周围血管病变常见的证型如下：

1. 阳气亏虚，脉络瘀阻证

症见：患肢发凉、麻木、疼痛，间歇性跛行，局部皮温低，怕冷喜温，甚则出现静息痛，夜间尤甚，趺阳脉搏动微弱或消失，局部漫肿，肤色不红，触之不热，肢端皮色苍白或紫绀甚至部分足趾发黑脱落，肌肤甲错，畏寒肢冷，口唇发绀，神疲，倦怠乏力，腰膝酸软，纳呆便溏，或五更泄，小便清长。舌体胖大，舌质淡暗或有瘀斑，苔薄白、白滑或白腻，脉沉迟或细涩。

证候分析：久病多虚，阳气耗损，阴寒内盛，寒凝血瘀，血脉不通，阳虚无以温煦四肢则见肢体发凉、麻木、疼痛、怕冷喜温；寒为阴邪，夜为至阴，故疼痛入夜尤甚；脉道瘀阻，气血不充血脉，则趺阳脉搏动微弱或消失；寒凝痰滞，痹阻肌肉筋骨血脉之中，气血不达，则见局部漫肿、肤色不红、触之不热、肢端皮色苍白或紫绀甚至部分足趾局部发黑、肌肤甲错；脾肾阳虚，则见神疲倦怠乏力、腰膝酸软、纳呆便溏，或五更泄、小便清长等全身症状。舌体胖大，舌质淡暗或有瘀斑，苔薄白、白滑或白腻，脉沉迟或细涩皆为阳虚寒凝之象。

2. 气血亏虚，脉络瘀滞证

症见：患肢发凉，麻木不仁，酸楚疼痛，间歇性跛行或静息痛，足部皮肤色苍白，肌肉瘦消，趺阳脉搏动减弱或消失，面色萎黄无华，口唇色淡暗，爪甲淡白，神疲倦怠，舌紫暗，或有瘀斑，苔薄白，脉沉细涩。

证候分析：消渴日久，耗伤气血，气虚血瘀，脉络瘀阻，故见肢体麻木疼痛，状如针刺，痛有定处，夜间尤甚；瘀血在表可见足部皮肤暗红或有紫斑；活动辅助气血运行，瘀聚渐散，故见活动后皮肤呈苍白色；气血亏虚，脉道空虚，故见趺阳脉搏动减弱或消失。舌紫暗，或有瘀斑，苔薄白，脉沉细涩为血瘀之象。

3. 气血亏虚，湿热内蕴

症见：患肢酸胀、肿痛，肢体沉重无力，间歇性跛行或静息痛，若有破溃，则溃面糜烂，渗液较多，面色灰滞或萎黄，胸闷，纳呆，口渴而不欲饮，小便短赤，舌淡胖，苔白腻或黄腻，脉滑数或细数。

证候分析：饮食失节，脾失健运，湿浊内停，蕴久化热，故见患肢酸胀疼痛，小便短赤；湿阻上焦，故见胸闷，渴而不欲饮，湿热阻于中焦，故见纳呆，面色不泽，四肢沉重；舌淡胖，苔白腻或黄腻，脉滑数或细数为湿热内蕴之象。

4. 气血阴阳俱虚，痰瘀互阻证

症见：局部皮肤色淡暗，久不收口，或部分足趾甚至患足局部发黑，神疲乏力，面色萎黄，不耐寒热，或五心烦热，四末不温，肌肤甲错，舌淡暗，有瘀点或瘀斑，苔白腻或黄腻，脉沉弦无力。

证候分析：消渴日久，损及气血阴阳，痰浊瘀血内生，阻于四肢脉道，血运不畅，四肢失于温煦濡养，故见足趾甚至患足局部发黑；

肌腠失养,则溃疡久不收口;气血亏虚,则神疲乏力,面色萎黄;阴阳两伤,则不耐寒热,或五心烦热,四末不温;肌肤甲错为血瘀之象;舌淡暗,有瘀点或瘀斑,苔白腻或黄腻,脉沉弦无力为气血阴阳亏虚,痰浊瘀血阻滞之象。

三、溃 疡

1. 热毒炽盛证

症见:患肢疼痛剧烈,灼痛或跳痛,局部皮肤漫肿焮红灼热,皮温高,或破溃糜烂,分泌物稠厚臭秽,或同时伴有部分组织发黑,或趾端坏疽,发黑组织周围红肿,有脓性分泌物。时发热或不发热,或壮热而不恶寒,渴喜冷饮,汗出,口臭,烦躁易怒,纳差,大便秘结,小便黄赤。舌质暗红或红绛,苔薄黄、黄腻或灰黑,脉弦数或洪数。

证候分析:火毒结聚肌肤,气血凝滞,故见患肢疼痛、皮肤鲜红灼热、破溃糜烂、脓液稠厚臭秽或趾端发黑坏疽;火毒内盛,邪正交争,故见发热汗出;火热伤津,则渴喜冷饮、大便秘结、小便黄赤。舌质暗红或红绛,苔薄黄、黄腻或灰黑,脉弦数或洪数为热毒炽盛之象。

2. 热毒伤阴证

症见:肢体剧痛,昼轻夜重,局部红肿热痛,肢端坏疽,出脓黄稠恶臭,午后发热,神疲乏力,口渴喜凉饮,烦躁易怒,大便干结,小便短赤。舌质暗红或红绛,苔薄黄或灰黑,少津,脉弦数或细数。

证候分析:热毒聚结,气血壅滞,故见局部红肿热痛;热盛肉腐成脓,故见脓液黄稠恶臭,足趾溃烂;壮热食气,热盛阴伤,故见神疲乏力,口渴喜凉饮,大便干结,小便短赤。舌质暗红或红绛,苔薄黄或灰黑,少津,脉弦数或细数为热盛阴伤之象。

3. 气血两虚,寒湿流注证

症见:患肢局部皮肤肿胀,颜色淡暗或发白,趺阳脉搏动减弱或消失,分泌物稀薄,无明显臭秽气味,或部分组织发黑,呈湿性坏疽。面色苍白或萎黄,神疲乏力,气短懒言,舌淡胖,苔白腻,脉细弱。

证候分析:消渴病足感染后期,邪去正虚,气血两亏,余毒未清,肌肉不生,故见坏死组织脱落,疼痛较轻,疮口脓液稀薄,经久不愈;气血不足,脉道不充,则趺阳脉搏动减弱或消失;神疲倦怠、气短懒言、乏力头晕,舌淡胖,苔薄白,脉细弱或细涩均为气血亏虚、失于濡养之象。

四、预 后

对糖尿病足的预后做出准确的判断,不仅有利于制订有效的治疗方案,也可使患者及家属尽早了解病情的进展,积极配合采取有利于保护肢体功能、保全生命的措施。

正邪力量的情况是判断预后的重要因素。正气旺盛,气血运行通畅,能够布达津液气血至四肢百骸,肌肤血脉得以濡养,同时也可卫外,在机体受到外邪侵袭时,能够与邪抗争,阻止其由表及里发展;正气亏虚,则易导致痰浊瘀血内生,阻滞经络,气血不能布达,筋脉肌肤失养,从而出现四肢末端麻木、发凉、颜色改变,甚至坏死;邪气强盛,机体不能驱邪外出,邪气深入,由皮表到肌肉,进一步至筋至骨,甚至深达脏腑。

此外,由于糖尿病足局部特殊的表现,判断预后时要结合局部溃疡的情况,主要从辨肿痛、辨脓、辨溃疡等几方面着手,判断进一步转归如何。

1. 辨肿痛 肿势高突,根盘收束,疼痛明显,为实肿,常见于正盛邪实之疮疡,毒已渐聚,正气尚有力抵邪外出,治疗得当,预后尚可。肿势平坦,根盘散漫,为虚肿,常见于正虚不能托毒之疮疡,肿势散漫无处不痛,为毒邪四散,预后欠佳。肿势高突,皮肤光亮,焮红灼热,剧烈跳痛,按之应指,为脓肿,脓成之时及时切开引流排脓,脓尽则疾病向愈。皮肉重垂胀急,深按凹陷,如烂棉不起,浅则光亮如水疱,破流黄水,疼痛不著,为湿肿,脓水难尽,预后不佳。

2. 辨脓 脓的形质、色泽、气味反映了人体正气的虚实和邪气的盛衰。

辨脓的形质：脓液稠厚为元气充盛；脓液淡薄者，为元气较弱。先出黄白稠厚脓液，次出黄稠滋水，是将敛佳象。脓液由稀薄转为稠厚，体虚渐复，为收敛之象；脓液由稠厚转为稀薄，体质渐衰，为难敛之象。若脓成日久不泄，溃后脓如水直流，但其色不晦，其气不臭，则为佳象；如脓稀似粉浆污水，或夹有败絮状物质，且其色晦暗，气味腥臭，为气血衰竭，属败象。脓如蟹沫者，为内膜已透，多难治。

辨脓的色泽：黄白质稠，色泽鲜明，为气血充足，属佳象。黄浊质稠，色泽不净为气火有余，尚属顺证。黄白质稀，色泽洁净，为气血虽虚未败之象。脓色绿黑稀薄，为蓄毒日久，有损伤筋骨的可能。脓中夹有瘀血，为血络损伤。脓色如姜汁，多属虚证，病势较重。

辨脓的气味：脓液带腥味质厚大多是顺证；脓液腥秽恶臭质薄大多是逆证，常为穿膜损骨之征。

3. 辨溃疡 溃疡的色泽和形态亦为判断转归的指征。疮面色鲜或黄或白，脓液稠厚，肉色红活荣润，不臭，腐肉易脱，新肉易生，疮口易敛；疮面色泽灰暗，脓液清稀，或时流血水，腐肉不脱，或新肉不生，疮口经久难敛；疮面腐肉已尽，脓水灰薄，新肉不生，状如镜面，光白板亮，为难愈之象。

总之，溃疡预后如何判断，关键在于正气的盛衰和邪气的强弱，然后结合疮疡局部情况综合分析。一般情况下，正气充沛是疮疡良好愈合的基础，但消渴病患者往往感受邪气后易于播散，病情发展迅速，由表及里，达至营血，因此，即使正气亏虚尚不明显，也难以驱邪外出而转归不佳，甚至截肢或危及生命。

第七章 糖尿病足的西医内科治疗

糖尿病足的内科治疗旨在改善以糖代谢异常为基础的多种代谢紊乱、抗感染、改善周围循环、营养神经,为糖尿病足的治疗创造条件,并消除或减少导致器官损害的危险因素,防止其他并发症的出现。

第一节 糖尿病足的饮食治疗

合理饮食即保持每日必需的热量供应,碳水化合物、蛋白质、脂肪合理分配,膳食纤维的合理补充,这样既能保证人体正常的生理功能、生活工作,也能够减轻胰岛细胞的负荷,有利于血糖控制,提高患者免疫力。

饮食治疗的内容包括总热量估计、营养成分的合理分配和进餐的定时定量,由医生根据病人标准体重、工作种类、生活习惯及并发症情况具体制定和调整。糖尿病足饮食治疗的原则是维持理想体重,平衡膳食和终身坚持。

合理饮食不仅是治疗糖尿病的首要因素,在糖尿病足的治疗中也占有重要的地位。

糖尿病足患者尤其感染严重的患者与单纯的糖尿病患者相比,饮食要求有所不同,比如溃疡面积大、分泌物多时对饮食总热量,尤其蛋白质的摄入量要求增加,但又合并糖尿病肾病甚至肾衰竭的患者，又要求低蛋白饮食，因此需要根据实际情况进行不同的调整。

一、总热量估计

合理控制总热能，热能摄入量以达到或维持理想体重为宜，理想体重(IBW)的计算通常采用以下公式：理想体重(IBW)=身高(cm)-105，根据我国1984年中国营养学会第四届全国学术会议制定的体重标准，在理想体重的±10%之内为正常范围，超过20%则视为肥胖，超过40%为重度肥胖，低于20%则为消瘦。糖尿病患者的每日热能供给量应结合患者的体型（肥胖、消瘦或者理想）、活动情况、病情、年龄、性别等参考表7-1进行计算和个体化调整。

表7-1 成人糖尿病患者每日热能供给量(kcal/kg标准体重)

活动强度	消瘦	理想	肥胖
重体力活动	45～50	40	35
中体力活动	40	35	30
轻体力活动	35	30	20～25
休息状态	25～30	20～25	15～20

此外，理想体重需与体重指数(BMI)相互参看：体重指数(BMI)=实际体重(kg)/身高(m)^2(kg/m^2)。根据世界卫生组织提出的亚洲成人体重分级的建议，BMI在18.5～22.9之间为正常；BMI≥23.0为超重，其中在23.0～24.9之间为肥胖前期，在25.0～29.9之间为1度肥胖，≥30.0为2度肥胖；BMI<18.5为低体重，其中<17.0为慢性营养不良。

消瘦患者的热量可以取其工作强度要求的上限，使体重向标准方向发展。而肥胖患者可酌减热量，使其体重向标准方向发展，但要注意的是，体重下降不宜过快，以免引起体内脂肪过量分解导致酮症频繁出现。

如果糖尿病足患者感染严重如发热、局部分泌物多,则可以适当将热量上调,同时补充蛋白质的摄入,但要注意肾功能、蛋白的排出量等问题。

热量来源:人体热量的主要来源为碳水化合物、蛋白质、脂肪,这三种营养素在人体经过代谢后产生热能,故称为产热营养素。1g 碳水化合物或 1g 蛋白质均产热 17kJ(4kcal),1g 脂肪产热 38kJ(9kcal),同样重量的食物,脂肪类食物比糖类食物提供更多的热量(2 倍)。

热量分配:一般是三餐,按 1/3、1/3、1/3,或 2/5、2/5、1/5 的主食量分配,在活动量稳定的情况下,要求定时定量。如果老年患者、餐后高血糖而餐前低血糖患者或伴有消化系疾病的患者,可以在餐前适当进食。

二、平衡膳食

合理的饮食治疗,除了控制每日的总热量摄入外,还要做到平衡膳食。根据 2007 年中国营养学会制定的膳食宝塔,每天应摄入的主要食物种类共分五层,第一层为谷类食物;第二层为蔬菜和水果;第三层为鱼、禽、肉、蛋等动物性食物;第四层为奶类和豆类食物;第五层为烹调油和食盐。热量的供应与膳食指导有机的结合,才能称为健康合理的饮食,利于疾病的治疗。其中临床常说的碳水化合物所来源的食物基本位于宝塔的底部;蛋白质在第三、第四层;脂肪位于宝塔的顶部;生活中必不可少的膳食纤维、微量元素、矿物质等在宝塔的第一、第二、第五层也都有分布。

(一)碳水化合物

碳水化合物在每日热量供应中占总热量的 60%~65%,是我国膳食中重要的组成部分。其具有以下生理功能:储存和提供热能;维持大脑功能必需的能源;调节脂肪代谢;提供膳食纤维;节约蛋白质;抗生酮作用;解毒;增强肠道功能;构成一些重要生理物质。

碳水化合物虽然是中国人的主要食品,但是对于一些合并有其他疾病的患者,碳水化合物也要限制进食。

肾功能不全:由于碳水化合物中植物蛋白的含量约为7%~9%,故对于糖尿病肾病Ⅳ期、肾功能不全的患者,应减少碳水化合物的摄入,增加淀粉的摄入,如藕粉和红薯、马铃薯等,但食用红薯要注意血糖的波动;食用马铃薯则要监测血钾水平。

高脂血症:碳水化合物中的可溶性纤维可以吸附胆固醇,顺利地将胆固醇排出体外,能调节胆固醇水平,减少因胆固醇过多而引起冠心病和中风等。但是,还有不利的一面是,虽然碳水化合物中不含有脂肪,但脂肪在体内的代谢需要碳水化合物的参与,碳水化合物热量摄入过多时,会转化为脂肪储存起来,并增加体重,升高血脂;富含单糖、双糖的食物如蜂蜜、各种糕点、白糖等食物会促进肝脏合成、分泌甘油三酯,增高血浆甘油三酯的浓度。因此,合并高脂血症的患者也应减少碳水化合物的摄入。

(二)蛋白质

蛋白质是构成组织和细胞的重要成分,其含量约占人体总固体量的45%;用于更新和修补组织细胞,并参与物质代谢及生理功能的调控;提供能量。人体每天所需热能大约有15%~20%来自蛋白质。

蛋白质有植物蛋白和动物蛋白。植物蛋白主要来源于大豆及其制品,动物蛋白主要来源于鱼、禽、肉、蛋、奶等。一般来说,动物蛋白的营养价值高于植物蛋白,这是因为人体的八种必需氨基酸(即指人体自己不能合成而必须从食物中获得的氨基酸,包括缬氨酸、蛋氨酸、异亮氨酸、苯丙氨酸、亮氨酸、色氨酸、苏氨酸、赖氨酸)

在动物蛋白质中大都具备,且含量丰富,含必需氨基酸多的蛋白质又被称为优质蛋白,其氨基酸利用率高,各种氨基酸的比率符合人体蛋白质氨基酸的比率;而植物蛋白质内所含的必需氨基酸种类不全或含量较低,不能满足人体的需要。此外,动物蛋白比植物蛋白更容易为人体消化吸收利用。

蛋白质的摄入量随合并症不同而不同:

糖尿病足:糖尿病足部溃疡的病人,由于伤口渗血渗液较多,消耗热量较大,如无禁忌,应注意补充蛋白质,蛋白质对溃疡组织的修复起至关重要的作用。一般成人每天每公斤体重需要 1g 蛋白质,但糖尿病足部溃疡及营养不良者常需 1.5~2.0g,但需结合肾功能情况。

肾功能不全:高蛋白膳食可能加重肾脏的高滤过状态,同时增加体内有毒的氮代谢产物的产生和潴留,从而导致肾功能的进一步损害,故对于糖尿病肾病IV期、肾功能不全的患者,应采取优质低蛋白高热量饮食,减少植物蛋白的摄入。根据 α酮酸制剂在肾内科应用专家协作组意见:CKD 第 1、2 期原则上宜减少饮食蛋白,推荐蛋白摄入量 $0.8g/(kg \cdot d)$;从 CKD 第 3 期起(GFR<$60ml/(min \cdot 1.73m^2)$)即应开始低蛋白饮食治疗,推荐蛋白摄入量 $0.6g/(kg \cdot d)$,并可补充复方 α-酮酸制剂 $0.12g/(kg \cdot d)$;若 GFR 已重度下降($<25ml/(min \cdot 1.73m^2)$),且病人对更严格蛋白限制能够耐受,则蛋白摄入量还可减至 $0.4g/(kg \cdot d)$ 左右,并补充复方 α-酮酸制剂 $0.20g/(kg \cdot d)$。在低蛋白饮食中,约 50% 蛋白应为高生物价蛋白。但需要注意的是,由于复方 α-酮酸制剂含钙(每片含钙 50mg),因此服药量较大,尤其与活性维生素 D 同时服用时要监测血钙,谨防高钙血症发生。

高尿酸血症:患者本身存在嘌呤代谢障碍,与患糖尿病以后的代谢障碍相加,更加重了嘌呤在体内的蓄积,尤其是糖尿病肾病晚期肾功能不全者,更易出现高尿酸血症。因此在理化检查中如果出现高尿酸血症的指征,则应低嘌呤饮食。很多含蛋白质的食物也含高嘌呤,故应限制摄入量,如海鲜、动物内脏等肉类及黄豆、扁豆等豆类均含高嘌呤,应当禁食。此外,少量蔬菜如紫菜、香菇等及啤酒中也含高嘌呤,亦应禁食。

(三)脂肪

脂肪能够供给热能及维持体温;构成及修补组织,是某些激素的合成前体;能促进脂溶性营养素如维生素 A、维生素 D、维生素 E、维生素 K 的吸收。脂肪在每日热量供应中占总热量的 20%~25%。

脂肪可分为饱和脂肪酸与不饱和脂肪酸,富含饱和脂肪酸的多为动物类脂肪,如猪油、牛油、奶油等;不饱和脂肪酸多为植物类脂肪,如豆油、花生油、芝麻油、菜籽油、橄榄油、亚麻籽油等,但棕榈油和椰子油却含饱和脂肪酸。不饱和脂肪酸营养价值较高,有助于降低胆固醇,预防心脏病。饱和脂肪酸易导致血脂代谢紊乱和动脉硬化,要少量食用。

日常饮食中每天烹调油的建议摄入量为不超过 25g 或 30g,尽量少食用动物油,并且应经常更换种类,食用多种植物油。常用的植物油有花生油、大豆油、芝麻油、菜籽油、葵花籽油、亚麻籽油、红花籽油等。其中花生油、大豆油、芝麻油、葵花籽油、红花籽油中含不饱和脂肪酸多,营养价值高,并且花生油中脂肪酸构成比例好,易于消化吸收;红花籽油中还含有大量的维生素 E、谷维素、甾醇等成分,被誉为新兴的"健康营养油"。而菜籽油中缺少亚油酸等人体必需脂肪酸,且其中脂肪酸构成不平衡,营养价值较低;亚麻油中因含有过高的亚麻油酸,营养价值也较低。

对合并高脂血症的患者,应更加限制脂肪的摄入。高脂血症是糖尿病发生发展的独立危险因素,血脂控制不佳,则易导致血管内斑块形成,加重糖尿病足的进程。因此对于富含饱和脂肪酸、胆固醇的食品应尽量少食,如动物油、动物内脏及蛋黄等。

(四)维生素

维生素是维持人体生命活动必需的一类有机物质,也是保持人体健康的重要活性物质。维生素分为水溶性和脂溶性两大类,水溶性维生素多存在于谷物、蔬菜、水果等糖类食物中,而脂溶性维生素则多存在于油脂类、肉类、奶类等动物性食物中。维生素具有多种酶的活性成分,在物质和能量代谢中具有重要作用。常见的维生素有维生素 A、维生素 B_1、维生素 B_2、维生素 B_{12}、维生素 C、维生素 D、维生素 E、维生素 K、维生素 PP 族等。其中维生素 B_1 能保证热能代谢正常进行,助长发育,预防神经炎;维生素 B_2 可以维持皮肤的健康;维生素 C 功能很多,可以促进营养代谢,保障健康发育,如果缺乏,可发生伤口不易愈合,抗病能力降低等;维生素 D 能帮助钙、磷的吸收。

对于血糖控制欠佳的糖尿病足患者,易并发感染或酮症酸中毒,要注意维生素补充,提高组织再生能力,促进伤口愈合,并且补充 B 族维生素还可改善神经症状。

(五)矿物质

矿物质又称无机盐,主要来源于各种植物类、坚果类、动物类、海产品食物。人体需要的矿物质分两大类,常量元素和微量元素。常量元素包括钠、钾、碘、氯、铁、钙等,微量元素包括硒、铬、钴、锌、铜、锰、镁等。矿物质是构成机体组织的重要材料,可以调节体液平衡,维持机体酸碱平衡,并且充当酶系统的活化剂;微量元素虽然含量微小,但也是体内代谢不可缺少的元素。

1. 钠 钠的摄入主要通过食物,日常生活中每 100g 下列食物中含钠量分别为:肉类含 100mg,蛋类含 75mg,大米含 70mg,小米含 130mg,黄豆含 310mg,蔬菜含 150mg,水果含 12mg,调味剂中如酱油、味精、食盐等都有较高的钠离子含量,泡菜、咸菜中钠离子的含量也很高。

钠离子摄入过多会导致多种疾病的出现:钠水潴留而致高血压、水肿;钙排出过多而形成骨质疏松;通过刺激淀粉酶的活性而加速淀粉的消化,或加速小肠对淀粉被消化后生成的葡萄糖的吸收,使血糖升高。

目前国际标准食盐的摄入量是 6g/d。每天摄入的食盐量对人体的血压影响很大,故高血压患者应更严格限制食盐摄入量。并且血压控制不佳容易加重动脉硬化,不利于糖尿病足的治疗,因此高血压患者每日食盐摄入量不超过 3g,如病情严重则限制更加严格,每日食盐摄入量不应超过 1g。糖尿病而不合并高血压的患者每日摄入盐量应在 5g 以下。

2. 钙 糖尿病患者大多为负钙平衡,因此,钙的摄入量要提高,长期缺钙易导致骨质疏松症。绿色蔬菜的含钙量很高,如 100g 萝卜叶含钙 190mg,100g 菠菜含钙 120mg,而且吸收与利用率也高。

3. 铬 铬与糖尿病的关系十分密切,是正常糖代谢及脂肪代谢必需的微量元素。铬是一种具有多种原子价的元素,三价铬是葡萄糖耐量因子的组成成分,与胰岛素结合可增加胰岛素受体,促进葡萄糖进入细胞,降低血糖,改善糖耐量。铬的缺乏可能是老年性糖尿病的诱因。每日铬的需要量为 6mg,含活性铬的食物主要有酵母、牛肉、肝、蘑菇、啤酒、干酪、蛋类、肉类等。

4. 锌 锌能协助葡萄糖在细胞膜上的转运,每一个胰岛素分子中有 2 个锌原子,锌与胰岛素活性有关。锌还能维持正常的蛋白质、核酸的合成和代谢,骨骼的正常骨化,维持皮肤健康。如果锌摄入不足,则会出现伤口愈合不良。锌的日需要量为 12.5mg,动物性食物是锌的主要来源,其生物利用率大于海产品、奶、蛋、蔬菜和水果。

此外,坚果类如瓜子、花生、杏仁等食品中也含有较多的微量元素,对患者有益。但是需要注意,坚果类食物中亦含有较多脂肪,产热多,会使血糖升高,还会使血脂升高或出现脂肪肝等脂代谢紊乱,故应少食。

(六)膳食纤维

膳食纤维可分为水溶性纤维与非水溶性纤维,在谷物、蔬菜和水果中含量丰富,如大麦、豆类、胡萝卜、柑橘、亚麻、燕麦和燕麦糠等含有丰富的水溶性纤维,而小麦糠、玉米糠、芹菜、果皮和根茎蔬菜中则含有丰富的非水溶性纤维。

膳食纤维可以改变食物消化过程,增加饱腹感;可有效预防便秘;可改善末梢神经对胰岛素的感受性,调节血糖水平;还可降低血清胆固醇,预防由冠状动脉硬化引起的心脏病。合并疾病情况不同,膳食纤维的摄入量也应不同。

高脂血症:大多数水果的瓣膜(如橙、柑、柚的果肉瓤瓣间的薄膜)都含有果胶,也是一种可溶性纤维,能降低血液中的胆固醇含量。

糖尿病足:糖尿病足尤其3～4级患者,可能由于运动减少,或合并有胃肠神经病变,常常会出现便秘,因此,可摄入富含膳食纤维的食物以改善便秘。

(七)水

水也是膳食的重要组成部分,是一切生命必需的物质,其需要量主要受年龄、环境温度、身体活动等因素的影响。在温和气候条件下生活的轻体力活动的成年人每日至少饮水1200ml。在高温或重体力劳动的条件下,应适当增加。饮水不足或过多都会对人体健康带来危害。饮水应少量多次,要主动,不要感到口渴时再喝水。

综上所述,碳水化合物、蛋白质、脂肪、维生素、矿物质、膳食纤维和水是人体需要的七大类营养素,广泛分布于各种食物中,供给人体所需要的能量。不同的食物又有不同的营养特点,在膳食中所占的比重和地位不同,因此需要多种食物合理搭配,并且结合患者不同的病情,才能称为健康平衡饮食。

第二节 糖尿病足运动疗法

糖尿病足的运动疗法是糖尿病足治疗的重要手段,是指糖尿病足患者在专业人员指导下,进行适当强度的体育活动,并持续相当一段时间的治疗方法。但长期以来运动疗法一直是糖尿病足治疗的薄弱环节,原因可能有:一是对运动疗法的意义和作用认识不够;二是运动疗法的实施有一定的困难且难以坚持,特别是糖尿病足高危患者及糖尿病足合并溃疡、感染的患者,运动要谨慎。

一、运动治疗对糖尿病足的意义

长期、规律、合理的运动对糖尿病足患者的益处已得到公认,运动不仅能提高胰岛素敏感性,改善血糖、血脂和血压,降低体重,而且能够增强体质,改善心肺功能和心理健康,提高生存质量,延长寿命。

(一)提高胰岛素敏感性

胰岛素敏感性受胰岛素受体的亲和力及胰岛素受体数目的影响。胰岛素受体亲和力下降或胰岛素受体数目减少,轻则使胰岛素敏感性降低,重则成为胰岛素抵抗。急性运动能使血中胰岛素在周围组织中的敏感性提高,而慢性运动会使部分患者体重下降,即使体重不减轻,也可使骨骼肌胰岛素受体的数目增加,使胰岛素释放面积减小,提高了胰岛素敏感性。

(二)控制血糖

体育锻炼能促进肌肉摄取葡萄糖,并使胰岛素受体数目相对增加,胰岛素与受体结合力上升及受体后作用增强,糖利用改善,因而有降低血糖的作用。运动持续时,肝脏和肌肉内的储存糖原分解成葡萄糖,为运动提供能量,不断消耗,血糖逐渐下降,高血糖状态得以缓解。运动后,肝脏和肌肉又使葡萄糖转化为糖原储存,使血糖持续下降。

(三)改善血脂和血压

运动锻炼可以提高肌肉脂蛋白脂酶的活性,使肌肉更多地利用脂肪酸,加速脂质分解,降低血甘油三酯、极低密度脂蛋白、低密度脂蛋白水平,提高高密度脂蛋白水平,改善血脂异常状态,从而有助于防止动脉硬化的发生,延缓糖尿病足的发生发展。合理的运动还可以降低交感神经张力,使儿茶酚胺释放减少,或敏感性下降,引起血管顺应性改变和压力感受器敏感性增加,导致总外周阻力的下降,还可以降低血浆肾素和醛固酮浓度,减少肾素-血管紧张素-醛固酮系统的血管收缩和水钠潴留,起到降低或稳定血压的作用。

(四)控制体重

有效的运动可以使体内过剩的脂肪组织消耗,减轻体重,并使已肥大的脂肪细胞面积缩小,单位面积的胰岛素受体数目相应增加,肝脏、肌细胞、脂肪组织对胰岛素作用的敏感性也随之提高,胰岛素受体的亲和力增加,胰岛素抵抗改善。同时,控制体重可以减轻下肢及足部的负荷,血液循环得到改善,延缓糖尿病足的发生发展。

(五)提高生活质量

适当的体育锻炼,特别是户外运动,融入大自然的怀抱,身体不断地得以补充新鲜氧气,被称为"绿色疗法",可使人神清气爽、心旷神怡,有助于改善精神状态,恢复心理平衡,消除焦虑,振作精神,培养生活情趣;运动锻炼能提高最大耗氧量,增加心功能指数和肺活量,增强体力及免疫力功能。由于运动使体质增强和精神状态好转,加强信心,提高工作效率和生活质量,二者相得益彰,对防治糖尿病足是十分有利的。

二、运动处方的制订

运动处方是指符合个人状况所制订的运动方案,即医生以处方的形式为体疗患者和健身活动参加者规定的锻炼内容和运动量,是指导人们有目的、有计划、科学地进行锻炼的一种方式。运动对糖尿病有治疗作用,但不同病人的病情和身体状况是有差异的,能不能运动,做什么运动,做多大强度的运动,其具体方案也是不同的。糖尿病患者运动处方的内容包括五方面内容:①运动的强度;②运动持续的时间;③运动的种类;④运动的进行时间(或时机);⑤运动的频度及运动的注意事项等。

(一)运动强度

1. 运动强度的分类 按运动强度分类,可将各种运动分为:①极大强度运动或高强度运动,即 $VO_2 max$(最大耗氧量,指当人体剧烈运动时,人体摄入的氧量可达极限水平,此时,按体重单位时间内的吸氧量称为最大耗氧量)达100%,感觉非常吃力,不能坚持到运动结束;②大强度运动,即 $VO_2 max$ 达80%,感觉相当吃力,但能坚持到运动结束;③中等强度运动,即 $VO_2 max$ 达40%~60%,有适度出汗,肌肉有略微酸胀的感觉,这是一个对治疗有效的运动量,应该逐渐达到这个目标;④低强度运动,即 VO_2max 达 20%,运动后无汗,脉搏也无明显变化,人有较轻松的感觉。糖尿病患者应选择中等强度的有氧运动方式。

2. 运动强度的估算　由于对 VO_2max 的检查比较困难,所以常用不同年龄组的心率表示这种强度(相对强度)。一般采取运动后心率=(170-年龄)维持 20~30 分钟来计算运动强度。

3. 以运动目的不同决定运动强度

(1)以改善血糖控制为目的:推荐每周进行 150 分钟中等强度有氧运动,每周最少 3 天有体育活动,而且不要连续 2 天不运动。

(2)以减少并发症为目的:糖尿病患者已经有出现各种并发症的苗头时,要及时减少运动强度,根据并发症的不同选择不同的运动方式,以免过度运动反而起到相反的作用。

(二)运动时间

1. 运动时间　餐后的血糖升高是糖尿病患者常见的现象,而餐后血糖升高是冠心病发生的独立危险因素,因此建议在饭后 30 分钟或 1 小时时开始活动,以达到降低餐后血糖的目的。

有一些糖尿病患者空腹血糖较高,且没有出现低血糖病史,可以在早餐前进行轻度活动。但空腹锻炼出现低血糖的几率较高,因此运动量要适度减小。

2. 运动持续时间　从开始准备活动到运动结束,一般为 45 分钟~1 小时。这个时间有缓慢的加速过程、达到有效运动心率的较为强的运动时间、放松时间。

运动从短时间如 5 分钟、10 分钟开始,逐渐增加运动时间和运动量。对于那些不常运动的人来说,更要循序渐进。过度的运动不仅达不到锻炼目的,反而会由于突然消耗过多,出现乳酸堆积,对身体无益。

一次运动建议不要太长时间,以免出现运动后的低血糖。

(三)运动的种类

运动疗法需要长期坚持才能达到治疗目的。因此,选择运动项目的前提是既要达到治疗目的,如减肥或降糖,又要便于实施。易行、有兴趣是坚持下来的重要保证,应有效地利用自己身边的健身器材。

除了打球、游泳、跑步、太极拳、八段锦等运动外,生活中也有很多是可以消耗热量的,如做家务、购物、上下楼梯运动、平地骑车、划船等。

三、运动的实施

不仅运动量需要逐渐增加,每次的运动也要有开始的准备活动、再加大运动量、运动结束前放松等渐进顺序。

运动前准备活动:运动前要进行5~10分钟的热身活动,让身体逐步适应从静止到运动的过程,如活动腰部、腹部、上肢、下肢、足踝等。如跑步时要从快速步行逐渐转入小跑;游泳时要充分地伸展肢体;打太极拳或登山等活动时要先做几次蹲下站起的动作,这样有助于防止运动时的损伤。

运动:经过运动前的准备活动,就可以进行自己喜欢的运动方式了,慢跑、登山、太极拳、八段锦等,活动后心率适度加快,周身微微汗出,全身舒适。活动切记不要大汗淋漓,或活动后周身乏力,出现这种情况表明运动量较大。

放松运动:结束运动时,不要立即停止,因为运动时大量血液聚集在四肢肌肉组织中,突然停止运动,血液不能很快回到心脏而产生暂时性脑缺血,会引起头晕、恶心甚至虚脱等不适症状。因此,在运动结束时,应继续做一些行走、缓慢跑步等放松活动,一般应历时5~10分钟。

四、注意事项

1. 锻炼时轻松或过于吃力,可稍调节运动量和次数。
2. 锻炼后以第二天不感到疲劳为宜,如果疲倦,则应减小运动量。
3. 根据自己运动后的情况,每周逐渐增加运动量。
4. 天气寒冷、炎热时要调整锻炼时间,如冬季要在太阳出来以后再锻炼,以免寒冷引起血管收缩,诱发心脑血管疾病,也减少冷空气对呼吸系统的刺激;夏季选择在傍晚天气转凉时进行,以免中暑。
5. 身体不适时暂停或减少运动量。

五、糖尿病足分级运动

糖尿病足患者的运动方式应根据其分级不同而进行选择。

糖尿病足0级:虽然无溃疡形成,但患者有发生足溃疡的危险因素,或轻或重的存在血管病变或(和)神经病变。这类患者可以进行适当的运动,但尽量不从事重体力活动,也不要活动量过大,以免造成足部的损害。尽量避免在崎岖难行的山路或有足底按摩作用的鹅卵石路上行走,以免增加足底的压力,减少外伤和骨折的可能。运动前要选择大小合适的运动鞋或皮鞋,并检查鞋内有无异物及破损,不能赤足或穿凉鞋运动;运动后要仔细检查足部有无红肿或受压。发生周围神经病变,经检查提示保护性感觉丧失时,推荐进行游泳、划船、坐式运动、手臂的锻炼及其他非负重运动等。禁忌进行脚踏车、长时间行走、慢跑、爬楼梯等运动。

糖尿病足1~2级:出现溃疡,但无明显感染。轻度溃疡,且不在足底或承重部位时,可以进行轻度活动,但应注意保护溃疡局部不要再受到摩擦,活动量要小,要间断活动。患者在活动时,常常为了保护溃疡局部,而采取足尖或足跟或单侧着地的行走方式,这样有可能会导致足跟部或健侧新的溃疡出现,尤其穿拖鞋行走的患者,应注意足跟与拖鞋的后面边缘接触导致的压力性溃疡。

糖尿病足3～5级:有深度感染,甚至局部或全足坏疽。在足部感染严重,分泌物较多时,一般不建议患者下床活动,因为足部的压力增加,可以导致局部分泌物向压力相对薄弱的地方渗透,可能会扩大感染面积,使病情加重。但这些患者可以尝试在床上进行运动,如进行蹬自行车样的运动、肢体的屈伸活动等,能够起到疏通血脉、活动筋骨的目的,且不增加足部的压力,但要注意保持患处处于低位,以免分泌物向肢体上端蔓延。也可以进行负重抗阻练习如运用杠铃、壶铃、哑铃等训练器械,克服弹性物体的练习如使用拉力器、拉橡皮带等,这些运动都可以在床上完成。对于糖尿病足干性坏疽者,运动方式可以更加多样化。

六、糖尿病足合并其他疾病的运动

出现糖尿病足病变的患者往往同时合并有其他糖尿病慢性并发症或其他疾病,在糖尿病足的运动治疗中也要同时考虑这些疾病因素。

合并糖尿病视网膜病变:患者视力减退,应避免进行接触性运动如篮球、足球、橄榄球、拳击等,以免出现意外而受伤;避免屏气和升高血压的运动如举重、拳击等,因为这些运动方式有加重眼底出血或引发视网膜脱离的危险。推荐的运动方式有游泳、散步、蹬车、太极拳、保健操等。

合并糖尿病肾病:糖尿病肾病早期患者可以进行一些低强度、短时间的运动如散步、气功、太极拳、交谊舞、保健操等。较剧烈的运动可以使尿蛋白的排泄量增加,对于持续大量的蛋白尿的患者及严重肾功能不全,甚至出现尿毒症的患者则不宜进行运动治疗。

合并高血压病:运动虽然对控制血压有益,但不是所有的运动都适宜高血压患者。步行、慢跑、骑车、游泳、慢节奏的交谊舞、体操、太极拳等全身性的、容易放松的有氧运动是比较提倡的；而快速跑步、举重等无氧运动、体位变化幅度过大以及用力屏气的活动，则会导致血压快速大幅度升高，甚至发生意外，应尽量避免。

合并冠心病：运动时心肌耗氧量增加，心脏负荷增大，如果糖尿病足患者合并有冠心病，在运动时更容易出现心肌供血不足，造成心绞痛发作甚至诱发心肌梗死。所以，这些患者的运动要以不出现胸闷、胸痛、憋气等不适症状，并能有效促进体能为原则。如散步、低运动量家务劳动、太极拳、中医保健操都是比较安全的，如果病情允许，快走、慢跑、骑自行车等运动也可以适当进行。

合并心功能不全：即使患者已经出现心功能不全，也不强调完全卧床休息，若病情平稳，还是应该根据体力逐渐增加症状限制性有氧运动，如散步等，但一定要量力而为，避免诱发急性心衰。

合并中风：对于中风后肢体活动障碍的患者，在病情平稳的情况下，应尽早在康复师的指导下开始肢体功能训练。患者可以主动进行单关节或多关节联合运动，若患肢没有足够的力量来完成主动运动，也可以在外力的辅助下进行患肢的活动，甚至完全进行被动运动，以逐步恢复肌力，增强肢体活动范围，改善肌肉协调性，早期恢复肢体功能。

合并骨质疏松：运动可增加和保持骨量，是预防和治疗骨质疏松的重要方法，但运动不当容易诱发骨折。对于合并骨质疏松的患者，建议多进行户外运动，接受适量的日光照射，这样有利于钙质的吸收。散步、跑步、体操、跳舞、骑自行车、球类运动等都能产生多方面的张力作用于整个骨结构，能有效地增加骨强度；另外，对抗性练习如双人顶、推、拉等，依靠对抗双方以短暂的静力作用发展力量，从而给骨骼以载荷作用；克服弹性物体的练习如使用拉力器、拉橡皮带等，依靠弹性物体变形而产生阻力并传递到骨骼上，这些运动都能维持和改善骨骼结构。对于不习惯作运动的老年患者，应该避免跑步，以免发生跌倒和对脊柱、负重骨骼的损伤；

已经确诊椎体骨质疏松症的患者应避免过度前屈,如触摸脚尖和划船样动作,因为最大限度的向前弯腰可能引起后背的扭伤和脊柱的压缩性骨折。

合并高尿酸血症:可以选择散步、太极拳、气功、游泳等运动,并注意休息,适当饮水以补充体内水分;不宜进行剧烈运动或长时间运动如打篮球、跑步、爬山等,否则患者可能大量出汗,血容量及肾血流量减少,并且乳酸增多,使尿酸排泄减少,导致一过性高尿酸血症,不利于病情稳定,还可能诱发急性痛风性关节炎。若已经出现痛风性关节炎,在发作期应避免运动,卧床休息,缓解期可以进行适量运动。

第三节 降糖治疗

糖尿病足患者的血糖因感染等多种因素往往会较高,同时糖尿病足患者往往还会伴有糖尿病肾病、糖尿病视网膜病变等疾病,甚至会出现糖尿病酮症、糖尿病酮症酸中毒。在血糖控制上,虽然有口服降糖药与胰岛素之分,但基于对创面愈合、感染控制等方面的优势,胰岛素常常作为首选用药。

一、口服降糖药

目前常用的口服降糖药物有胰岛素促泌剂、双胍类、α-糖苷酶抑制剂、噻唑烷二酮类四大类,目前新上市的降糖药物有 GLP-1 类似物和 DPP-4 抑制剂。

(一)胰岛素促泌剂

胰岛素促泌剂就是能够促进胰岛素分泌的药物,根据作用机理的不同,又分为磺脲类与氯茴苯酸类。

1. 磺脲类 磺脲类是临床应用最早、最广泛的口服降糖药,本类药物可刺激胰岛 B 细胞分泌和释放胰岛素。药物与 B 细胞表面的特异受体结合,抑制 ATP 依赖性钾通道,使之关闭,细胞内 K^+ 浓度升高依次发生细胞膜去极化,细胞膜上电压依赖的 Ca^{2+} 通道开放,细胞外 Ca^{2+} 进入细胞内,刺激胰岛素分泌。因此,本类药物的降糖作用有赖于机体存在相当数量(30%以上)有功能的胰岛 B 细胞。

磺脲类主要适应证是:①单用饮食治疗和体育锻炼不能使血糖获得良好控制的 2 型糖尿病患者,如已应用胰岛素治疗,每日用量在 20～30u 以下者;②肥胖的 2 型糖尿病患者,服用双胍类等药物治疗后血糖控制仍不满意,或因胃肠道反应不能耐受者,可加用或改用磺脲类降糖药。

本类药物忌用于:①1 型糖尿病;②2 型糖尿病合并严重感染、酮症酸中毒、高渗性昏迷等,大手术或妊娠、哺乳期;③2 型糖尿病合并严重慢性并发症或伴肝、肾功能不全时;④对磺脲类药物过敏者。

磺脲类药物的主要副作用是低血糖反应,过度控制饮食、运动量过大、药物剂量过大或同时应用增强磺脲类降糖作用的药物,都易于导致低血糖反应的发生,尤其是老年患者;部分患者会出现体重增加;消化系统副作用有消化不良、恶心、胆汁淤积性黄疸和肝功能损害等;造血系统以白细胞减少较多见,少数有粒细胞缺乏、再生障碍性贫血、血小板减少等;皮肤表现有瘙痒和皮疹等过敏性反应。

磺脲类治疗已取得良好疗效,但经过一段时间后(1 个月以上,多数在 1 年以上)疗效逐渐减弱,需加大剂量,直至服用足量(或次足量)仍不能达到满意血糖控制,称为磺脲类药物继发性失效,继发失效的年发生率为 5%～10%。发生继发性失效时,应重新审查适应证及可能存在的可消除性诱因(如应激、饮食治疗的依从性、药物服用方法等),并予以纠正;经处理后血糖仍未得到良好控制,可加用或改用胰岛素治疗。

磺脲类药物的发展已经从第一代发展到目前的第三代。而第一代磺脲类药物如甲苯磺丁脲、氯磺丙脲等,已经因其副作用较大,不再在临床使用。目前应用的磺脲类有第二代(格列本脲、格列吡嗪、格列齐特、格列喹酮)和第三代(格列美脲)。

格列本脲(优降糖): 是所有磺脲类中降糖作用最强的药物,格列本脲与B细胞膜上的受体结合后不易解离,且其代谢产物也有降糖作用,因而降糖作用强而持久,半衰期为10～16小时,有效时间可达16～24小时,对控制空腹血糖效果较好。用于轻、中度2型糖尿病。一般用量为每天2.5～15mg,最大量不能超过20mg,每天2.5～5mg者,可早餐前30分钟服用,如需要7.5～15mg者,以早晚餐前各服1次为宜。

注意事项: 本药易发生低血糖反应,甚至导致严重或顽固性低血糖,本药引起的低血糖反应得到处理后,应继续观察2～3天,因半衰期长而有再次引起低血糖反应的可能。老年人和肾功能不全者慎用。

格列吡嗪(美吡达、迪沙、秦苏、瑞易宁等): 除降低血糖外,格列吡嗪尚可抑制血小板聚集、促进纤维蛋白溶解、防治微血管病变,并有一定降低血清胆固醇和甘油三酯、提高高密度脂蛋白的作用。本品起效快,半衰期3～6小时,药效持续8～12小时,由于代谢物无活性,且排泄较快,一般不易发生体内蓄积而引起持久的低血糖。常用剂量为每天2.5～20mg,最大不超过30mg,剂量超过15mg时,宜分2～3次于餐前30分钟服用。除速释制剂外,还有格列吡嗪缓释片(秦苏)和格列吡嗪控释片(瑞易宁)。瑞易宁血药浓度波动较小,每天一次于早餐时口服,可提供24小时的血糖控制,为长效降糖药,服用5～10mg多数患者可很好地控制血糖,部分患者需要每天20mg的最大推荐剂量,本药低血糖发生率低,长期使用不增加体重。

注意事项:瑞易宁应整片完整吞服,不应咀嚼、掰开或压碎服用。严重胃肠道狭窄的患者慎用。

格列齐特(达美康):由于结构上的差异,格列齐特具有不同于其他磺脲类药物的特点 ①对胰岛素释放的作用:对2型糖尿病,格列齐特可以恢复对葡萄糖做出反应的第一相胰岛素分泌高峰并增加第二相胰岛素分泌,同时它还能促进胰岛素受体数目,通过胰岛素受体后机制,增加骨骼中糖原合成酶的活性,促进肌肉对葡萄糖的利用;②抗血小板,降低血栓烷/前列环素比率,改善微循环,降低血浆胆固醇、甘油三酯和脂肪酸水平,有利于预防血管病变、改善动脉粥样硬化及视网膜病变和肾功能。本药半衰期为12小时,作用可持续10~20小时。普通制剂为每片80mg,起始80mg餐前30分钟服用,早餐前或早餐前及午餐前各1次,也可40mg,每天3次餐前服用,一般每天剂量80~240mg,最大剂量不超过320mg。格列奇特缓释片为每片30mg,早餐前服用,每天1次,剂量为30~120mg,如某日忘记服用药物,第二日服药剂量不得增加,建议首次剂量为每天30mg,最大剂量不超过每天120mg。

注意事项:与其他磺脲类药物一样,格列奇特缓释片可能导致低血糖发生,尤其在进餐间隔时间不规则,或少吃了一餐或数餐的情况下;建议于早餐时服用,整片吞服,不可咀嚼和压碎。

格列喹酮(糖适平):口服后吸收快而完全,半衰期仅1~2小时,为短效降糖药,降糖作用相对较弱,主要从胆道排泄,只有5%经肾脏代谢,因此特别适用于糖尿病肾病、老年糖尿病患者或伴有肾功能减退或服用其他降糖药反复发生低血糖者。餐前30分钟口服,一般每天剂量为15~120mg,日剂量30mg以内者可于早餐前一次服用,更大剂量者应分3次餐前服用,每天最大剂量不得超过180mg。

注意事项:慢性肝病如肝硬化患者,本药的代谢分解未见减慢,但肝功能严重受损者,肝糖生成能力降低,可能会增加低血糖的危险,故肝功能低下者慎用;极少数人有皮肤过敏反应、胃肠道反应、轻度低血糖反应及血液系统方面改变。

格列美脲(亚莫利、万苏平、迪北、圣平、伊瑞):可迅速促进胰岛素释放,同时又与受体快速解离,低血糖发生率低,既降低血糖,又减少胰岛素分泌;还可以促进葡萄糖向细胞内转运,加强葡萄糖利用和清除,减少胰高糖素分泌,促进胰高糖素肽-1释放。半衰期4~7小时,作用可持续24小时,每天只需服药1次。早餐前即服,起始剂量为1~2mg,最大初始剂量不超过2mg,通常维持量是1~4mg,推荐的最大维持量是8mg。本药较少增加体重。

注意事项:服用时不得嚼碎及掰开,并以足量的水(约半杯)送服。主要不良反应有胃肠道反应、过敏性皮肤反应、对视力产生影响(由于降低血糖,引起房水和晶体内渗透压急剧变化)等。

2. 氯茴苯酸类 氯茴苯酸类是非磺脲类胰岛素促泌剂,但也作用在胰岛B细胞膜上的ATP依赖性钾通道,只是结合位点与磺脲类不同,其特点是起效快,半衰期短。它能特异性关闭B细胞膜上的ATP依赖性钾通道,导致膜去极化,促使电压依赖的钙离子通道开放,引起胞浆内钙离子浓度升高,从而增加胰岛素释放。刺激胰岛素分泌的模式与正常人相似,使2型糖尿病患者胰岛素第一时相分泌缺乏和第二时相分泌延迟的缺陷得到明显改善,因此,餐后血糖下降更为迅速,且下餐前低血糖发生频率降低,被认为是"餐时血糖调节剂";另外,其刺激胰岛素分泌作用依赖于血糖的浓度,这也与磺脲类药物有所不同,在环境中缺少葡萄糖的情况下,氯茴苯酸类药物对基础胰岛素分泌无刺激作用。由于本类药物的作用及代谢时间的原因,其诱发低血糖在夜间发生较少。药物主要在肝脏中代谢。

其适应证与磺脲类药物相似:①在新诊断的非肥胖2型糖尿病患者行饮食控制及运动疗法后血糖仍高,氯茴苯酸类药物可作为首选降糖药,尤其餐后血糖增高者更为合适;②在服用双胍类药物治疗的2型肥胖糖尿病患者,如血糖控制不满意,或因胃肠道反应不耐受,可加用或改用氯茴苯酸类药物。本类药物禁忌证与磺脲类药物相似。服药后普遍耐受性良好。

有学者认为由于氯茴苯酸类和磺脲类药物作用于不同位点,若磺脲类药物原发或继发失效,可考虑试用氯茴苯酸类。但氯茴苯酸类的降糖作用仍需要胰岛B细胞功能存在,磺脲类药物效果不佳者常因残存的胰岛B细胞数量较少,所以改用氯茴苯酸类同样较少取得满意的疗效。这两类药物也不宜联用。

临床常用的药物有:瑞格列奈(诺和龙、孚来迪)、那格列奈(唐力、唐瑞、万苏欣)。

瑞格列奈(诺和龙、孚来迪):口服后吸收迅速,30分钟内即出现促胰岛素分泌反应,半衰期为1.3小时,发生低血糖少而轻。尤其适用于餐后血糖较高者。通常在餐前15分钟内服药,服药时间也可掌握在餐前0~30分钟内,进餐服药,不进餐不服药。起始剂量为每次0.5mg,以后如需要可1~2周调整用量,最大单剂量为4mg,每天最大剂量不超过16mg。本药主要经肝代谢,92%从胆汁排泄,仅8%经肾排泄;但肾功能不全的患者仍应慎用,在轻中度肾功能损伤的患者,其药物动力学变化不大,严重肾功能损伤的患者(肌酐清除率<30ml/min),其血浆半衰水平明显增加和延长。不良反应主要有低血糖,皮肤过敏反应,胃肠道不适,暂时性的视觉异常和非常罕见严重肝功能紊乱等。

注意事项:应避免将瑞格列奈与吉非贝齐合用,如果必须合用,应严密监测患者的血糖水平,因为吉非贝齐有可能会增加瑞格列奈的降糖作用而需要减少瑞格列奈的用药剂量。

那格列奈(唐力、唐瑞、万苏欣):是目前惟一源于氨基酸结构的胰岛素促泌剂,对B细胞具有高度选择性,对心血管平滑肌上磺脲类受体的作用微弱,所以对心肌缺血患者极少引起不利影响。对胰岛B细胞具有"快开快闭"的作用,即起效快,作用消失快,它与受体结合的时间只有2秒,能很快地刺激胰岛素分泌,1小时达峰,半衰期1~5小时,起始剂量每次30~60mg,三餐前30分钟内服用,最大剂量540mg,进餐时服药,不进餐不服药。其不良反应为低血糖,轻度胃肠道反应,血尿酸水平可升高,偶见过敏反应,可有上呼吸道感染、关节炎、背痛、头昏、流感样症状等反应。

注意事项:如果进餐后服用,其吸收率下降,达到最大血浆浓度的时间将会延长。流质饮食可显著降低本药的血浆峰值。

虽然瑞格列奈与那格列奈同为"餐时血糖调节剂",作用机制相同,但结构不同,因此具有各自的作用特点。有研究显示,那格列奈对胰岛B细胞选择性优于瑞格列奈,对心血管系统的影响更小;那格列奈对胰岛B细胞的作用更迅速,维持时间更短,对周围葡萄糖的浓度更为敏感而易于反应,有效的改善早期胰岛素分泌,避免对B细胞的过度刺激,间接起到保护胰岛功能的作用。

(二)双胍类

双胍类药物通过改善胰岛素敏感性,抑制或延缓葡萄糖在胃肠道的吸收,拮抗胰高血糖素等改善糖代谢;此外,双胍类还具有增加纤溶系统活性,抑制PAI-1,抑制胆固醇的生物合成和贮存,降低甘油三酯、总胆固醇水平等作用;不但可长期控制血糖,还可降低大血管并发症的风险及总体死亡率。双胍类药物不刺激胰岛B细胞,故不影响胰岛素分泌,对正常血糖并无降低作用,单独应用不引起低血糖。

改善胰岛素抵抗的机理:①减少肝脏葡萄糖输出;②促进外周葡萄糖利用,尤其是肌肉;③降低脂肪和葡萄糖的氧化;④增加小肠葡萄糖转换。

主要适应证:①2型糖尿病患者,尤其是合并肥胖、高胰岛素血症,单用饮食及运动治疗血糖控制不佳者;②与其他口服降糖药联合应用;③胰岛素治疗的1、2型糖尿病患者,加用双胍类药物可以减少胰岛素用量,有助于稳定血糖;④糖调节受损的病人,有研究显示,对2型糖尿病的高危人群应用双胍类药物可推迟或防止其发展成糖尿病。禁用于糖尿病并发酮症酸中毒、急性感染、充血性心力衰竭、肝肾功能不全或有任何缺氧状态存在者;也不宜用于孕妇和哺乳期妇女;儿童不宜服用,除非明确为肥胖的2型糖尿病及肯定存在胰岛素抵抗;老年患者慎用,药量酌减,并监测肾功能;准备作静脉注射碘造影剂检查的患者应事先暂停服用双胍类药物。常见副作用是胃肠道反应,表现为口干苦和金属味、厌食、恶心、呕吐、腹泻等,采用餐中或饭后服药或从小剂量开始可减轻,不少患者坚持服用一段时间后,不良反应可减轻及消失;偶有过敏反应,表现为皮肤红斑、荨麻疹等;二甲双胍可减少维生素 B_{12} 吸收,可能引起巨幼细胞性贫血;最严重的副作用是可能诱发乳酸性酸中毒,但少见。

双胍类药物主要有苯乙双胍(降糖灵)和二甲双胍(格华止、美迪康、卜可)两种。

苯乙双胍(降糖灵):因其结构中有苯环,进入人体后易与线粒体结合抑制有氧代谢,有发生乳酸中毒的可能,不良反应明显大于二甲双胍,有效剂量和不良反应剂量甚接近,常有较明显的消化道症状,现临床已不常使用。

盐酸二甲双胍片(格华止、美迪康):口服后达峰时间约为2小时,半衰期4小时,通常起始剂量为500mg,每天2次;或850mg,每天1次;随餐服用,可每周增加500mg,或每2周增加850mg。成人最大推荐剂量为每天2550mg,每天剂量超过2000mg时,为了更好的耐受,药物最好随三餐分次服用。格华止为肠溶片,不可掰开服用。本品主要经肾脏排泄。格华止的规格有每片0.5g和0.85g两种。美迪康为每片0.25g。

盐酸二甲双胍肠溶片:肠溶片能减轻胃肠道反应。起始剂量一次250mg,一天2～3次,餐前半小时服用,一般每天1000～

1500mg,最多不超过2000mg。

盐酸二甲双胍缓释片(卜可)：胃肠道内二甲双胍浓度过高,易对胃肠道黏膜产生刺激作用;而且二甲双胍普通片一般需要每天服用2~3次,容易出现漏服情况。近年来出现二甲双胍缓释剂型,服用后逐渐释放到上消化道,进入胃液后药片吸水体积膨胀,迅速伸展至能抵抗胃排空的尺寸;胃内滞留药物恒定持续释放。因而既能减少胃肠道不良反应,又能起到长效降糖作用。常用初始剂量为500mg/次,每天1次,晚饭时与食物同服;在病情不能得到控制时可根据病情逐渐加量,以500mg/周的方式增加,但每天不能超过最大剂量2000mg,如果盐酸二甲双胍缓释片2000mg/次,每天1次,对血糖的控制仍不满意,可考虑改为1000mg/次,每天2次的服用方式。服用本品时应尽量避免饮酒,禁止嚼碎口服,应整片吞服,并在进食时或餐后服用。

注意事项：65岁以上老年患者应谨慎使用,并定期检查肾功能,通常不用最大剂量,不推荐80岁以上的患者使用本品,除非肌酐清除率检查表明其肾功能未降低。

(三)α-糖苷酶抑制剂

进食后碳水化合物被淀粉酶分解成淀粉和蔗糖等双糖,这些双糖均不能直接被肠壁细胞吸收,需要在小肠绒毛上的多种α-葡萄糖苷酶的作用下生成单糖(葡萄糖及果糖)后才能被吸收。α-葡萄糖苷酶上具有与寡糖及双糖相结合的位点,α-糖苷酶抑制剂能与这个位点结合,能可逆性地抑制小肠绒毛上的多种α-葡萄糖苷酶活性,抑制麦芽糖酶、葡萄糖淀粉酶及蔗糖酶等,使淀粉、麦芽糖等碳水化合物水解产生葡萄糖减慢,延缓肠道对葡萄糖的吸收,这种抑制作用是可逆的,所以向葡萄糖的转化仅仅是推迟,而不是完全阻断。因其作用于食物中的碳水化合物吸收入血前这一阶段,因此它能延缓餐后血糖的过度升高,对降低餐后血糖有明显作用。

单独使用不引起低血糖。

本药适用于单纯饮食治疗不能满意控制血糖的病人,尤其是肥胖者更为适宜;轻、中度2型糖尿病,如餐后血糖增高可单独应用,在较重度患者中宜在其他口服降糖药或胰岛素基础上应用;降低葡萄糖耐量减低患者的餐后血糖。

注意事项:1型糖尿病人可作为胰岛素的辅助治疗药物,但不能单用α-糖苷酶抑制剂控制血糖。禁用于有明显消化和吸收障碍的慢性胃肠功能紊乱患者;患有由于肠胀气而可能恶化的疾患(如Roemheld综合征、严重的疝气、肠梗阻和肠溃疡)的患者;对阿卡波糖和/或非活性成分过敏者;严重肾功能损害(肌酐清除率<25ml/min)的患者;合并妊娠的糖尿病患者因无安全性验证报道,一般不推荐使用。本类药物因在肠道吸收极少而不良反应较少,主要为胃肠胀气和肠鸣音,偶有腹泻和腹胀,极少见有腹痛,这主要是由于碳水化合物在肠道滞留和酵解所引起的;极个别病例可能出现诸如红斑、皮疹和荨麻疹等皮肤过敏反应;水肿、轻度肠梗阻、黄疸和/或肝炎合并肝损害也可见于极个别病例。

目前临床应用的α-糖苷酶抑制剂主要有阿卡波糖和伏格列波糖。

阿卡波糖(拜糖平、卡博平):用餐前即刻整片吞服或与前几口食物一起咀嚼服用,一般起始剂量为一次50mg,一天3次,以后逐渐增加至一次100mg,一天3次。如果病人坚持严格的糖尿病饮食仍有不适时,就不能再增加剂量,有时还需适当减少剂量。

注意事项:个别病人尤其是在使用大剂量时会发生无症状的肝酶升高;因此,应考虑在用药的头6~12个月监测肝酶的变化,但停药后肝酶值会恢复正常。本品可使蔗糖分解为果糖和葡萄糖的速度更加缓慢,因此如果发生急性的低血糖,不宜使用蔗糖,而应该使用葡萄糖纠正低血糖反应。拜糖平在降糖过程中也具有较明显的降脂作用,这种降脂作用可能是通过改善血糖控制,提高胰岛素敏感性而达到的,也有研究认为,这种降脂作用可以不依赖其降糖途径,另有作用环节,可能是由于外周经脂蛋白酶作用的脂蛋白降解的增加或者由于肝脏内极低密度脂蛋白的合成和分泌减少所致。除血糖、血脂外,拜糖平还能降低患者体重,其综合作用使得血清胰岛素水平降低,胰岛素受体敏感性提高,受体后缺陷得到改善。

伏格列波糖(倍欣):为新一代α-糖苷酶抑制剂。本品与阿卡波糖的主要区别在于所抑制的酶谱不同,阿卡波糖主要竞争抑制小肠上皮刷状缘葡萄糖淀粉酶、蔗糖酶及胰腺α-淀粉酶,阻止1,4-糖苷键的水解,延缓淀粉和蔗糖的消化吸收;伏格列波糖主要抑制麦芽糖酶和蔗糖酶,在碳水化合物消化的最后一步,抑制双糖降解为单糖,对淀粉酶的抑制作用较小。每次0.2mg,三餐时嚼服,疗效不明显时,每次用量可增加至0.3mg,每天最大剂量为0.9mg。

(四)噻唑烷二酮类(TZD)

噻唑烷二酮为胰岛素增敏剂,其增加胰岛素敏感性的确切分子机制尚未完全阐明,但其活化PPAR-γ的作用已被认为是其作用的中心环节,通过PPAR-γ增加脂肪代谢相关基因的表达,增加胰岛素的敏感性,影响脂肪细胞、肌细胞及整个机体的糖代谢,减少胰岛素抵抗引起的高血糖、高胰岛素血症及高甘油三酯血症。噻唑烷二酮还具有减少微量白蛋白尿,改善血压控制,增加动脉粥样硬化斑块稳定性、保护胰岛素抵抗动物胰岛B细胞的作用。

这类药物对胰岛素分泌没有影响,因而适用于胰岛素抵抗为主伴有分泌不足的2型糖尿病,可单独或与其他类口服降糖药或胰岛素联合应用。不宜用于1型糖尿病、酮症酸中毒、严重和急性心衰及ALT>正常上限2.5倍者。常见副作用有头痛、头晕、乏力、恶心、腹泻;少见有轻至中度贫血、水肿、体重增加和高胆固醇血症等,在充血性心力衰竭时应非常谨慎地使用,同时应用有水钠潴留作用的药物时也应谨慎;部分停止排卵的胰岛素抵抗的女性患者,可能在服用该类药物后重新出现排卵,应注意避孕;部分病人可出现肝功能异常,少数可发生肝损害,服药期间需监测肝功能。

由于对肝脏的安全性原因,最早应用的曲格列酮已退出市场,临床应用较多的有罗格列酮(文迪雅、太罗、圣敏、洛各单)和吡咯列酮(艾汀、艾可拓、卡司平、瑞彤)。

马来酸罗格列酮(文迪雅):对血糖控制的改善作用较持久,可维持达52周。但可能增加患者心血管疾病的风险,故使用时应严格掌握药物适应证。空腹或进餐时服用,每天1次,起始剂量为4mg,经8~12周的治疗后,若空腹血糖控制不理想,可加量至最大剂量8mg,1次或分次服用。本品不可掰开服用。

盐酸吡格列酮(艾汀):每天服用1次,初始剂量为每次15mg或30mg,如对初始剂量反应不佳,可加量至每天45mg。本药主要经胆汁排泄,对于肾功能不全的病人,剂量无须调整。

(五)其他降糖药物

虽然可以联合使用多种降糖药治疗,但是随着时间的推移,大多数2型糖尿病患者的血糖控制越来越差,反映出B细胞功能的进行性衰竭。因此,许多研究着力于找到新的治疗靶位和药物,以期通过新的途径纠正已受损的血糖平衡。肠促胰岛素正是近年治疗2型糖尿病新药的研究热点。

肠促胰岛素是肠道激素,正常人进餐后,肠促胰素分泌,能通过许多途径和机制增加摄食后的血浆胰岛素,这种作用称为肠促胰岛素效应。肠促胰岛素主要包括胰升血糖素样肽1(GLP-1)和葡萄糖依赖的促胰岛素多分泌肽(GIP),在2型糖尿病及糖耐量异常者中的分泌水平有所下降。在血浆中,GLP-1和GIP被

DPP-4(二肽基肽酶4)迅速灭活,被分解的 GLP-1 和 GIP 失去了生物学活性,不能引起 B 细胞分泌胰岛素。目前已经成功开发出主要基于肠促胰岛素效应的治疗药物,包括不被 DPP-4 降解的 GLP-1 类似物和 DPP-4 抑制剂。

1. GLP-1 受体激动剂

(1)GLP-1 的结构:20 世纪 80 年代,有学者在分离琵琶鱼的前胰高血糖素原时,发现这一前体分子含有与 GIP-1 高度同源的胰高血糖素相关肽(GRP),随后将哺乳动物胰腺及肠道来源的 GRP 命名为胰高血糖素样肽(GLP)。GLP 作为胰高血糖素基因的产物,表达于胰岛 α 细胞和肠道黏膜 L 细胞。翻译产物胰高血糖素原通过翻译后蛋白加工形成多个活性肽,N 端为胰高血糖素,从 C 端分切成 GLP-1 和 GLP-2,两者与胰高血糖素序列 50% 同源。GLP-1 含有 30 个氨基酸,葡萄糖和脂肪可刺激其释放。GLP-1 的半衰期仅数分钟,可被 DPP-4 降解,去除 N 端二肽,从而失去促胰岛素分泌的活性,DPP-4 分布广泛,在调控 GLP-1 活性中发挥重要作用。

(2)GLP-1 的生物学特性:GLP-1 主要由存在于远端肠道的 L 细胞分泌,具有多种生物学作用,目前研究证实,它可以作用于 B 细胞,增强 B 细胞的增殖和分化,减少其凋亡,促进 B 细胞再生和修复,增加 B 细胞数量,从而增强其反应性,进而增加葡萄糖浓度依赖性胰岛素释放;还可以作用于 α 细胞,以葡萄糖浓度依赖性地降低 GLP 的水平,减少餐后 GLP 分泌,进而减少肝糖原的分解而降低血糖水平;作为一种肠源性激素,GLP-1 是在营养物质特别是碳水化合物的刺激下才释放入血的,其促胰岛素分泌作用呈葡萄糖浓度依赖性,这种葡萄糖浓度依赖性降糖特性是其临床应用安全性的基础与保障,从而避免了人们对可能造成的严重低血糖的担忧;有活性的 GLP-1 通过 GLP-1 受体起作用,后者除在胰岛细胞表达外,还分布于心脏、中枢神经系统、肾、肺、胃、肠、垂体以及腹部迷走神经传入纤维的神经节,因此可能会产生降糖以外的作用,GLP-1 作为一种厌食信号肽,调节摄食与体重,研究提示,GLP-1 可作用于下丘脑,激活饱食感神经元,减少进食;同时也可作用于胃部,延缓胃排空,从而减轻患者体重,而这正是多数降糖药物所不具备的;GLP-1 减轻体重的同时可能发挥心血管保护作用,输注 GLP-1 可以减少心肌梗死的面积,这在动物模型和人体中都得到了证实;研究结果提示,GLP-1 还可以改善内皮细胞功能,有降压、保护神经等功能。

2. 艾塞那肽(百泌达) 是 GLP-1 受体激动剂,具有与人体 GLP-1 相似的作用机理和益处。适用于口服降糖药不能有效控制血糖的 2 型糖尿病患者的辅助治疗,以改善血糖控制。起始剂量为每次 5μg,每天 2 次,在早餐和晚餐前 60 分钟内(或每天的 2 顿主餐前,给药间隔大约 6 小时或更长)皮下注射,不宜在餐后注射,在治疗 1 个月后剂量可增加至每次 10μg,每天 2 次。该药物常见的不良反应为恶心、低血糖、腹泻、呕吐、头痛及不安感,其中以恶心最为常见,在患者开始治疗和增加剂量时发生频率高,但可能随着治疗时间的延长而减轻或消失。

注意事项:艾塞那肽不是胰岛素的代替物,不应用于 1 型糖尿病或糖尿病酮症酸中毒的治疗;有使用艾塞那肽导致急性胰腺炎的个案报道,如果怀疑发生急性胰腺炎,应停用艾塞那肽和其他可疑药物,如果证实是胰腺炎,但病因不明时,不推荐继续用艾塞那肽治疗;给予艾塞那肽治疗后患者可能会产生抗艾塞那肽抗体,应注意观察是否有发生过敏性反应的症状和体征;不推荐严重胃肠疾病患者使用;不推荐终末期肾病患者或严重肾功能损伤(肌酐清除率<30ml/min)患者使用艾塞那肽。

3. DPP-4 抑制剂 是一种高度特异性的丝氨酸蛋白酶,能够快速分解 GLP-1 和 GIP 这两种肠促胰岛素,使它们失活。DPP-4 抑制剂通过阻断 DPP-4 上的结合位点,阻止 GLP-1 和 GIP 的失活,从而延长它们的活性状态,并减少肝脏葡萄糖的合成,减少胰高血糖素的释放,产生控制血糖的作用。已上市药物的临床研究资料表明,DPP-4抑制剂在治疗2型糖尿病方面,不管是单一疗法还是与其他药物联合,都具有很好的潜力,但由于进入临床研究的时间很短,还需要更多的数据。由于DPP-4抑制剂以依赖于葡萄糖方式保护GLP-1不被灭活,诱导胰岛素分泌,所以低血糖症较少出现;与其他降糖药相比,DPP-4抑制剂不会增加体重;临床应用中少数患者会出现轻微的不良反应,如上呼吸道感染、腹泻等。DPP-4抑制剂优于GLP-1类似物的地方在于它们是通过口服给药,每天一次的剂量似乎和每天两次的用药法一样有效;而且与类似物不同的是,它们不会引起干扰药物吸收、使治疗受限的胃肠道不良反应。

4. 磷酸西格列汀(捷诺维) 是首个在我国上市的DPP-4抑制剂。能针对2型糖尿病的三种主要缺陷:胰岛素抵抗,B细胞功能障碍(胰岛素的释放减少),以及α细胞功能障碍(未抑制肝葡萄糖的产生)发挥作用。该药不宜用于1型糖尿病患者或者糖尿病酮症酸中毒的治疗。这种DPP-4抑制剂增强了肠促胰岛素系统的生理作用,通过影响胰腺中的B细胞和α细胞来调节葡萄糖水平。只有当B细胞出现功能障碍而引起胰岛素水平降低或者当α细胞和B细胞的功能障碍使得肝糖产生增加时,才能通过对DPP-4的抑制作用来发挥效力。可以单用或与其他降糖药联合用于2型糖尿病的治疗。口服,可与或不与食物同服,每天1次,每次100mg,有研究发现,西格列汀200mg的治疗效果并不优于100mg。主要通过肾脏直接排出,其余的经代谢后排出。对于肾脏功能不好的患者,应适当减少其用量。对于轻度肾功能损害(肌酐清除率为30~50ml/min)患者,只需用药量的1/2;对于重度肾功能损害(肌酐清除率<30ml/min)患者,只需用药量的1/4。

二、胰岛素及其类似物

正常人体内的胰岛素是由胰岛 B 细胞受内源性或外源性物质如葡萄糖、乳糖等刺激而分泌的一种蛋白质激素,是机体内惟一降低血糖的激素,主要作用是调整血糖的水平;此外,胰岛素在许多不同的组织器官中有合成代谢和抗分解代谢的作用,在肌肉组织中,本品有增加糖原、脂肪酸、甘油和蛋白质的合成和氨基酸的吸收,降低糖原分解、糖异生、酮生成、脂肪分解、蛋白质代谢和氨基酸的输出等作用。生理状态下,人体内胰岛素分泌有两种形式,即持续性基础分泌和进餐刺激性增高分泌。一方面,平均约 8~13 分钟释放一次,以保持一定的胰岛素基础水平,抑制肝糖形成,保持靶组织(器官)达到利用葡萄糖的平衡;另一方面,进餐后胰岛素分泌增加可刺激葡萄糖的利用和储存,并抑制肝糖输出。外源性胰岛素主要用于糖尿病患者的治疗,能降低血糖,降低高血糖毒性,减少 B 细胞负荷,进一步减少或减缓大、小血管并发症发生率;维持儿童及青少年正常生长发育;降低糖尿病的急症病死率。

(一)胰岛素治疗的适应证

所有 1 型和妊娠糖尿病患者必须接受胰岛素治疗。

发生下列情况的 2 型糖尿病患者也需要胰岛素治疗:①非酮症高渗性昏迷、乳酸性酸中毒、糖尿病酮症酸中毒或反复出现酮症;②血糖控制不良的增殖型视网膜病变;③重症糖尿病肾病;④神经病变导致严重腹泻、吸收功能不全;⑤合并严重感染、创伤、手术、急性心肌梗死及脑血管意外等应激状态;⑥肝、肾功能不全;⑦妊娠期及哺乳期;⑧磺脲类药物原发性或继发性失效;⑨显著消瘦;⑩同时患有需用糖皮质激素治疗的疾病,如系统性红斑狼疮、腺垂体功能减退等;⑪某些特异性糖尿病,如坏死性胰腺炎等;⑫某些新诊断的 2 型糖尿病,一开始就胰岛素强化治疗。

(二)胰岛素制剂的分类

1. 按制剂来源和化学结构分类

(1)动物胰岛素:包括猪胰岛素和牛胰岛素,与人胰岛素分子结构不完全相同,是从猪或牛胰腺中提取的。使用动物胰岛素,尤其是纯度不高的胰岛素,机体会产生胰岛素抗体,引起变态反应和胰岛素抵抗。

(2)人胰岛素:通过基因工程技术将人胰岛素基因插入酵母菌质粒或大肠杆菌质粒中,其与人的胰岛素分子结构完全一致,理论上无免疫源性,不刺激抗体产生,使用时局部及全身的过敏反应少。目前是胰岛素产品的主流。

(3)人胰岛素类似物:是通过基因重组技术,改变人胰岛素的分子结构而成,较传统人胰岛素更适合人体生理需要,更符合人体对基础和餐时胰岛素的需求。包括速效胰岛素类似物和长效胰岛素类似物。需要说明的是,人胰岛素类似物是一种异源多肽,可能致敏或产生抗体,因此,妊娠糖尿病或糖尿病合并妊娠的妇女、有过敏体质的糖尿病患者、对动物源性胰岛素呈现免疫抵抗者,最好还是选择人胰岛素。

2. 按作用时间分类

(1)超短效胰岛素:人胰岛素类似物,包括门冬胰岛素和赖脯胰岛素,皮下注射后起效时间10~20分钟,最大作用时间为注射后1~3小时,降糖作用持续3~5小时,和常规胰岛素相比,它更符合胰岛素的生理分泌模式,餐前注射吸收迅速,必要时,也可在餐后立即注射。比人胰岛素快3倍,达峰值时间短,能更有效地控制餐后血糖。常用的有诺和锐和优泌乐。为无色透明溶液,用于皮下注射,也可在严密监察下进行静脉注射。

(2)短效胰岛素:又称速效或常规胰岛素。包括动物来源的普通胰岛素(常规胰岛素、中性胰岛素、可溶性胰岛素等)、重组人胰岛素、诺和灵R、优泌林R、甘舒霖R、重合林。皮下注射后半小时内起效,1~3小时达峰,作用持续时间大约8小时。短效胰岛素一般在餐前30分钟皮下注射,由于在皮下存在一个吸收过程,不如超短效胰岛素峰型尖锐,与人的生理分泌模式有一定的差异,进餐时间提前易导致血糖控制不佳,若延后则易发生低血糖。动物胰岛素较人胰岛素过敏反应发生率高,使用剂量大。主要降低餐后高血糖,每天需要多次注射。是无色透明的澄清溶液,可以皮下、肌肉、静脉注射。

(3)中效胰岛素:包括低精蛋白锌胰岛素(NPH)和慢胰岛素锌混悬液,国内常用的是NPH,是将胰岛素混合到锌和鱼精蛋白磷酸缓冲液中,包括①动物来源的低精蛋白锌胰岛素;②重组人胰岛素:诺和灵N、优泌林N、甘舒霖N、万苏林N。中效胰岛素皮下注射后缓慢平稳释放,平均1.5小时起效,4~12小时达峰值,作用持续时间18~24小时,致低血糖的风险较短效胰岛素小。主要提供每日基础水平胰岛素,每日注射1次或2次。外观浑浊,只用于皮下注射。

(4)长效胰岛素:有精蛋白锌胰岛素(PZI,动物来源)和特慢胰岛素锌混悬液两种,国内有猪PZI生产,是在低精蛋白锌的基础上加大鱼精蛋白的比例,释放更缓慢,作用持续时间更长,早餐前0.5~1小时皮下注射3~4小时起效,12~20小时达峰,作用维持24~26小时。外观浑浊,只用于皮下注射。其缺点是能够使人产生胰岛素抗体,吸收不稳定,起作用时间较慢,持续时间长而难以确定其满意剂量,目前临床较少使用。

(5)超长效胰岛素:人胰岛素类似物,包括甘精胰岛素和地特胰岛素。皮下注射后可24小时保持相对恒定浓度,无明显峰值出现。一般为每日傍晚注射,起效时间1.5小时,作用可平稳保持22小时左右,更适合于基础胰岛素治疗,不易发生夜间低血糖,体重增加的不良反应亦较少。只用于皮下注射。

(6)预混胰岛素:指含有短效和中效胰岛素的混合物或超短效与中效胰岛素混合物,不同胰岛素按固定比例预先混合。如诺和灵 30R(优泌林 70/30)和诺和灵 50R,前者短效胰岛素所占比例为30%,后者短效胰岛素占 50%;超短效与中效胰岛素预混制剂,包括超短效占 30%的诺和锐 30 和超短效占 25%(50%)的优泌乐25、超短效与中效各占 50%的优泌乐 50。制剂中的短效成分起效迅速,可以较好地控制餐后血糖,中效成分缓慢持续释放,主要起替代基础胰岛素分泌作用。在应用时一定要充分摇匀药液,使药液呈均匀的混悬状态或乳浊液。只用于皮下注射。

(三)胰岛素的使用方法

1. 胰岛素的注射方案 胰岛素的不同制剂具有不同的作用,超短效胰岛素、短效胰岛素能够补充餐后胰岛素高峰,降低餐后血糖;中效胰岛素可以抑制肝糖转化,降低下一餐前的血糖;应用超长效胰岛素可以补充全天基础胰岛素,降低空腹血糖;预混胰岛素对餐后血糖和空腹血糖都有作用。胰岛素治疗需要根据患者的胰岛功能和血糖情况,选择合理的外源性胰岛素给予补充基础和(或)餐后胰岛素水平,以达到控制血糖的目的。

(1)1 次胰岛素注射方案

睡前应用中效胰岛素:可以抑制肝糖转化,降低空腹血糖。

晚餐前应用中效胰岛素:可以降低睡前血糖,也能使空腹血糖下降。

早、晚餐前或睡前应用超长效胰岛素:维持全天胰岛素水平在一个稳定程度,降低空腹血糖。

(2)2 次胰岛素注射方案

早餐前和睡前注射中效胰岛素:在睡前应用中效胰岛素的基础上,如果空腹血糖达标,早餐和午餐后血糖下降明显,但晚餐后血糖仍高,可在早餐前加用 1 次中效胰岛素。

预混胰岛素:多是在早晚餐前注射,由于注射次数少,应用较为方便,尤其对于还在正常工作的患者,可以免除中午应用胰岛素的不便。此方案的缺点是不符合生理胰岛素分泌模式,如果病人自身胰岛功能较差,10:00AM~11:00AM 易出现低血糖,尤其是早餐后 2 小时血糖<9mmol/L 时;午餐后血糖很难控制满意,一般需要口服 α-糖苷酶抑制剂或双胍类降糖药物辅助降低餐后血糖。制剂中短效成分越多,越适合以餐后高血糖为特点的患者,如诺和灵 50R、优泌乐 50。

(3)3 次胰岛素注射方案:早、中餐前短效,晚餐前短效与中效胰岛素联合应用,适用于睡前高血糖的患者,须注意若晚餐前中效胰岛素用量较大,前半夜容易发生低血糖。

三餐前应用预混人胰岛素类似物:诺和锐 30、优泌乐 50 除早晚餐前注射外,也可以采用三餐前注射的方案。

(4)4 次胰岛素注射方案:三餐前应用短效或超短效胰岛素,睡前应用中效胰岛素注射。此方案为目前推荐的强化治疗方案之一,在胰岛素替代治疗者中使用普遍。这种方案的优点是:三餐后血糖及空腹血糖水平都能得到较好的控制,且胰岛素的剂量易于调整;不易于发生夜间低血糖。但有时患者胰岛素极度缺乏需要全天补充基础胰岛素时,睡前中效胰岛素不能覆盖 24 小时,可能需要在早晨再加用一次中效胰岛素。

三餐前应用短效或超短效胰岛素,晚餐前或睡前应用超长效胰岛素:适用于胰岛素极度缺乏需全天基础胰岛素补充者,对空腹和餐后血糖都能起到比较好的控制效果。

(5)5 次胰岛素注射方案:早晨、睡前应用中效胰岛素注射,三餐前短效胰岛素或超短效胰岛素注射。中效胰岛素应用时间为早 8:00 左右,睡前 22:00 左右,覆盖 24 小时补充基础胰岛素,三餐前短效或超短效胰岛素补充餐后胰岛素高峰,是目前强化治疗模拟生理性胰岛素分泌模式的最理想方案。其优点是:与生理性胰岛素分泌模式最接近,2次中效胰岛素控制餐前及空腹血糖,3次餐前胰岛素控制餐后血糖。缺点是:注射次数多,患者难于接受。中效胰岛素一般占全日胰岛素用量的30%~50%;其余胰岛素用量分配到三餐前,根据具体血糖情况进行个体化调整。

(6)胰岛素泵强化治疗:胰岛素强化治疗是指通过每日皮下注射3次或3次以上胰岛素或应用胰岛素泵使血糖在短期内获得理想控制。可减少1型糖尿病患者慢性并发症发生率,主要缺点是低血糖发生率显著增高和体重增加,需根据患者各方面情况综合考虑是否进行强化治疗。目前最常用的强化治疗方法是多次皮下注射胰岛素和持续皮下胰岛素输注(俗称胰岛素泵)。

胰岛素泵治疗是采用人工智能控制的胰岛素输入装置,通过持续皮下输注胰岛素的方式,模拟胰岛素的生理性分泌模式从而控制高血糖的一种胰岛素治疗方法。具体而言,胰岛素通过人工智能控制,以可调节的脉冲式皮下输注方式,模拟体内基础胰岛素分泌;同时在进餐时,根据食物种类和总量设定餐前胰岛素及输注模式以控制餐后血糖。胰岛素泵使用的是短效人胰岛素或速效人胰岛素类似物,中、长、预混胰岛素不能用于胰岛素泵治疗。

胰岛素泵治疗的优点:根据患者的血糖情况灵活地调整餐前大剂量及基础输注量,有效地控制餐后高血糖和黎明现象,降低糖化血红蛋白水平;减少胰岛素用量,避免过大剂量使用胰岛素导致的体重增加;模拟生理性胰岛素分泌模式,减少了低血糖的发生;使用短效或速效胰岛素制剂,吸收较中长效胰岛素稳定,并且输注部位基本固定,避免了胰岛素在不同部位吸收的差异;减少多次皮下注射胰岛素给患者带来的痛苦和不便;增加糖尿病患者进食、运动的自由度;提高患者自我血糖管理能力,减轻糖尿病患者的心理负担。

原则上胰岛素泵适用于所有需要应用胰岛素治疗的糖尿病患者。

短期胰岛素泵治疗的适应证:以下情况,即使是短期使用胰岛素泵治疗,也可以有更多获益:1型糖尿病患者和需要长期胰岛素强化治疗的2型糖尿病患者,在住院期间可通过胰岛素泵治疗稳定控制血糖、缩短住院天数,并为优化多次胰岛素注射的方案提供参考数据;需要短期胰岛素治疗控制高血糖的2型糖尿病患者;糖尿病患者围手术期;应激性高血糖患者;妊娠糖尿病或糖尿病合并妊娠者。不宜短期应用胰岛素泵治疗者:酮症酸中毒、高渗非酮症性昏迷、伴有严重循环障碍的高血糖者。

长期胰岛素泵治疗的适应证:需要长期胰岛素治疗者,均可采取胰岛素泵治疗。特别是血糖波动大,虽采用多次胰岛素皮下注射方案,血糖仍无法得到平稳控制的糖尿病患者;无感知和频发低血糖者;黎明现象严重导致血糖总体控制不佳者;作息时间不规律,不能按时就餐者;要求提高生活质量者;胃轻瘫或进食时间长的患者。不宜长期应用胰岛素泵治疗者:不需要长期胰岛素治疗者;对皮下输液管过敏者;不愿长期皮下埋置输液管或不愿长期佩戴泵者;患者及其家属缺乏胰岛素泵使用相关知识,接受培训后仍无法正确掌握如何使用胰岛素泵者;有严重的心理障碍或精神异常者;无监护人的年幼或年长患者,生活无法自理者。

2. 胰岛素的剂量调整 正常人基础状态下胰岛素每小时分泌1~2u,进餐后每小时约分泌4~5u,1天总分泌量40~50u。对于胰岛素替代治疗者,起始剂量多为18~24u,三餐前的分配原则为早餐前＞晚餐前＞中餐前,具体而言,早餐前30%~45%,中餐前20%~25%,晚餐前25%~30%,睡前中效胰岛素20%。睡前中效胰岛素的初始剂量还可以直接设为4~6u,或体重(kg)的1/10,或近似于其空腹血糖值(mmol/L),肥胖者因胰岛素抵抗明显或空腹血糖水平很高时,初始量可酌情增加,一般使用剂量肥胖者10~15u,非肥胖者5~10u。

初始剂量设定以后,需要根据血糖监测的结果进行调整,一般每次胰岛素剂量的调整,应该在6~8u/天,如果患者体重较重,可以适当加大每天调整的剂量,但不宜增加过多,以免出现低血糖反应。每次调整剂量后3~4天应该再次进行血糖监测以评估用量是否合适。以午餐前后血糖水平为例,如果午餐前血糖水平高,说明早餐前胰岛素剂量较少,应该调整早餐前胰岛素剂量;如果午餐后血糖高,说明午餐前胰岛素的剂量不足,应该增加午餐前胰岛素剂量。如果空腹血糖较高,应该调整睡前胰岛素用量。在调整胰岛素剂量时应该从饮食、运动、用药、血糖特点等多方面综合分析患者血糖升高或降低的原因。

在将一天4~5次胰岛素改为预混胰岛素30R时,全天胰岛素用量的2/3用在早餐前,1/3用在晚餐前;而改为诺和灵50R、诺和锐30、优泌乐25时,则早晚餐前各用总量的1/2。但这种比例并不是一定的,也需要因人而异的调整剂量。

每日两次注射中效胰岛素的患者,改为每日一次甘精胰岛素注射时,在变更的第1周,其每日基础胰岛素的用量应减少20%~30%,以减少夜间和清晨发生低血糖的危险性。

胰岛素泵剂量设定:每日胰岛素剂量需要根据患者糖尿病分型、血糖水平以及体重情况确定,初始推荐剂量如下:①未接受过胰岛素治疗的患者:1型糖尿病:日总量(u)=体重(kg)×(0.4~0.5);2型糖尿病:日总量(u)=体重(kg)×(0.5~0.8);②已接受胰岛素治疗的患者可根据胰岛素泵治疗前的胰岛素用量计算,日总量(u)=用泵前胰岛素用量(u)×(70%~100%),具体可根据患者血糖控制情况而定。

胰岛素泵剂量分配:可根据胰岛素的用途分为基础输注量和餐前大剂量。基础输注量是指维持机体基础血糖代谢所需的胰岛素量。每日基础输注量=全天胰岛素总量×(40%~60%)。在三餐前一次性快速输注的胰岛素量为餐前大剂量。初始设定的餐前大剂量总量一般为初始全天胰岛素用量的50%。按照三餐1/3、

1/3、1/3 分配，或者 1/5、2/5、2/5 分配。特殊情况下根据饮食成分，特别是碳水化合物含量以及血糖情况个性化设定。

注意事项：初始胰岛素泵治疗时，总剂量的 50% 为基础输注量，50% 为餐前大剂量；年轻患者可采用基础输注量 40%，餐前大剂量 60% 的方法来分配。

3. 胰岛素治疗的注意事项 胰岛素治疗应在一般治疗和饮食治疗的基础上进行，并监测病情，按治疗反应情况和治疗需要做适当调整。

胰岛素治疗应由小剂量开始，根据血糖测定结果，每 2~3 天调整剂量一次，直到取得最佳疗效。

在清晨时出现高血糖，应该分辨是黎明现象还是苏木杰反应。黎明现象：即夜间血糖控制良好，也无低血糖发生，仅于黎明一段短时间内出现高血糖，其机制可能为皮质醇、生长激素等胰岛素拮抗激素分泌增多所致。苏木杰反应：即曾有低血糖，导致体内升血糖的激素分泌增加，继而发生低血糖后反跳性高血糖。也可发生于夜间，在睡眠中未被察觉，而出现清晨高血糖。可加测凌晨 3—5 点的血糖进行鉴别。如果是黎明现象，则应该增加睡前中效胰岛素剂量；如果是苏木杰反应，则应该减少睡前中效胰岛素的剂量。

人胰岛素的效价要高于动物胰岛素，因此，当动物胰岛素改为人胰岛素时，应该减少 10%~30% 的剂量，以免发生低血糖。

瓶装胰岛素一般使用注射器抽取，胰岛素浓度为 40u/ml，笔芯胰岛素需与相应厂家的胰岛素笔配套使用，浓度为 100u/ml，如果使用注射器抽取笔芯胰岛素，一定要注意仔细计算抽取的胰岛素量，否则可能导致低血糖。

胰岛素全天用量在 20~30u 者，可改用口服降糖药治疗。

(四)胰岛素的副作用

1. 低血糖反应 糖尿病患者若胰岛素用量过大或用胰岛素后未按时进食,或进餐量不足,或剧烈运动后均极易发生低血糖。症状轻者表现为出冷汗、心慌、手抖、饥饿感、乏力、头晕、恶心、呕吐、面色苍白等。轻症低血糖者往往可自行缓解;久病者胰升糖素对低血糖的反应受损,肾上腺素反应也减低,低血糖时自行恢复能力减低且慢,若不及时纠正,导致脑组织缺糖、缺氧、脑细胞水肿,可影响脑功能。

2. 慢性胰岛素过量综合征(苏木杰反应) 胰岛素慢性过量,尤其晚餐前中效胰岛素过量,凌晨2~3时易发生低血糖,低血糖引发反调节激素分泌增加,使血糖增高,清晨出现高血糖,致低血糖后高血糖状态。低血糖的症状不典型,常有行为改变,如兴奋、木僵、情绪易变等,夜间表现为多汗、恶梦、头痛,晨起即感疲劳等。

3. 注射局部脂肪组织肥厚或萎缩 按部位循环注射可以防止。

4. 局部或全身过敏反应 少数患者皮肤注射局部出现红肿或荨麻疹。过敏反应可在继续用药过程中消失,仍有过敏反应者可进行脱敏治疗或更换胰岛素。

5. 屈光不正 用胰岛素治疗使高血糖迅速下降的几天后,可因晶体和玻璃体内的渗透压降低使液体外溢,屈光度下降而导致远视,使病人视物模糊。一般在1个月左右可恢复正常。

6. 胰岛素性水肿 使用胰岛素治疗的2~3周内,由于胰岛素的水钠潴留作用和胰岛素诱发的微循环中血流动力学改变,可致双下肢轻度凹陷性水肿。

7. 胰岛素抵抗和高胰岛素血症 采用不纯的动物胰岛素治疗的患者可导致体内产生抗胰岛素抗体,此类抗体随着使用胰岛素的时间、剂量而增加。此时的抗体可与外源性的胰岛素结合,使游离胰岛素浓度减少而胰岛素的需要量增加,即产生胰岛素抵抗。

8. 肥胖 胰岛素为合成激素,长期应用加之没有进行饮食、运动治疗,有的病人可出现肥胖。肥胖不仅使下肢关节负重增加导致膝关节病变,同时还会增加心血管疾病的发病率。

(五)胰岛素过敏的处理方法

胰岛素过敏反应由 IgE 引起,有局部反应和全身反应。

1. 局部反应 注射部位出现红肿、瘙痒、水泡、硬结,常在注射后 2~12 小时发生,持续 2 小时后会逐渐消退。

处理方法:①注入胰岛素要深一些,应达到皮下组织;②经常变换注射部位;③注射部位热(湿)敷;④应用抗过敏药。

2. 全身反应 表现为面部和口腔黏膜水肿、呼吸困难、哮喘,重者可发生休克,多发生在停用胰岛素数月后又恢复使用胰岛素的病人。

3. 处理方法 ①紧急脱敏:将常规胰岛素溶于生理盐水中,稀释到 0.1ml 含胰岛素 0.001u 作脱敏试验用。稀释方法:抽常规胰岛素 4u,加入生理盐水 400ml 中,此时每毫升含胰岛素 0.001u,开始皮下注射,每次 0.1ml,含胰岛素 0.0001u,若无不良反应,以后每隔 15~30 分钟加倍注射一次,直到需要量。如有休克,立即皮下注射肾上腺素 0.25~1.0mg,并给予皮质醇 100~300mg 溶于 500ml 盐水中静滴;②非紧急脱敏:用上述脱敏液从 0.001u 开始,如无反应,每 4 小时皮下注射一次,第一日 4 次,每次加倍(即 0.001,0.002,0.004,0.008u);第二日 4 次,剂量从 0.02u 开始,每次加倍(即 0.02,0.04,0.08,0.16u);以后依此法递增至需要剂量。脱敏后不宜中途停用胰岛素,以免以后再用胰岛素时又发生过敏反应。胰岛素过敏反应产生的机制目前并不完全清楚,一般认为可能与胰岛素制剂中的污染物、延迟剂或胰岛素本身引起的免疫应答有关。动物胰岛素由于含有杂质蛋白,过敏反应较人胰岛素多见,可能与胰岛素本身或制剂中的杂质蛋白有关。由于人胰岛素的杂质蛋白含量极低,故后者引起过敏反应可能性小。

严重过敏反应者应立即停用胰岛素,必要时按过敏性休克进行抢救。

三、糖尿病治疗指南

当糖尿病足病变不严重时,其降糖治疗与一般糖尿病相似,可以参照国际、国内糖尿病治疗指南的方案,但如果病变严重,则需要应用胰岛素或胰岛素泵治疗。

2006年ADA/EASD对2型糖尿病治疗共识:

2型糖尿病一经诊断,即开始生活方式干预+二甲双胍治疗;

如果$HbA_{1c} \geqslant 7\%$,进行两药联合治疗:二甲双胍+基础胰岛素或磺脲类或格列酮类药物;

如果$HbA_{1c} \geqslant 7\%$,停口服药物,进行强化胰岛素治疗或二甲双胍+磺脲类(或格列酮类)+基础胰岛素或二甲双胍+磺脲类+格列酮类;

如果$HbA_{1c} \geqslant 7\%$,强化胰岛素治疗+格列酮类药物,或二甲双胍+磺脲类+格列酮类+基础胰岛素;

如果以上治疗均不能使$HbA_{1c} < 7\%$,则采用强化胰岛素治疗+二甲双胍+/-格列酮类药物。

每3个月检测1次HbA_{1c},直至$HbA_{1c} < 7\%$,其后至少每6个月检测1次,如果$HbA_{1c} > 7\%$应该改变干预方式。

2007年中华医学会糖尿病学分会制订中国2型糖尿病防治指南:

超重、肥胖患者($BMI \geqslant 24kg/m^2$):在饮食、运动、控制体重的基础上,加用二甲双胍;如果3个月血糖未达标($HbA_{1c} > 6.5\%$),加用以下药物中的一种或多种:噻唑烷二酮类、磺脲类、格列奈类、α-糖苷酶抑制剂;如果3个月血糖仍未达标,加用胰岛素。

正常体重患者：在饮食、运动、控制体重的基础上，加用以下药物中的一种或多种：二甲双胍、噻唑烷二酮类、磺脲类、格列奈类、α-糖苷酶抑制剂；如果3个月血糖未达标（$HbA_{1c}>6.5\%$），加用胰岛素。

国内新的糖尿病治疗指南即将公布。

第四节　调脂治疗

一、高脂血症的诊断及分类

脂肪代谢或转运异常使血浆中一种或几种脂质高于正常称为高脂血症，多表现为高胆固醇血症、高甘油三酯血症或两者兼有的混合型高脂血症。高密度脂蛋白降低也是一种血脂紊乱，所以，"血脂异常"更能全面反映血脂代谢紊乱状态，但临床上仍习惯称之为高脂血症。

血脂是血浆中的中性脂肪（胆固醇和甘油三酯）与类脂（磷脂、糖脂、固醇、类固醇）的总称，血脂中的主要成分是胆固醇和甘油三酯。

胆固醇（TC）是细胞膜结构中的主要组成成分，同时也是类固醇激素和胆酸合成的前体物质。胆固醇又分为胆固醇酯和游离胆固醇，两者相加为总胆固醇。

甘油三酯（TG）在脂肪组织中以脂肪滴的形式贮存，也可作为某些脂蛋白的组成成分在血液中转运。脂肪细胞或脂蛋白颗粒中的甘油三酯通过水解后释放出游离脂肪酸，以提供能量。脂肪酸可分为饱和脂肪酸与不饱和脂肪酸，后者包括单不饱和脂肪酸和多不饱和脂肪酸。

脂质必须与载脂蛋白质结合以脂蛋白形式存在，才能进行转运与代谢，因而，高脂血症也是高脂蛋白血症的反映。脂蛋白可为乳糜微粒、极低密度脂蛋白、低密度脂蛋白、中间密度脂蛋白、高密度脂蛋白和脂蛋白(a)等。

乳糜微粒(CM)：是颗粒最大、密度最低的脂蛋白，来源于食物脂肪，主要存在于餐后血浆中。其作用主要是转运饮食中的胆固醇和甘油三酯。CM不能进入动脉壁内，一般不致动脉粥样硬化，但易诱发胰腺炎。

极低密度脂蛋白(VLDL)：主要作用是将内源性甘油三酯运送至肝外组织，血浆VLDL水平升高是冠心病的危险因素。

低密度脂蛋白(LDL)：是VLDL水解后的最终产物，胆固醇含量最多，约70%的血浆总胆固醇存在于LDL之中。肝脏摄取75%左右的LDL，其余部分为其他组织所摄取。LDL具有致动脉硬化的作用。

高密度脂蛋白(HDL)：颗粒最小，密度最高。主要作用是促进CM和VLDL分解并合成胆固醇酯，将肝外组织细胞中的胆固醇转运出来，然后被肝分解代谢。血浆中的游离胆固醇酯在HDL中转化为胆固醇酯，可阻止游离胆固醇在动脉壁和其他组织积聚，是抗动脉粥样硬化因子。

脂蛋白(a)：脂蛋白(a)浓度升高与动脉粥样硬化的发生相关，并可能是独立的危险因素。

脂代谢中的酶：脂蛋白脂酶(LPL)、肝脂酶、卵磷脂胆固醇酯酰基转移酶(LCAT)是脂代谢中的关键酶。

高脂血症的诊断主要是依靠实验室测定血浆(清)总胆固醇、甘油三酯、高密度脂蛋白胆固醇和低密度脂蛋白胆固醇的浓度。由于影响血脂水平的因素较多，为了保证检测结果的可靠性，在采血前应注意：保持平常饮食，并禁酒1周以上，体重相对恒定；无急性疾病，急性心肌梗死后至少6周才能采血；未服过降低血脂或对血脂有影响的药物，如避孕药、雌激素、肾上腺皮质激素等；血浆标本应在进餐后12~16小时采取。

血脂水平与种族、年龄、性别、生活方式、文化水平及遗传等因素相关。2007 年《中国成人血脂异常防治指南》制定了我国人群的血脂水平分层标准。

分层	TC (mmol/L)	LDL-C (mmol/L)	HDL-C (mmol/L)	TG (mmol/L)
合适范围	<5.18	<3.37	≥1.04	<1.70
边缘升高	5.18~6.19	3.37~4.12		1.70~2.25
升高	≥6.22	≥4.14	≥1.55	≥2.26
降低			<1.04	

高脂血症有多种分类方法,临床常用的主要有两种。

(1)按异常脂蛋白类型不同可分为四类:①高胆固醇血症:血浆 TC 水平增高;②高甘油三酯血症:血浆 TG 水平增高;③混合型高脂血症:血浆 TC 与 TG 水平增高;④低高密度脂蛋白血症:血浆 HDL-C 水平降低。

(2)按病因可分为原发性和继发性两类:①原发性高脂血症:是由饮食习惯、生活方式及其他自然环境因素及遗传基因缺陷或基因突变等所致的血脂异常;②继发性高脂血症:某些全身性疾病(如糖尿病、甲状腺功能减退症、肾病综合征、阻塞性肝胆疾病、胰腺炎、红斑狼疮等)或药物(噻嗪类利尿剂、激素及某些 β 受体阻滞剂等)能引起继发性高脂血症。

二、高脂血症的控制目标

糖尿病患者为心血管疾病的高危人群,糖尿病合并冠心病患者为极高危人群。ADA(美国糖尿病协会)于 2010 年颁布了糖尿病诊断与治疗的临床实践建议,提出成年糖尿病患者血脂控制目标:

对于没有合并心血管疾病的糖尿病患者,血脂控制的目标是

LDL-C<2.6mmol/L；

对于合并有心血管疾病的糖尿病患者，建议使用大剂量他汀类药物使 LDL-C<1.8mmol/L；

若经最大耐受剂量的他汀类调脂药治疗后仍未达到上述治疗目标，则建议使用 LDL-C 比基线降低约 30%~40% 这一替代目标；

其他指标的治疗目标：TG<1.7mmol/L，男性 HDL-C>1.0mmol/L，女性 HDL-C>1.3mmol/L；

糖尿病患者调脂治疗的首要目标是使用他汀类药物使LDL-C达标。

三、调脂治疗的意义

心血管疾病是2型糖尿病患者死亡的主要原因。与非糖尿病患者相比，糖尿病患者发生心血管疾病的危险性更大，后果更严重。在 TC 水平相当的情况下，糖尿病患者患心血管疾病的危险性是非糖尿病患者的 2~4 倍。

2型糖尿病患者易发生致动脉粥样硬化性血脂异常，这与2型糖尿病多伴发中心性肥胖及胰岛素抵抗有关。当脂肪组织数量增多，尤其腹内脂肪细胞肥大时，脂肪细胞内的 TG 易分解形成游离脂肪酸，循环中常出现高游离脂肪酸血症，并使 TG 以及肝内富含 TG 的脂蛋白合成增加，且对其清除也减弱，因此可发生严重的高甘油三酯血症。

在胆固醇酯转运蛋白的作用下，LDL 中的胆固醇酯与脂蛋白中的 TG 可进行交换，将脂蛋白中的 TG 转运给 LDL，形成富含 TG 的 LDL，后者在肝脂肪酶的作用下分解其中的 TG，最终形成含胆固醇相对较多的小而致密的 LDL(sLDL)。sLDL 易被氧化而产生过氧化脂质，并不易被经典的 LDL 受体途径代谢，从而被单核细胞-巨噬细胞的清道夫受体识别、吞噬，形成泡沫细胞，促进动脉粥样硬化的发生。

与此同时,在高极低密度脂蛋白/高甘油三酯血症时,HDL经胆固醇转运蛋白及肝脂肪酶作用后易崩解。因此,血脂紊乱者呈现高甘油三酯血症时多伴有低高密度脂蛋白血症。

机体长期处于高血糖状态致使LDL与受体的结合能力下降,从而延缓了其在血浆中的清除,增加巨噬细胞对其摄取,进一步促进泡沫细胞的形成。因而,糖尿病患者血脂异常的特征是TG升高,HDL-C降低,LDL-C升高或正常,sLDL升高,即致粥样硬化血脂异常。由于高血糖以及其糖基化作用会对血管内膜产生刺激,造成血管内膜损伤,使得血脂易于沉积在血管内膜,而过高的血脂水平则会加速血脂在血管内膜的沉积,从而增加了动脉粥样硬化的可能。所以,糖尿病合并血脂异常会使心血管疾病的发生危险大大增加。血脂异常也会促进糖尿病患者脑血管病变的发生发展。

血脂异常在下肢大血管病变的发生发展中也起着重要的作用。血脂异常可导致下肢大血管出现动脉粥样硬化,血栓形成,进而出现管腔狭窄或阻塞,肢端供血不足,产生缺血性溃疡,甚至糖尿病足干性坏疽。而对于已经出现的糖尿病足病变,下肢大血管的动脉粥样硬化也会加重微循环障碍,使局部营养物质无法吸收,代谢产物无法排出,细菌容易繁殖生长,肉芽组织不易再生,创面难以愈合。

糖尿病足患者血管病变的治疗除临床内科用药外,还有外科手术治疗如球囊扩张术、搭桥术等多种手术方法,另有部分糖尿病足需要进行或紧急或择期的截肢手术治疗,而患者能否进行上述相关的手术,与心脏的功能情况密切相关。因此积极调脂治疗不但对于降低糖尿病周围血管病变、心脑血管病的发病率有非常重要的作用;而且还能改善心脏功能,降低心梗、心衰等急重症发生的几率,为糖尿病足的手术治疗创造积极的条件。

四、调脂治疗

原发性高脂血症的治疗措施主要有生活方式干预、调脂药物治疗、血浆净化治疗、外科治疗和基因治疗等。具体的治疗方案应该根据患者的血脂特点和冠心病的危险因素情况而决定。继发性高脂血症主要是积极治疗原发病,并配合生活方式干预和调脂药物治疗。

(一)生活方式干预

生活方式可通过多种环节影响血脂水平。保持健康的生活方式,具有肯定的调脂效果。

1. 饮食治疗 主要是热量的摄入要合理,在满足人体生理需要,维持合理体重的基础上,减少饱和脂肪酸和胆固醇的摄入。血浆中脂质主要来源于食物,饮食结构可直接影响血脂水平。

(1)低脂饮食:TC受饮食中胆固醇摄入量的影响,饱和脂肪酸增加TC的合成,合理的单(多)不饱和脂肪酸可降低血浆TC和LDL-C,升高HDL-C。

根据美国国家胆固醇教育计划成人治疗专家组第三次指南(美国ATPⅢ)的推荐,饱和脂肪酸的摄入应小于总热量的7%,胆固醇的摄入应每天小于200mg。肉食、蛋及乳制品等食物(特别是蛋黄和动物内脏)中的胆固醇和饱和脂肪酸含量较多,应限量进食;食用油应以植物油为主,有些植物油也含一定量的饱和脂肪酸,但多数植物油提供不饱和脂肪酸。不饱和脂肪酸的过多摄入同样可以提供较高的热量,每人每日用量以25~30g为宜。

(2)适量的碳水化合物:富含蔗糖、葡萄糖及果糖类食物可使脂肪酸的合成增加,导致血浆VLDL-C、LDL-C和TG水平升高,HDL-C水平下降。进食过多的碳水化合物增加了总热量的摄入,也可以导致血脂升高。

(3)适度的高纤维素饮食:可溶性纤维可增加肠道中 TC 的排泄,减少其吸收,增加 LDL-C 的清除,减少脂蛋白的合成,降低血浆 TC。在膳食中可增加蔬菜、低糖水果、适量的豆类、海藻、魔芋等含有较丰富的可溶性纤维的食物。但是,高纤维素饮食可能会影响到消化吸收,过多的摄入导致营养不良。

(4)限酒:酒精可升高血浆 HDL-C 水平,但同时也可增加 TG 的合成。一般认为,每日酒精摄入量低于 30g(或白酒不超过 50g)的少量饮酒可能对身体无害,但并不提倡通过饮酒以提高血浆 HDL-C 水平。

2. 运动 运动可以消耗摄入的热量,促进周围组织对血糖的利用,改善胰岛素抵抗,降低血压,减轻体重,降低血浆 TG 和 TC 水平,升高 HDL-C 水平,合理的体育运动还可以增强心肺功能。但是合并糖尿病足病的患者要在医护人员的指导下根据足病的分级选择不同的运动方式。

3. 减肥 合理的减肥措施主要是控制热量的摄入和增加体力活动,既安全有效,又不会造成任何经济负担和身体负担,不建议应用药物进行减肥。但饮食、运动必须持之以恒才能获得长久的收益,经常性的间断收效甚微。肥胖(尤其是中心性肥胖)常伴有血脂异常,大部分肥胖患者经减肥后血脂异常可得到改善。

4. 戒烟 吸烟升高 TC 和 TG 水平,降低 HDL-C 水平,戒烟有助于血脂异常的恢复,可明显降低冠心病的危险程度。

5. 保持精神愉快 当人情绪紧张、争吵、激动、悲伤时,会增加体内儿茶酚胺分泌,游离脂肪酸增多,促使血清胆固醇、甘油三酯水平升高。抑郁还会使 LDL-C 升高,导致动脉粥样硬化。有些人在缓解过度精神紧张时采取进食的方法,也是导致热量摄入量过多的原因之一。

(二)调脂药物治疗

1. 调脂药物的应用时机 通过生活方式的干预后,如果血脂仍然不能下降至正常,存在下列情况之一的,则需要应用降脂药物治疗:①无冠心病,危险因素<2个,LDL-C≥4.9mmol/L;②无冠心病,危险因素≥2个,LDL-C≥4.1mmol/L;③有冠心病,LDL-C≥3.4mmol/L。

除高胆固醇血症以外,冠心病的主要独立危险因素还有:①HDL-C水平降低(HDL-C<1.04mmol/L);②性别:男性发病率比女性高;③年龄:男性≥45岁,女性≥55岁,随年龄增加,冠心病的发病增加;④吸烟;⑤肥胖;⑥女性过早绝经,且未用雌激素替代治疗;⑦直系亲属中有冠心病家族史,尤其是早发冠心病(男性在55岁以前,女性在65岁以前发病);⑧高血压;⑨糖尿病及糖耐量减低。

2. 常用调脂药的分类 常用的调节血脂药物主要有贝特类、他汀类、烟酸及其衍生物和胆酸螯合剂等四类,不同药物的调脂作用各有特点,需要根据患者的危险状态及血脂异常的特点进行选择。

(1)贝特类药物:贝特类药物主要作用为增强脂蛋白酯酶的活性,使TG的水解增加,降低血浆中TG水平,适用于高甘油三酯血症及以甘油三酯升高为主的混合型高脂血症。

非诺贝特(力平之、利旨平、利必非、舒贝特):通过基因调控,加速乳糜微粒及极低密度脂蛋白的降解,降低TG和LDL-C,升高HDL-C水平,还能降低血小板的黏度和血尿酸水平。通常可使TG水平降低40%~60%,TC降低5%~20%,LDL-C降低5%~25%,VLDL-C降低63%,并可升高HDL-C水平。常用剂量为一次100mg,一天3次,微粒化的非诺贝特胶囊(力平之)只需每日晚餐时服用1次,每次200mg。当血脂水平正常时,建议减少剂量。

不良反应：常见的有口干、食欲减退、大便次数增多、湿疹等，偶见转氨酶、尿素氮或肌酐升高、脱发及性欲减退等。这些反应一般较轻，多见于用药最初的几周之内，不停药也可自行消失，个别症状明显者应减少剂量或停药。长期服用的患者应进行肝肾功能、肌酸激酶监测。严重肝肾功能不全者及儿童禁用，孕妇、哺乳期妇女慎用。

注意事项：同时应用抗凝药时，需注意调整抗凝药的剂量。

吉非贝齐（诺衡、康利脂、洁脂）：调脂机制并未完全阐明。它可能通过激活脂蛋白酯酶的活性，加速 VLDL 和 TG 的降解，还能抑制脂肪组织释放非酯化脂肪酸，减少 VLDL 和 TG 的合成，最终使 TG 和 TC 水平下降，HDL-C 水平升高。通常可使 TG 下降 40%~60%，TC 降低 10%~20%，HDL-C 升高 10%~20%。常用剂量为每次 900mg，每天 1 次或每天上午服 600mg，下午服 300mg；亦可每次 600mg，每天 2 次，餐前 30 分钟服用。一般起效较快，用药后 4 周即可达到稳定疗效。

不良反应：服用此药可引起胃肠道的不适，偶见嗜酸性粒细胞减少、皮疹、肌肉疼痛等，并可见一过性转氨酶和肌酸激酶活性的升高，偶可见横纹肌溶解症，尤其是与他汀类药物合用时，长期用药者应定期监测肝肾功能及肌酸激酶。因其可加速胆固醇分泌进入胆汁，因此可能会导致胆结石。严重肝肾功能不全及胆结石患者、孕妇、哺乳期妇女和儿童禁用。

注意事项：本药可增强抗凝剂药效及升高血糖，服药时应注意调整抗凝药及降糖药的剂量。

苯扎贝特（阿贝他、必降脂）：可增高脂蛋白酯酶和肝酯酶活性，促进 VLDL 的分解，使 VLDL 的分泌减少，降低 TG 水平；并可能通过加强对受体结合的 LDL 的清除，降低 LDL 和 TC；也能使 HDL 升高。此外，苯扎贝特尚可抑制血小板聚集，降低血纤维蛋白原水平及血液黏度。通常可使 TG 水平降低 20%～60%，TC 下降 10%～30%，HDL-C 升高 10%～30%。常用剂量为每次 200～400mg，每天 3 次，可在饭后或与饭同服，疗效佳者维持量为每天 2 次，每次 400mg；苯扎贝特缓释片只需每晚服 400mg。

不良反应：最常见的不良反应为胃肠道不适，少见有头痛、头晕、皮疹、皮肤瘙痒、贫血及白细胞减少等，偶有转氨酶增高、胆石症和肌炎。由于 94% 的药物经肾脏排泄，故肾功能不全时容易引起药物在体内的积蓄，并加重肾功能损害，因此肾功能不全者应慎用此药，且剂量宜小；有肝脏及胆囊疾患者禁用；孕妇、哺乳期妇女及儿童不宜服用。

注意事项：本药可明显增强抗凝药的作用，与其同用时应经常监测凝血酶原时间以调整抗凝药剂量；与其他高蛋白结合率的药物合用时，也可导致其作用加强，如磺脲类降糖药、苯妥英、呋塞米等，应调整降糖药及其他药的剂量；与他汀类药物如洛伐他汀合用时，将增加两者严重肌肉毒性发生的危险，可引起肌痛、横纹肌溶解、肌酸激酶增高等肌病，应尽量避免联合使用。

(2) 他汀类药物：HMG-CoA 还原酶是体内胆固醇合成的重要限速酶，他汀类药物即 HMG-CoA 还原酶抑制剂，当此类药物进入人体后，可以竞争性抑制内源性胆固醇合成限速酶还原酶，从而阻断了细胞内羟甲戊酸的代谢途径，这样就使得胆固醇合成减少，因而细胞中的游离胆固醇也相应地减少。细胞内游离胆固醇的减少可以反馈性刺激细胞膜表面低密度脂蛋白受体，使其数量增多和活性增加，从而使血清胆固醇清除增加、水平降低。他汀类药物的主要作用在于降低 LDL-C 和 TC 水平，同时也降低 TG 和升高 HDL-C。主要适用于高胆固醇血症，对轻、中度高甘油三酯血症也有一定疗效。他汀类药物具有良好调脂作用，是目前临床使用最广泛的一类调脂药物，其调脂以外的作用，可以稳定斑块、改善炎症、降低血小板聚集等，降低心脑血管病变发病率和死亡率。常用剂量下，能使 TC 水平下降 30%～40%，LDL-C 下降 25%～50%，TG 有中等度下降，HDL-C 有轻微上升。通常主张在每天晚餐后服用，因为绝大多数的胆固醇都是在夜间合成的。

不良反应：常见的有胃肠道反应、皮疹、肌肉触痛、肝功能损害、横纹肌溶解症等。出现转氨酶升高的患者，停药后转氨酶大多可以恢复，用药期间应定期监测肝功能以预防严重肝脏损害的发生。部分患者可以出现肌肉触痛，一过性血肌酸激酶升高，极少数病人甚至发生横纹肌溶解症，但发生率较低，一旦患者出现肌肉触痛，应该严密监测肌酸激酶水平。活动性肝病或持续不能解释的转氨酶升高患者、儿童、孕妇及哺乳期妇女禁用。

注意事项：他汀类药物与吉非贝齐、烟酸、红霉素、酮康唑、左旋甲状腺素、环孢霉素、环磷酰胺及雷公藤等合用时可引起严重的肌病和肝肾功能损害，应尽量避免。考来烯胺可使药物的生物利用度降低，应在服用考来烯胺前 1 小时或服用考来烯胺后 4 小时服用他汀类药物。

氟伐他汀（来适可）：常用剂量为 20～40mg，每天一次，晚餐时或睡前服用；胆固醇极高或对药物反映不佳者，可增加剂量至每次 40mg，每天 2 次。给药后 4 周内达到最大作用。本药几乎完全由肝脏清除，因此，对轻至中度肾功能不全的患者不必调整剂量，严重肾功能不全者（肌酐清除率＜30ml/min）禁用。

注意事项：与苯扎贝特合用可使本品生物利用度增加；服用环孢素的肾移植患者，本品剂量不要超过 40mg/d；与香豆素类衍生物同用可能发生出血。

洛伐他汀（美降脂）：常用剂量为每天 20mg，晚餐时顿服。一般服药 2 周即可见效，4～6 周效果最明显，调整剂量需间隔 4 周以上，最大剂量为 80mg，分 1～2 次于早晚餐服。使用免疫抑制剂的患者，每天最大量为 20mg，TC 和 LDL-C 降至 3.63mmol/L 和 1.94mmol/L 以下时可减量。长期治疗后停药，作用持续 4～

6周。

注意事项:本药与双香豆素合用可使凝血因子Ⅱ增高,使出血危险性增加。

辛伐他汀(舒降之、辛可):初始剂量为每天10mg,晚间顿服,每天最大剂量为80mg。对于胆固醇水平轻至中度升高者,初始剂量为每天5mg;冠心病患者初始剂量为20mg。

注意事项:与双香豆素合用可使凝血因子Ⅱ增高,使出血危险性增加。

普伐他汀(普惠脂、普拉固):初始剂量10～20mg,一天1次,临睡前服用,每天最大剂量为40mg。与吉非罗齐、烟酸、华法林等合用未发现明显相互作用。

阿托伐他汀(立普妥):初始剂量为10mg,每天一次,效果不佳可逐渐加量,最大剂量为80mg。

(3)烟酸及其衍生物:烟酸属B族维生素,是调节体内物质代谢的重要物质,在蛋白质、糖类和脂肪等物质的分解代谢中起着重要的作用。近代研究发现,当烟酸的用量超过作为维生素的用量的时候,则会起到明显的调节血脂的作用。其调脂的主要机制是抑制cAMP的形成,减慢脂肪分解,使血浆中非酯化脂肪酸减少,进而减少VLDL在肝脏的合成;而且在辅酶A的作用下可与甘氨酸共同合成烟尿酸,影响肝细胞利用辅酶A合成胆固醇;烟酸还可升高血浆HDL-C水平,其作用机制尚不清楚。除纯合子型家族性高胆固醇血症及Ⅰ型高脂蛋白血症(家族性高甘油三酯血症)以外,烟酸可用于任何类型高脂血症的治疗。一般服药后1～4日TG即出现下降,LDL-C的下降于服药后5～7日才开始。常用剂量可使TC和LDL-C均降低15%～30%,TG降低20%～80%,HDL-C升高15%～25%。常用剂量为每次1000～2000mg,每天3次,服药初期宜从小剂量开始,每次100mg,每天3～4次,以后每隔3～7天增加1次剂量。

不良反应：烟酸尚有扩张血管的作用，服药后，患者可能会出现面部潮红、皮肤灼热及瘙痒等不良反应，并可有食欲不振、恶心、呕吐、胃肠胀气、腹痛、腹泻等消化道反应。以上不良反应大多可随继续服药而逐渐减轻，餐后服药及服药时较少饮水可减轻不良反应。另外，高血压患者使用时应防止发生直立性低血压。大剂量烟酸可引起消化性溃疡、糖耐量减退、血尿酸升高及肝损害，因此，有溃疡病、糖尿病、肝功能不全的患者慎用，并注意定期复查血糖、尿酸及肝功能等。孕妇及哺乳期妇女也要慎用。

注意事项：烟酸与树脂类调脂药合用，可增强降低 LDL-C 的效果，并减轻胃肠道的不良反应。

阿昔莫司（乐脂平）：是一种人工合成的烟酸衍生物，主要抑制脂肪组织释放非酯化脂肪酸，使 TG、VLDL 及 LDL 的生成减少，同时可激活脂蛋白酯酶，加速 VLDL 的降解，升高 HDL-C 水平。其调脂适应证与烟酸相似，并可用于治疗糖尿病所致的继发性高脂血症。可使 TG 水平下降 50%，TC 降低 25%，HDL-C 升高 20%。常用剂量为 250～500mg，睡前服用，必要时可于早餐后加服 250mg。

不良反应：此药亦可引起皮肤血管扩张，患者服药后可有面部潮红、皮肤瘙痒、胃部灼热感或上腹部不适、轻微头痛等不良反应，但多数可在服药后数日内逐渐减轻或消失。该药的肝、肾功能损害极为少见，亦不会引起糖耐量减低和高尿酸血症。

（4）胆酸螯合剂：胆固醇在肝脏内代谢最终形成的代谢产物就是胆汁酸，胆酸螯合剂可以阻止胆酸或胆固醇从肠道吸收，使其随粪便排出，增加肝细胞对胆固醇的利用，降低 TC，升高 HDL-C。通常治疗剂量的胆酸螯合剂可使血浆 TC 水平降低 10%～20%，LDL-C 降低 15%～25%，HDL-C 可有中度升高，TG 水平变化不大或稍有升高。此类药物只适用于单纯高胆固醇血症，对于任何类型的高甘油三酯血症无效，若治疗混合型高脂血症，则需要配合其他调脂药物。包括树脂类、新霉素类、β-谷固醇、活性炭等。其中,新霉素类、β-谷固醇及活性炭因副作用较大或疗效不理想而被淘汰,临床上应用较多的为碱性阴离子树脂类制剂如考来烯胺及考来替泊。此类药物有异味感,患者可出现恶心、腹胀、腹痛、便秘等胃肠道反应,通常与用药剂量大小有关。以往曾将树脂类胆酸螯合剂作为一种第一线的降胆固醇药物。但由于其胃肠道副作用及调脂作用有限,近年来已较少在临床上使用。

考来烯胺(消胆胺):常规剂量为每次4~5g,每天3~4次,服用时应从小剂量开始,逐渐加量,但每天总量不超过24g。

注意事项:考来烯胺可干扰贝特类、他汀类、普罗布考、氯噻嗪、地高辛、苯巴比妥、甲状腺素及双香豆类抗凝剂等药物的吸收,以上药物应在服用考来烯胺前1小时或服用考来烯胺后4小时服用。

考来替泊(降胆宁):常用剂量为每天12~15g,分3~4次口服。长期用药者可引起脂肪吸收不良,应适当补充维生素A、维生素D、维生素K及钙盐。

(5)其他药物

普罗布考:该药可促进LDL的分解和胆酸的排泄,抑制胆固醇和载脂蛋白AⅠ的合成,使TC降低9%~29%,LDL-C降低5%~15%,但对TG作用不大。适用于所有高胆固醇血症。常用剂量为每次0.5g,每天2次。不良反应以恶心、腹痛、腹泻等较为常见,少见多汗、头痛、头晕、感觉异常、血管神经性水肿和嗜酸性粒细胞增多,偶见血清转氨酶、碱性磷酸酶、肌酸磷酸激酶及胆红素、尿酸、尿素氮、血糖等一过性升高。长期使用可引起心电图的Q-T间期延长。室性心律失常、心电图Q-T间期延长、孕妇、哺乳期妇女和儿童禁用。

Omega-3(ω-3)脂肪酸:包括二十碳五烯酸(EPA)和二十二碳六烯酸(DHA),能抑制肝内脂质及脂蛋白的合成,促进胆固醇从粪便中排出,降低 TC 及 TG 水平,升高 HDL-C;此外,还有抑制血小板聚集及减少血栓形成的作用,可延缓动脉粥样硬化的进程,降低冠心病的发病率。以海鱼油中含量最为丰富。目前的鱼油制剂可分为天然鱼油型、酯型及游离脂肪酸型3种剂型。

多烯康:为酯型制剂,其中加有少量的维生素 E,以防氧化。每次 1.8g,每天 3 次。

脉乐康:为天然鱼油制剂,含 EPA 和 DHA$>65\%$,每次 $0.45\sim0.9$g,每天 3 次。

鱼油烯康:为天然鱼油制剂,含 EPA 和 DHA>67.5mg。每次 1.0g,每天 3 次。鱼腥味所致的恶心是鱼油制剂的常见副作用。此外,长期服用游离脂肪酸型鱼油制剂可诱发胃肠道出血,酯型鱼油制剂可引起视力下降。天然海鱼油制剂的副作用较少。有出血倾向的患者禁用鱼油制剂。

依折麦布(益适纯):新型调脂药,是全球第一种选择性胆固醇吸收抑制剂。主要阻断胆固醇的外源性吸收途径。口服后被迅速吸收且广泛结合成依折麦布-葡萄糖苷酸,作用于小肠细胞的刷状缘,通过抑制 NPC1L1 转运蛋白活性,选择性地抑制膳食和胆汁中的胆固醇跨小肠壁转运到肝脏中,使得胆固醇储存减少,导致肝脏 LDL 受体合成增加,加速 LDL 代谢,使血浆 LDL-C 水平降低。由于分子量小,依折麦布在肠道发生葡萄糖醛酸化后,通过肠黏膜绒毛很快进入门静脉,经肝入胆汁,再到小肠,如此反复,使得肠黏膜绒毛上总保持有依折麦布的葡萄糖醛酸化物,发挥抑制肠道吸收胆固醇的作用,也因此使依折麦布的作用时间长。依折麦布不通过肝细胞酶 P450(CYP450)酶系代谢,故与临床上多类药物无相互作用,特别是对他汀类药物的药代动力学无显著影响。依折麦布不影响肝脏胆固醇的合成,不影响胆酸的排泄,也不影响其他脂类和脂溶性维生素在小肠内的吸收。适用于原发性高胆固醇血症、纯合子家族性高胆固醇血症和纯合子谷甾醇血症(或植物甾醇血症)。推荐剂量为每天一次,每次10mg,可单独服用或与他汀类联合应用。可在一天之内任何时间服用,可空腹或与食物同时服用。老年患者、年龄大于或等于10岁的儿童及青少年、轻度肝功能受损患者(Child-Pugh评分在5或6)及肾功能受损患者均不需要调整剂量,小于10岁儿童不推荐应用本品。

不良反应:不良反应轻微且呈一过性,主要有过敏反应,包括速发型过敏反应、血管神经性水肿、皮疹和荨麻疹,关节痛,肌痛,肌酸激酶增加,肝转氨酶增加,肝炎,血小板减少症,胰腺炎,呕吐,胆结石,胆囊炎,肌病变、横纹肌溶解症状则非常罕见。活动性肝病,或原因不明的血清转氨酶持续升高的患者禁用;哺乳期妇女不宜用;孕妇应谨慎应用。

注意事项:目前本品与贝特类联合应用的安全性及有效性尚未确立,故不推荐此两种药物联合应用。与胆酸螯合剂合用时,应在服用胆酸螯合剂之前2小时以上或在服用之后4小时以上服用本品。使用环孢霉素期间应谨慎使用本品;如本品与华法林、其他香豆素类抗凝剂或氟茚二酮合用时,应适当监测国际标准化比值(INR)。

(6)调脂中成药:尽管调脂西药种类繁多,但由于单一药物或联合用药的安全性问题,尤其对于已有肝肾功能损害的患者,选择合理的调脂药物并非易事。而调脂中成药正因其安全性及有效性得到越来越多的认可,可以单独应用或与西药联合应用。

血脂康:是由纯天然红曲发酵而来,其主要成分是天然他汀类物质,包括洛伐他汀等13种他汀同系物,同时含有多种必需氨基酸、不饱和脂肪酸和多糖成分。

作用机制:①抑制内源性胆固醇合成;②麦角甾醇竞争性干扰胆固醇的吸收,在使外源性胆固醇吸收减少的同时转化成维生素D,可促进老年人对钙、磷的吸收;对细胞膜的完整性、膜结合酶的活性、膜的流动性和细胞活力具有重要作用,并可能抑制肿瘤;③所含的不饱和脂肪酸抑制 TG 合成;④所含的异黄酮,具有部分雌激素样作用,可能有调脂、抗血栓、调节免疫功能、抗炎、抗氧化、抑制平滑肌细胞增殖和舒张血管等作用;⑤所含有的氨基酸成分具有调脂、降糖、心肌保护、调节免疫功能、降低血压、抗炎、抗氧化、保护内皮细胞和解毒作用;⑥其中的微量元素具有多种保护作用。

适应证:①用于轻、中度胆固醇升高患者;②治疗以胆固醇升高为主的混合性血脂异常;③用于 TG 轻度升高及高密度脂蛋白降低的患者;④用于冠心病的二级预防,也可用于血脂水平边缘升高或不高的冠心病患者;⑤用于高危患者的调脂治疗,治疗糖尿病、高血压、代谢综合征及老年人群的血脂异常;⑥适用于其他他汀类药物不能耐受或引起肝酶和肌酶升高的血脂异常患者。血脂康胶囊常规剂量(1200mg/d)降低 TC 及 LDL-C 的作用与阿托伐他汀 5~10mg、辛伐他汀 10~20mg、普伐他汀 20mg、氟伐他汀 20~40mg 相似。《血脂康胶囊临床应用中国专家共识》建议本药的使用方法:①常规推荐剂量为 2 粒(600mg)/次,2 次/天,饭后服用;②对于血脂水平达标的患者,维持剂量可为 2 粒/次,晚饭后服用;③坚持长期服用,如无特殊理由不应停药。血脂康胶囊不良反应少而轻,主要为胃肠道不适,偶见过敏反应,少数患者可能出现转氨酶升高,个别病例尚有胆囊疼痛、尿频、结膜充血甚至横纹肌溶解的现象。建议首次服用血脂康胶囊后 4~8 周复查肝功及肌酶,以后根据检测结果延长监测时间,若肝功及肌酶正常可每半年复查 1 次。

荷丹片:主要成分是荷叶、丹参、山楂、番泻叶、补骨脂(盐炒)。具有化痰降浊、活血化瘀的功效,用于痰浊、瘀血所致的高脂血症。药理作用包括提高卵磷脂胆固醇酯酰基转移酶的活性,降低 TC、TG 和体重,提高血中 HDL 浓度,减少动脉粥样硬化斑块的发生,减轻胰岛素抵抗。临床研究发现,荷丹片联合他汀类药物能使

TG明显降低,HDL-C明显升高,但在肌痛、肌酸激酶和转氨酶升高等不良反应方面无显著性差异。并有部分合并脂肪肝、肝功能不良的患者服用荷丹片后肝功能逐渐恢复,提示荷丹片调脂安全、有效,且可能对脂肪肝患者的肝功能不良有一定的治疗作用。饭前服,一次2片,一天3次;8周为一疗程。

脂康颗粒:由决明子、山楂、红花、桑葚、枸杞子等药物组成,具有滋阴清肝,活血通络的功效,用于肝肾阴虚夹瘀之高脂血症。其调脂作用主要通过以下4个途径实现:①抑制肠道吸收;②抑制内源性TC、TG合成;③影响体内脂类代谢;④促进体内胆固醇排泄。主要以TC、LDL-C水平降低为主,而降低TG和升高HDL-C的作用则相对较弱。对肝功能、肌酶无明显影响,安全性较高。

(三)调脂药物的选择与联合应用

轻中度高胆固醇血症,首选他汀类药物,也可试用胆酸螯合剂、烟酸类或贝特类药物;较严重的高胆固醇血症,如杂合子家族性高胆固醇血症及继发于肾病综合征的高胆固醇血症,可选用他汀类或树脂类胆酸螯合剂,或二者联合使用;纯合子家族性高胆固醇血症应首选普罗布考。一般的高甘油三酯血症首选非诺贝特、吉非贝齐及苯扎贝特;也可选用阿西莫司、烟酸、鱼油制剂等;伴有高凝血状态、不稳定心绞痛以及曾行冠心病手术的高甘油三酯血症患者,选择非诺贝特或苯扎贝特,既可有效降低血浆的甘油三酯水平,又能减低血液黏度、改善冠状动脉的供血情况。混合型高脂血症,如以胆固醇水平升高为主,可选用他汀类或烟酸类;如以甘油三酯升高为主,可选择非诺贝特、吉非贝齐、苯扎贝特、烟酸及阿西莫司等。糖尿病合并高脂血症者TG水平明显升高时,可选择有利于血糖控制的阿西莫司和苯扎贝特,也可选用非诺贝特,而仅适用于单纯高胆固醇血症的胆酸结合树脂和可使糖耐量恶化的烟酸均不宜选用;若TC升高,而TG处于正常或临界水平时,应选用他汀类药物。

但是,对于部分患者,即使是大剂量使用现有的单一调脂药物,仍很难将血脂控制达标。所以往往需要调脂药物的联合应用。由于他汀类药物作用肯定,常规剂量下不良反应少,在安全与有效的前提下,以他汀为基础的联合用药,成为联合调脂治疗的首选方案。

1. 他汀与贝特类药联用 适用于混合型高脂血症,目的为降低 TC、LDL-C 和 TG 水平,升高 HDL-C 水平。尤其适用于糖尿病和代谢综合征时伴有的血脂异常。他汀类和贝特类药物均有潜在损伤肝功能的可能,并有发生肌炎和肌病的危险,合用时发生不良反应的机会增多,应高度重视联合用药的安全性。对于老年、女性、肝肾疾病、甲状腺功能减退的患者,慎用他汀类和贝特类联合治疗,并尽量避免与对肝脏细胞色素 P450 有诱导或抑制作用的药物合用。吉非贝齐通过抑制 CYP450 酶升高他汀浓度,还可抑制他汀的葡萄糖醛酸化,导致不良反应发生危险增加。他汀与非诺贝特联合应用发生相互作用的危险,较他汀与吉非贝齐联合应用要小。

2. 他汀与依折麦布联用 依折麦布能有效地抑制空肠黏膜刷状缘对胆固醇的吸收。依折麦布与他汀合用,调脂力度明显增加,能使更多患者 LDL-C 达标,且避免了单用他汀引起的反馈性胃肠道胆固醇吸收增加。依折麦布不良反应少,联合使用他汀类患者耐受性好,不增加肝脏毒性、肌病和横纹肌溶解的发生危险。但依折麦布临床应用时间尚短,他汀和依折麦布联合应用的安全性还有待于临床病例的进一步积累。

3. 他汀与烟酸类联用 在常规他汀治疗的基础上,加用小剂量烟酸是一种合理的联合治疗方法,可显著升高 HDL-C,而不发生严重的不良反应。烟酸与他汀联合治疗可进一步降低心血管死亡、非致死性心肌梗死和血管重建术的比例。但由于烟酸增加他汀的生物利用度,可能有增加肌病的危险,需要监测转氨酶和肌酸激酶,指导患者注意肌病症状,发现征兆应及时就诊。同时应加强血糖监测。

4. 他汀与胆酸螯合剂联用 两药合用有协同降低 LDL-C 水平的作用。他汀类与胆酸螯合剂联用可提高各自的调脂作用,延缓动脉粥样硬化的发生和发展进程,减少冠心病事件的发生。他汀类与胆酸螯合剂合用并不增加各自的副作用。

5. 他汀与 ω-3 脂肪酸联用 治疗混合型高脂血症时,他汀类药物主要发挥降低 TC 水平作用,ω-3 脂肪酸主要发挥降 TG 水平作用。他汀类与鱼油制剂联合应用并不会增加各自的不良反应。由于服用较大剂量的 ω-3 多不饱和脂肪酸有增加出血的危险,且在糖尿病和肥胖患者中增加热卡的摄入,不利于长期应用。深海鱼油中含有 ω-3 脂肪酸,但只有 ω-3 脂肪酸含量达 70% 以上的深海鱼油才有良好调脂作用。

(四)调脂治疗中的注意事项

高脂血症的治疗是一个长期的过程,特别是原发性高脂血症更需进行终身治疗,必须始终坚持健康的生活方式,血脂达标后,不可贸然停药,有的患者需要终身服用调脂药物。

为了确保药物治疗的有效性和安全性,应每隔 1~3 个月复查一次血脂,并根据血脂水平适当调整药物的剂量和种类。

用药过程中,应定期复查肝肾功能、肌酸磷酸激酶、血糖及血尿酸以及心电图等,若肝酶高于正常上限 3 倍或肌酸激酶高于正常上限 5 倍以上时应减少药物剂量,严密观察或停药;肝酶高于正常上限 5 倍或肌酸激酶高于正常上限 10 倍以上时应立即停药,并进行相关处理。

第五节 降压治疗

高血压是一种以体循环动脉压升高为主要特点,由多基因遗传、环境及多种危险因素相互作用所致的全身性疾病。

高血压可分为原发性高血压(即高血压病)和继发性高血压(即症状性高血压)两大类。原发性高血压是一种以血压升高为主要临床表现而病因尚未明确的独立疾病;继发性高血压是由某种病因明确的疾病所导致的,高血压是该种疾病的临床表现之一,血压可暂时性或持久性升高。

一、高血压的诊断和分级

1999年世界卫生组织和国际高血压联盟(WHO/ISH)建议的18岁以上成人血压水平分类标准(表7-2)。

表7-2

类别	收缩压(mmHg)	舒张压(mmHg)
理想血压	<120	<80
正常血压	<130	<85
正常高值	130~139	85~89
1级高血压(轻度)	140~159	90~99
亚组:临界高血压	140~149	90~94
2级高血压(中度)	160~179	100~109
3级高血压(重度)	≥180	≥110
单纯收缩期高血压	≥140	<90
亚组:临界收缩期高血压	140~149	<90

注意事项:高血压诊断主要是根据所测量的血压值,测量安静休息坐位时上臂肱动脉部位血压,必要时还要测量平卧位和站立

位血压;必须以未服用降压药物情况下2次或2次以上非同日多次血压测定所得的平均值为依据;高血压可以是收缩压增高、舒张压增高或二者同时增高,在高血压分组时如患者收缩压和舒张压属于不同组别则以较高者定级。

二、血压控制的重要性

1. 血压控制的意义 糖尿病患者常常存在代谢综合征的表现,其中高血压和高血脂又是造成血管病变的重要原因。高血压长期存在,往往最先累及血管,导致其结构和功能的异常。高血压病首先会对全身小动脉造成损伤,导致小动脉血管壁内膜因压力负荷增加、缺血缺氧而出现玻璃样变,中层则因平滑肌细胞增殖、肥大而增厚,出现血管壁的重构,最后管壁纤维化、管腔狭窄呈现不可逆病变,从而造成局部微循环缺血。高血压病后期,大、中动脉会进一步受到累及。高血压致使血液冲击血管内膜,导致管壁增厚、管腔变细。管壁内膜受损后易为胆固醇、脂质沉积,从而加重了动脉粥样斑块的形成。所以说高血压是促进动脉粥样硬化发生、发展的重要因素,而动脉因粥样硬化所致的狭窄又可引起继发性高血压。二者之间互相影响,互相促进,形影不离。所以糖尿病合并有高血压的患者,下肢大血管硬化闭塞的危险性要明显高于不合并有高血压的患者。为了预防血管病变的发生,糖尿病患者必须严格控制血压。

2. 控制目标 《中国高血压防治指南》建议普通高血压病人的血压(收缩压和舒张压)均应严格控制在140/90mmHg以下;糖尿病和肾病病人的血压则应降至130/80mmHg以下;老年人收缩压降至150mmHg以下,如能耐受,还可以进一步降低。

三、降压治疗

(一) 生活方式干预

非药物治疗是高血压患者的首要治疗措施,主要有减少盐的摄入量、低脂饮食、戒烟、减重、减少酒精摄入、适当运动、多吃水果和蔬菜、减少食物中饱和脂肪酸含量和脂肪总量、保持心理平衡,从而达到减少高血压的发生或降低血压的作用,同时能够降低其他心血管病的发病危险。

1. 减少食盐摄入量 WHO 建议每人每日食盐量不超过 6g。6g 盐中包括烹调用盐、味精、酱油、酱类、咸菜等一切含盐的调料或食品。糖尿病非高血压患者每日摄入盐量应在 5g 以下,高血压患者和糖尿病肾病患者不超过 3g,如病情严重则限制更加严格,每日食盐摄入量不应超过 1g。

2. 低脂饮食 改善饮食结构,减少含脂肪高的肉类饮食摄入,增加含蛋白质较高而脂肪较少的禽类及鱼类。《中国居民膳食指南》目前推荐每人每天摄入鱼虾类 50~100g,禽兽肉类 50~75g,蛋类 25~50g。多吃蔬菜和水果,并注意补充钾和钙。

3. 减轻体重 减重的方法一方面是减少总热量的摄入,强调少脂肪并限制过多碳水化合物的摄入;另一方面则需增加体育锻炼,如跑步、太极拳、健美操等。不提倡用减肥药物减轻体重。建议体重指数(kg/m^2)应控制在 24 以下。

4. 增加体力活动 运动应包括有氧、伸展及增强肌力练习三类,具体项目可选择步行、慢跑、太极拳、门球、气功等。运动强度必须因人而异,按科学锻炼的要求,常用运动强度指标可用运动时最大心率达到(170-年龄)次/分,每次维持 20~30 分钟即可,每周要求有 150 分钟这样的活动。但合并有糖尿病足的患者很难达到这样的要求。有心血管并发症的患者活动量应该逐渐增加,老年人可以适度减少运动时间及运动量。运动的方式需要根据运动者身体状况和所选择的运动种类以及气候条件等而定。

5. 限制饮酒 血压与饮酒量和酒精的含量有关。少量饮酒(每天摄入酒精 10~30g)者的血压比不饮酒者低,但每天摄入酒精 30g 以上者随饮酒量的增加血压显著升高。饮酒能增加热量的摄入,酒精的热量值是每克 7 卡路里,比糖类和蛋白质(均为每克 4 卡路里)要高,所以糖尿病患者应尽量减少饮酒,并且不要空腹饮酒,以免导致低血糖。葡萄酒中含有多种植物化学物质,如白藜芦醇、原花青素等黄酮类物质以及鞣酸等具有抗氧化作用;多酚能抑制血小板的凝集,防止血栓形成,对预防心血管疾病及延缓衰老有一定作用。动物实验发现红葡萄酒比啤酒、白葡萄酒和威士忌能更有效地减轻动脉粥样硬化。红葡萄酒也能减轻载脂蛋白 E 缺陷小鼠的动脉硬化。干红葡萄酒中残糖量较少,小于或等于 4.0g/L,可以少量饮用。

6. 戒烟 尼古丁会导致血管收缩,使血压升高,并降低部分降压药的药效。如吸烟可抑制多尿,减弱呋塞米的作用;使 β 受体阻滞剂的降压效应减弱,这可能由尼古丁介导的交感神经兴奋引起。尼古丁溃疡导致血管收缩,加重下肢血管病变。

7. 保持心态平和 长期的精神紧张或心情抑郁,会导致内分泌紊乱。试验证明抑郁症患者血清皮质醇水平高于正常。广泛性焦虑症则表现为血清皮质醇的分泌接近耗竭状态,使肾上腺皮质激素水平反馈性增高。皮质醇及肾上腺皮质激素均可以导致血压升高。

(二)降压药物治疗

目前常用于降压的药物主要有 6 类,即利尿药、β 受体阻滞剂、钙拮抗剂(CCB)、血管紧张素转化酶抑制剂(ACEI)、血管紧张素 Ⅱ 受体拮抗剂(ARB)和 α 受体阻滞剂。

1. 利尿剂 利尿剂按照利尿降压效应强度可以分为强效降压利尿剂(如襻利尿剂)、中效降压利尿剂(如噻嗪类利尿剂)和弱降压利尿剂(如保钾利尿剂)。

噻嗪类利尿剂作为常规降压利尿剂,其降压机制在于早期通过其排钠利尿功能,使细胞外液和血容量减少,从而降低心排血量而降低血压。如氢氯噻嗪。

保钾利尿剂的降压作用同噻嗪类相似,但其优点为不会降低血钾而引起低钾血症,但相反可保钾而导致高钾血症,因此临床常小剂量保钾利尿剂配合噻嗪类利尿剂使用,而对于肾功能不佳者则慎用此药。如螺内酯、氨苯蝶啶。

襻利尿剂有强效快速利尿的功效,对于肾功能衰竭、充血性心力衰竭及其他以水肿作为主要症状的患者是有效的。如呋塞米。

另外,还有磺胺类长效利尿剂如吲达帕胺。

应用利尿剂降压的原则为:①应选择中、长效利尿剂降压,服用药物从小剂量开始,根据病情逐量增加,以免造成低血压及电解质紊乱;②使用利尿剂应避免高盐饮食,同时适当增加饮食中钾的摄入量,以纠正由利尿剂带来的低钾现象;③有痛风病史的患者不宜采用利尿剂进行降压,而对于糖尿病和高脂血症患者,应用利尿剂的剂量也应不宜过大;④单纯采用利尿剂控制血压效果不理想者,应考虑结合其他类型降压药物综合治疗。

常见的利尿剂的用法如下:

氢氯噻嗪:每次 6.25~25mg,每日 1 次,按降压效果调整剂量。本药可使糖耐量降低,血糖升高,可能与抑制胰岛素释放有关,因此用量宜小,使用时需要监测血糖变化。

螺内酯(安体舒通):开始每日 40~80mg,分次服用,至少 2 周,以后酌情调整剂量,不宜与血管紧张素转化酶抑制剂合用,以免增加发生高钾血症的机会。

氨苯蝶啶:口服开始每日 25~100mg,分 2 次服用,与其他利尿药合用时，剂量可减少。维持阶段可改为隔日疗法。最大剂量不超过每日300mg。此药会使血糖升高，糖尿病患者使用时血糖升高尤为明显，故应慎用。

呋塞米（速尿）：开始口服时每日40mg，以后根据需要可增至每日80～120mg。当每日剂量超过40mg时，可以每4小时1次分服。长期（7～10日）用药后利尿作用消失，故需长期应用者，宜采取间歇疗法：给药1～3日，停药2～4日。本药可使血糖升高，尿糖阳性，尤其糖尿病或糖尿病前期患者，故应慎用。

吲达帕胺（寿比山）：每次2.5mg，每日1次。可在4周后增至每次5mg，每日1次。维持量为每次2.5mg，隔日1次。本药会使糖尿病患者糖耐量降低，故应注意监测血糖。

2. β受体阻滞剂 β受体阻滞剂适用于以下几种情况：①因此类药物既有控制血压，又有抗心绞痛及心肌梗死后二级预防的作用，因此适合于高血压合并有冠心病的患者。②因其有控制心律、降低心肌收缩力的作用，因而适合于合并心律失常及高动力性高血压病人。③临床研究表明，该药物对舒张压的降压作用优于收缩压的降压作用，因此适合单纯舒张压升高或者以舒张压升高为主的患者。④本药物尚适合于伴有偏头痛、青光眼、精神焦虑等的高血压病人。应用此药物可能会产生心动过缓、房室传导阻滞、心肌收缩力降低及末梢循环障碍等特异性副作用，此外，也可能产生包括食欲不振、恶心呕吐、腹痛腹泻、疲乏无力等非特异性副作用。此外，此类药物不适合糖尿病患者使用，因为此类药物可以抑制胰岛分泌胰岛素，并降低人体对胰岛素的敏感性，使得葡萄糖耐量下降，还可抑制肝糖原的分解，影响脂质代谢，掩盖降糖药引起的低血糖反应等。

此类药物的应用原则为：①服用此药物从小剂量开始，根据病情逐渐加量。服用过程中，若出现心率减缓或心脏低排现象时，应根据患者表现酌情减量。当心率＜50次/分且伴有明显低排症状时则需要停药。由于服用此药物过量而产生的心脏低排表现可以通过服用阿托品来对抗。②此类药物有减缓心率、降低心肌收缩力的作用,因而不适合于心动过缓、心力衰竭、心源性休克等患者。③因此药物对血糖、血脂等的代谢可以产生不良的影响,因此,此类药物不适合于糖尿病、代谢性酸中毒等患者。④若较大剂量服用此类药物不可骤然停药。

此外,需要注意的是,因 $β_2$ 受体阻滞剂可拮抗肝糖原的分解,并且 β 受体阻滞剂与 α 受体阻滞剂合用时可拮抗肾上腺素的升高血糖作用,所以,糖尿病病人接受胰岛素或口服降糖药治疗的同时应用 β 受体阻滞剂可发生低血糖,并延缓血糖水平的恢复,同时还会掩盖低血糖症状,如心悸、震颤、饥饿感均不明显,唯有多汗可成为能警觉的低血糖征象。故糖尿病患者应用以下 β 受体阻滞剂时需密切监测血糖,好发低血糖的患者慎用或禁用。

常见的 β 受体阻滞剂有:第一代 β 受体阻滞剂如普萘洛尔;第二代药物如美托洛尔、阿替洛尔、比索洛尔等;第三代药物如卡维地洛等。具体用法如下:

普萘洛尔(心得安):口服,一次 5～10mg,每日 3～4 次,按需要及耐受程度逐渐调整,至症状被控制。

美托洛尔(倍他乐克):每次 25～50mg,一日 2～3 次,或一次 100mg,一日 2 次,最大剂量一日不应超过 300～400mg,一日 2 次的疗效相当于阿替洛尔 100mg/次,一日 1 次。

比索洛尔(博苏):口服每次 2.5～10mg,每日 1 次。

阿替洛尔:口服每次 25mg,一日 1～2 次,可渐增至每日总量 100mg。

卡维地洛:推荐起始剂量 6.25mg/次,一日 2 次口服,如果可耐受,以服药后 1 小时的立位收缩压作为指导,维持该剂量 7～14 天,然后根据谷浓度时的血压,在需要的情况下增至 12.5mg/次,一日 2 次。同样,剂量可增至 25mg/次,一日 2 次。一般在 7～14

天内达到完全的降压作用。总量不得超过 50mg/d。

3. 钙离子拮抗剂 钙离子拮抗剂是通过阻断钙离子通道,抑制钙离子进入细胞内从而达到舒张血管、降低心肌收缩力而起到降压效果的一类降压药。该类药物依据化学结构和作用部位的不同可以分为两类:一类为二氢吡啶类,该类药物对血管平滑肌的作用要大于对于心肌的作用;一类为非二氢吡啶类,该类药物对血管平滑肌和心脏的作用强度大致相等,具有同时舒张血管和降低心肌收缩力的作用。钙离子拮抗剂除了具有降低血压的作用,还有抗动脉粥样硬化及抑制血小板聚集的作用,还可防止细胞内钙离子超负荷引起的损害作用。

钙离子拮抗剂适用于盐敏感性高血压、老年收缩期高血压以及合并冠心病的高血压。由于钙离子显著扩张血管的作用,故服用后可能产生诸如面色潮红、头痛、轻度肢体水肿及消化道症状。因此类药物可以降低心肌收缩力,所以停用此药物有可能使得原有的心绞痛症状加重。短效硝苯地平可诱发交感神经活性增高及反射性心率增快等缺点,因此,对高血压合并冠心病心绞痛者,应该避免单独使用。

常见的钙离子拮抗剂有:非二氢吡啶类如地尔硫䓬(缓释片)、维拉帕米等,但临床作为降压药物应用较少。二氢吡啶类如硝苯地平(缓释片、控释片)、尼群地平、非洛地平(缓释片)、氨氯地平等。具体用量如下:

硝苯地平缓释片:口服,一次 10~20mg,一日 2 次。极量一次 40mg,一日 0.12g。

硝苯地平控释片(拜新同):口服,一次 30mg,一日 1 次。本品口服时应整粒吞服,不得嚼碎。

尼群地平:开始一次口服 10mg,每日 1 次,以后可根据情况调整为 20mg,每日 2 次。

非洛地平缓释片(波依定):口服,起始剂量 2.5mg,一日 2 次。

常用维持剂量每日为5mg或10mg,必要时剂量可进一步增加。

苯磺酸氨氯地平(络活喜):口服,起始剂量每次5mg,每日1次,以后根据需要可逐渐增至每日10mg。

4. 血管紧张素转化酶抑制剂 关于血管紧张素转化酶抑制剂能够降低血压的确切机制尚未明了,目前多认为可能与以下相关因素有关系:①抑制组织和血管中的肾素-血管紧张素活性。②减少末梢神经释放去甲肾上腺素和肾上腺素。③减少内皮素形成。④减少醛固酮生成,增加肾血流,有利于排钠利尿。⑤对中枢神经作用可能与激肽、鸦片样物质、加压素等作用有关。血管紧张素转化酶抑制剂是目前应用最广泛的降压药,适合于所有轻中度高血压伴冠心病、肾功能减退、心衰及糖尿病病人。

服用此类药物可有3%～22%的患者出现咳嗽症状,女性患者出现的概率往往高于男性患者;此类药物降血压作用较强,容易发生低血压,因而服用此药物应当从小剂量开始,根据患者的实际情况逐渐加量;此药物可导致高血钾症,因而不适合与保钾利尿剂同时使用。对于双侧肾动脉狭窄或单侧肾动脉严重狭窄、主动脉狭窄患者禁用此药物,妊娠及哺乳期妇女也不适合服用此类药物。

血管紧张素转化酶抑制剂的常见药物有:卡托普利、依那普利、贝那普利、雷米普利等。

卡托普利(开博通):口服一次12.5mg,每日2～3次,按需要1～2周内增至50mg,每日2～3次。疗效仍不满意时可加用其他降压药。

盐酸贝那普利(洛汀新):每日推荐剂量为10mg,每天1次,若疗效不佳,可加至每日20mg。每日最大推荐剂量为40mg,1次或均分为2次服用。

马来酸依那普利(依苏):口服一次5mg,每日1次,以后随血压反应调整剂量至每日10～40mg,分2～3次服,如疗效仍不满意,可加用利尿药。在肾功能损害时,肌酐清除率为30～

80ml/min时,初始剂量为5mg,如肌酐清除率<30ml/min,初始剂量为2.5mg;在透析病人,透析日剂量为2.5mg。

雷米普利:起始剂量一般为2.5mg,晨服,如果该剂量血压不能恢复正常,可增加至每天5mg。增加剂量时应该有最小3周的间隔。维持剂量一般为每日2.5～5mg,最大剂量不超过每日10mg。

5. 血管紧张素Ⅱ受体拮抗剂 血管紧张素Ⅱ受体拮抗剂的主要作用机制有:①通过阻断血管紧张素Ⅱ与受体的结合,降低外周血管阻力。②降低血管紧张素Ⅱ介导的醛固酮的释放,增加水、钠的排出,降低血容量。③降低中枢和外周交感神经的活性。④降低肾小管对钠离子的重吸收,降低血容量。⑤阻断血管紧张素Ⅰ受体的激活,刺激舒张血管物质前列环素的释放。⑥抑制血管平滑肌细胞增生肥厚性改变。

此类药物属于长效降压药,能稳定控制24小时之内的血压水平。且疗效肯定,不良反应小,被认为是所有降压药物安全性最高的一类。对于糖尿病患者,此药物同二甲双胍及磺脲类降血糖药物同时服用,可显著加强降血糖效果。当两类药物合用时,不仅可以降低血压,尚可提高肌肉和脂肪组织对胰岛素的敏感性,且不影响糖和脂肪的代谢。对于早期糖尿病合并肾病的患者,此药物降低微量蛋白尿效果明显。此类药物的不良反应较少,可能会出现头痛、头晕、咳嗽等表现。而对于双侧肾动脉狭窄者及孕妇、哺乳期妇女,则禁用此类药物,此外,此类药物不可同时与他汀类药物合用以降脂,原因在于有可能引发严重的高钾血症。

常见的血管紧张素Ⅱ受体拮抗剂有氯沙坦、缬沙坦、厄贝沙坦等。本药亦有复合制剂,具体如下:

氯沙坦钾(科素亚):起始和维持剂量为每天1次50mg。治疗3～6周后达到最大降压效果。部分病人剂量增加到每天1次100mg,可产生进一步降压作用。

氯沙坦钾氢氯噻嗪（海捷亚）：起始剂量和维持剂量是每日1次，每次1片。对反应不足的患者，剂量可增加至每日1次，每次2片。通常在开始治疗3周内获得抗高血压效果。

缬沙坦（代文）：推荐剂量为80mg，每日1次。抗高血压作用通常在服药2周内出现，4周时达到最大疗效。对血压控制不满意的病人，每日用量可增至160mg，或加用利尿剂。对肾功能不全患者或无胆管源性及胆汁淤积型肝功能不全患者无需调节剂量。

厄贝沙坦（安博维）：初始剂量和维持剂量为每日0.15g，进行血液透析和年龄超过75岁的病人，初始剂量可考虑用75mg。使用厄贝沙坦0.15g每天1次不能有效控制血压的患者，可将本品剂量增至0.3g。在患有2型糖尿病的高血压患者中，治疗初始剂量应为0.15g，每日1次，并可增量至0.3g，每日1次。

厄贝沙坦氢氯噻嗪（安博诺）：口服，起始和维持剂量为每日1次，每次1片，根据病情可增至每日1次，每次2片。

6. α_1 受体阻滞剂 降低血压的主要机制在于通过对于动静脉的扩张作用，降低外周循环的总阻力，从而达到降低血压的目的。此类药物能够改善组织血供，此外可以改善糖及脂类代谢。

老年患者初次服用此类药物有发生体位性低血压的可能性，因此此药物的服用方法建议为睡前服用。由于药物的扩血管作用，可反射性激活交感神经系统，导致心动过速，而配合β受体阻滞剂服用，则可以减轻这种副作用；长期服用α受体阻滞剂可能引起水钠潴留，这种现象可以通过与利尿剂合用而消除；此外，长期服用此类药物尚可产生耐药现象，因此往往主张采用间隔1周增加1次的增加剂量法。

常见药物有哌唑嗪、多沙唑嗪等。具体用法如下：

盐酸哌唑嗪：初量0.5mg/次，3次/日，4～6天后可每日递增0.5～1mg，视反应可渐增至1～2mg/次，3～4次/日。

多沙唑嗪:开始时口服1日1次0.5mg,根据情况可每1~2周逐渐增加剂量至1日2mg,然后再增量至1日4~8mg。

(三)降压药物的选择与联合应用

利尿剂(主要为噻嗪类)、β受体阻滞剂、钙拮抗剂、ACEI和ARB为最常用的降压药,都可以作为一线降压药物使用。临床应根据患者的具体情况选择合适的降压药,制订个体化治疗方案(表7-3)。

与单药治疗相比,联合用药的治疗达标率明显升高,而且联合用药不但可以减少单药剂量,还能使不同的药物取长补短,减轻或抵消某些药物的不良反应。

表7-3 高血压合并其他情况时初始降压药物的选择

合并情况	利尿剂	β受体阻滞剂	ACEI	ARB	CCB	醛固酮拮抗剂
心力衰竭	√	√	√	√		
心肌梗死后		√	√			√
冠心病高危因素	√	√	√		√	
糖尿病	√	√	√	√		
慢性肾病			√	√		
预防脑卒中复发	√		√			

常见的联合用药有以下几种:

(1)噻嗪类利尿剂和β受体阻滞剂:噻嗪类利尿剂可消除β受体阻滞剂的促肾滞钠和缩血管作用,而β受体阻滞剂又可抵消利尿剂所致的交感神经兴奋和心率增快。

(2)噻嗪类利尿剂和 ACEI/ARB:噻嗪类利尿剂可激活

RAAS，不利于血压的控制，但与 ACEI/ARB 合用则增强了 ACEI/ARB 对 RAAS 的阻断作用，产生更强有力的降压效果；另外，ACEI/ARB 可使血钾升高，而噻嗪类利尿剂会导致血钾下降，两者联合对血钾的不良影响减少或抵消。

(3) 钙拮抗剂（二氢吡啶类）和 β 受体阻滞剂：二氢吡啶类具有扩张血管和轻度增加心排血量的作用，可以抵消 β 受体阻滞剂的缩血管及降低心排血量的作用；并且两药对心率的相反作用可使患者心率所受影响更小。

(4) 钙拮抗剂和 ACEI/ARB：钙拮抗剂有直接扩张血管的作用，ACEI/ARB 既扩张动脉，又扩张静脉，两药在扩张血管上有协同作用；两者在心肾和血管保护上，在抗增殖和减少尿蛋白上也有协同作用。而且，ACEI/ARB 能消除二氢吡啶类导致的踝部水肿、反射性交感神经张力增加和心率加快等。

如两药合用仍不能使血压达标，可考虑采用三种或更多药物联合。如噻嗪类利尿剂加 ACEI/ARB 和 β 受体阻滞剂，噻嗪类利尿剂加 ACEI/ARB 和钙拮抗剂，或利尿剂加 β 受体阻滞剂加其他血管扩张剂（如肼屈嗪）。

(四)降压治疗中的注意事项

推荐应用长效制剂，可以更好地提高患者服药的依从性，减少血压的波动，减低主要心血管事件的危险和防止靶器官损害；

在三种降压药治疗方案中除有禁忌证外必须包括利尿剂；要注意降压药物对血糖的影响；所用降压药种类不宜频繁更换。

高血压病通常需要终生降压治疗，在达到目标血压后不能自行停药或减药，在密切监测血压的情况下，可尝试逐渐减少药物的剂量或(和)种类。

对于顽固性高血压，应仔细分析血压不达标的原因：血压测量不正确、肥胖、吸烟、饮酒过量、摄入钠过多、未坚持规律服药、利尿剂治疗不充分、药物剂量偏低、联合用药不合理及服用了可能影响血压的药物等。

第六节　改善循环

一、改善血液循环的重要性

糖尿病血管病变是糖尿病足的病理基础之一,大、中、小动脉发生粥样硬化并在此基础上发生的血栓和微血管基底膜增厚而引起"血栓性微血管病",而且微血管病变造成神经组织低灌注,促使糖尿病周围神经病变的发生,也是糖尿病足发生的直接原因之一。由于微血管病变及糖尿病自身血液理化特性的改变,导致严重的微循环障碍,影响血液与组织细胞之间的物质交换,使局部组织细胞不能充分吸收营养物质,代谢产物不能排出,肢端缺血缺氧,不仅易于发生细菌感染,而且一旦发生感染不易控制,导致肢端坏疽、创面不易愈合,很大程度上降低了患者生活质量,并带来严重的经济负担。

因此,对于糖尿病足0期的患者,积极的改善血液循环,可以有效地延缓周围血管病变、周围神经病变的进一步发展,有效地降低糖尿病足溃疡的发生率,也是积极预防糖尿病足溃疡发生的有效措施;对于Ⅰ～Ⅴ期已经出现溃疡的患者,通过改善血液循环,能够将营养物质及抗生素运送到溃疡周围,并把代谢产物及时运出,达到促进溃疡愈合的目的。

改善血液循环的药物可以扩张血管、恢复血管弹性、降低血液凝固状态,改善肢体血液循环,减轻肢体缺血情况,是抗感染、改善神经病变、促进溃疡愈合的前提,对于糖尿病足的治疗非常重要。

二、改善血管病变的药物选择

临床上常用的改善血管病变的药物主要有扩张血管药物及抗凝药物。

(一)扩血管药物

1. 前列腺素 E_1（PGE_1） PGE_1作为一种内源性血管活性物质，可舒张血管平滑肌，因此具有强大的扩血管作用，尤其对缺血部位的血管作用显著，另有抑制血小板黏附和聚集、降低血小板的高反应性及血栓素 A_2（TXA_2）水平，可抑制血小板活化，激活脂蛋白酶和促进甘油三酯水解，降低血小板黏稠度，抑制血栓形成，改善血液流变学，加强溶栓效果。有研究表明，PGE_1具有降低血压及提高机体对胰岛素的敏感性和反应性，降低胰岛素抵抗的作用，还可改善神经微循环障碍，提高运动神经传导速度。临床常用的药物是前列地尔，5～10μg 溶于 10ml 生理盐水缓慢静注，或直接入小壶静脉滴注。

注意事项：如果出现肢体疼痛感觉，有肿胀、发热、发红、瘙痒感觉，应减慢输入速度或暂停给药。

2. 丁咯地尔(bufomedi) 是一种非选择性 α-肾上腺能受体阻滞剂，能松弛血管平滑肌、扩张血管，减少血管阻力，有较弱的钙拮抗作用。本品还通过抑制毛细血管前括约肌痉挛，防止红细胞变形性、抑制血小板聚集，改善微循环，增加氧分压的作用。并且价格低廉，是简便有效的改善糖尿病血管病变的药物。用法：口服 20mg/次，每日 3 次。静注 100～400mg/次，溶于 250～500ml 的生理盐水中，滴注 90～180 分钟。

注意事项：对本品过敏者、急性心肌梗死、心绞痛、甲亢、阵发性心动过速、脑出血、有其他出血倾向或近期内有大量失血的患者禁用。过量使用会导致严重低血压、心动过速、激动、呕吐、惊厥等症状,应及时对症治疗,可采用安定类药物对抗,首次可静脉给予10mg地西泮,3~4小时后可重复给5~10mg,最大剂量小于40mg。

3. 山莨菪碱(anisodamine,654-2) 是目前临床最常见的、效果较好的改善微循环药物。山莨菪碱有明显的抗乙酰胆碱能作用,具有改善微循环的功能,调节血液黏度和增强人体免疫功能等多种药理作用;还可降低全血黏度,降低纤维蛋白水平,抑制TXA_2合成,抑制血小板凝集,增加红细胞变形能力,使血管腔通畅,减少渗出;并有提高免疫细胞功能和补体的含量,促进网状内皮系统吞噬功能。山莨菪碱用于治疗糖尿病周围血管病变的一般方法是采用局部疗法。分为股动脉注射、局部溃疡面湿敷、穴位注射等。股动脉注射迅速作用于双下肢,其药物浓度可能高于静脉循环后到达下肢的浓度。有临床报道山莨菪碱股动脉注射较静脉输注效果显著、剂量小、副作用小,但因操作不当容易导致感染。当患者疼痛明显,局部皮温较低,创面发白时,可以应用。一般剂量为0.5~1.0mg/(kg·d),根据情况可增加到1.0~2.0mg/(kg·d)。局部溃疡创面渗血少,创面颜色暗淡等可以之外用治疗。

注意事项:不良反应有口干、面红、视近物模糊等,个别患者有心率加快及排尿困难等,多在1~3小时内消失,长期使用不致蓄积中毒。若症状明显,如口干者可口含黄瓜片或西红柿,排尿困难者可肌注抗胆碱酯酶药新斯的明0.5~1mg以解除症状。青光眼、前列腺增生的患者禁用。

股动脉穿刺除按护理操作常规外,穿刺时要稳、准、轻,一次穿刺成功,避免反复穿刺而发生血肿,拔针后,穿刺点按压3~5分钟,严格执行无菌操作技术,预防感染。

(二)抗凝药物

1. 蛇毒制剂

(1)巴曲酶 为一种成分单一、含有 2 条糖链的单肽链糖蛋白,具有降纤、抗凝、溶栓、改善血液流变学,改善微循环等作用。巴曲酶作用机理主要与以下几方面有关:通过分解血浆纤维蛋白原 A,释放纤维蛋白肽 A,从而起到溶解血栓的作用;促进纤维蛋白溶酶原转变成纤维蛋白溶酶,降低血液黏度,抑制红细胞聚集,进而抑制微血栓形成,促进侧支循环的建立;抑制内皮细胞的活化和白细胞的过度激活,减少炎性因子对组织细胞的损伤;清除自由基,减轻炎症损伤,抑制缺血状态下的神经细胞和新生神经细胞的凋亡,并促进神经干细胞增殖分化。首次用量为 10Bu,以后的维持量可减为 5Bu,隔日 1 次,使用前本品先用 100ml 以上的生理盐水稀释后静脉注射 1 小时以上。

注意事项:不良反应主要有出血和皮疹,偶见恶心呕吐等消化道症状,发热、头痛、头晕等中枢神经症状。因此在给药前及给药期间应对患者进行凝血功能检查,并密切注意临床症状。一旦出现出血或可疑出血时,应立即中止给药,并采取必要的措施。由于巴曲酶半减期短,为了预防血管再闭塞,在输注完后可立即静滴肝素抗凝治疗。

(2)降纤酶 是一种强力溶血栓的丝氨酸蛋白酶单成分制剂,可诱发内皮细胞释放组织型纤溶酶原激活剂(t-PA),激活纤溶酶原呈纤溶酶,降低血浆纤维蛋白浓度,减少纤溶酶原激活物抑制物,从而起到溶解血栓的作用,并具有降低血液黏度、抑制红细胞聚集及沉降,改善红细胞变形能力,从而改善微循环。临用前,用注射用水或生理盐水适量使之溶解,加入至无菌生理盐水 100～250ml 中,静脉点滴 1 小时以上,每次 5～10u,每日 1 次。

注意事项:不良反应主要是皮肤黏膜出血,停药后可以自行消失。有出血倾向、消化道溃疡、手术后不久患者、严重肝肾功能障碍等患者禁用。慎与其他抗凝和抑制血小板功能药物合用。

（3）蝮蛇抗栓酶　可以降低血液的黏稠度，改善高凝状态，改善微循环，使糖尿病患者微血管病变和小动脉硬化所造成的神经损害得以恢复。蝮蛇抗栓酶还具有降脂作用，使脂代谢异常导致的末梢神经损害也得以恢复。由于该药副作用较小，使用方便，0.008u/(kg·次)，用生理盐水 250ml 稀释后静滴，滴速每分钟以 40 滴为宜。

注意事项：用药前应该做过敏试验，可见头痛、发热、出汗、乏力、嗜睡等反应和局部酸麻胀痛的感觉异常。有出血倾向、活动性肺结核、溃疡病、严重高血压、亚急性细菌性心内膜炎、肝肾功能障碍患者，以及妇女经期禁用。若见出血倾向或者过敏反应者，应立即停用。

2. 低分子肝素钠　具有抗凝血酶活性，药效学研究表明可灭活凝血酶，促进血管内皮释放组织型纤溶酶原激活剂，增强纤溶活性，抑制体内、体外动静脉血栓的形成，但不影响血小板聚集和纤维蛋白原与血小板的结合。所以在发挥抗栓作用时，发生出血不良反应的可能性较小。每天给予低分子量肝素钠 1ml，腹部皮下注射，一天 1 次，10 天为一疗程。

注意事项：偶见轻微出血，血小板减少，过敏反应，注射部位轻度血肿和坏死。静脉滴注速度宜缓慢，在应用过程中应定期观察凝血功能，如果有出血倾向，应立即停用。

3. 蚓激酶　是从人工饲养的赤子爱胜蚯蚓中提取的一组酸性蛋白质，与纤维蛋白有特殊的亲和力，可直接水解纤维蛋白原，产生可溶性纤维蛋白原降解产物，降低纤维蛋白原含量，预防血栓形成；具有很强的抑制血小板聚集和活化，使微血管血流速度增加的作用；还能够跟踪溶栓，有效溶解微小血栓，改善微循环，加强侧支循环，增加血管弹性，改善血管供氧功能，降低血液黏度。常用为胶囊剂型,饭前口服,一次 2 粒,一日 3 次,20 天为一疗程。

注意事项:有出血倾向患者慎用。

4. 奥扎格雷钠 是一种强有效的 TXA_2 合成酶抑制剂,可选择性地阻断 TXA_2 合成酶,导致 TXA_2 合成被抑制,同时促进前列环素(PGI_2)的产生,使凝血过程受到有效的抑制,从而改善微循环;奥扎格雷钠通过抑制纤溶酶原激活物、可溶性纤维蛋白单体复合物,使高凝状态及低纤溶状态得到明显的改善。静滴:每日 80mg,加入生理盐水 250ml,每天 1 次。

注意事项:可见过敏性皮疹、肝功能异常、发热,偶见室上性心律不齐、血压下降、贫血,严重时出现出血性脑梗死、硬膜外血肿等不良反应。因此,出血倾向患者及严重心、肝、肾功能不全患者禁用。若与其他抗血小板药合用时,可减量。不能与含钙液(如林格液)混合使用,容易出现白色沉淀。

三、辅助疗法

1. 高压氧仓 治疗糖尿病足的作用可能和以下几点有关:高压氧能使血氧分压增高,增加组织氧含量,有效地改善了组织缺氧状况;高压氧能够使红细胞的变形性增加,促进红细胞通过毛细血管的能力和组织的氧合作用;高压氧能够降低糖尿病患者的血液黏度,改善糖尿病患者的微循环障碍;同时,它还能促进组织修复及侧支循环的建立和开放,以及病变部位细胞正常的新陈代谢功能,并带走代谢产物和有毒物质,有利于病变血管和神经病变的修复,从而缓解和减轻神经、血管组织因缺血缺氧引起的损害。另外,氧本身就是一种广谱抗生素,高浓度的氧还可抑制足部厌氧菌的生长和毒素产生,它不仅抗厌氧菌,也抗需氧菌。

常用的供氧方法有单人纯氧舱加压和大舱空气加压面罩给氧。具体应用方法是每日高压氧舱治疗 1~2 次,每 10 次为一疗程,一般要 1~3 个疗程。于 1.5~2.5 大气压下给氧 10~20 分钟,氧流量 5~6L/min,舱内氧气浓度应低于 23%。

注意事项:因操作不当可出现氧中毒、减压病、气压伤等副作用。因此操作过程中应该避免接触火源,氧气浓度不可过高,缓慢减压。

2. 红外线照射 红外线理疗对组织产生温热作用、消炎、镇痛及促进再生作用,对改善机体组织的营养、代谢、修复及功能有积极作用。红外线局部照射对人体产生的一次效应,可以使皮肤和皮下组织的温度相应增高,不仅能促进局部血液循环,改善血管壁的通透性;而且可以增加白细胞的吞噬功能,减轻炎性渗出的速度和程度,减轻充血和水肿,使创面干燥、炎症吸收;还能活化细胞分裂和促进 DNA、RNA 的形成,加强组织细胞活性及再生能力。一般每天 2 次,每次 10~20 分钟,红外线治疗仪距肢体 10~25cm,以防烫伤。

第七节　营养神经

一、改善周围神经病变的意义

糖尿病周围神经病变是导致糖尿病足患者致残最重要的因素之一。引起糖尿病周围神经病变的确切机制尚不明确,现在认为与长期高血糖导致的代谢障碍、微循环障碍、神经营养因子缺乏、氧化应激、自由基增多和自身免疫紊乱等多种因素有关。发生周围神经病变时,可累及感觉神经、运动神经和自主神经,临床上以感觉神经受累最常见,运动神经病变相对较少,程度相对较轻,但它危害很大,给病人带来极大痛苦。周围神经病变具有起病隐袭、对称性、多发性、先远端后近端的特征,可分为亚临床型和临床型。亚临床型神经病变有神经功能异常,但无临床神经病变的症状与体征。临床型神经病变最常见的是感觉神经病变,开始可无任何症状,仅在体检时发现异常体征;出现症状时多以感觉障碍为主,多从下肢开始,由足向上发展,上肢累及较晚,典型表现呈袜套及手套型分布,肢体麻木,继之出现疼痛,夜间加剧,其性质可分为烧灼痛、刺痛、闪击痛等;后期可出现运动神经受累,表现为肌张力下降,肌力减弱,甚至肌萎缩和瘫痪。由于肢体感觉障碍,当足部受伤时,失去疼痛保护机制,患者容易忽视创面,增加感染机会,容易出现足部溃疡经久不愈,最后导致截肢,造成残废。因此对于糖尿病足患者而言,积极治疗周围神经病变不仅可以提高患者生活质量,减轻症状,而且还可以促进创面愈合,感染容易控制,在很大程度上减少致残率和致死率,在降低溃疡再发生率方面也起了很大的作用。

二、营养神经药物的选择

因糖尿病周围神经病变的治疗临床上缺乏特异性方法,药物治疗主要从改善局部微循环和代谢障碍,清除氧自由基,阻断多元醇通路等手段进行辅助治疗。

因为改善局部微循环的药物与上一章节提到的丁咯地尔注射液、前列腺素 E_1、巴曲酶等药物作用相互交叉,因此本节内容主要介绍治疗糖尿病周围神经病变的其他常用药物。

1. 抗氧化剂(α-硫辛酸) 大量研究证实,糖尿病患者体内氧化应激增强,而氧化应激可能通过微血管损害影响神经微循环。抗氧化剂通过阻抑神经内氧化应激状态,增加营养神经血管的血流量,加快神经传导速度,增加神经 Na^+-K^+-ATP 酶活性等机制,改善糖尿病周围神经病变的症状。α-硫辛酸(奥力宝)是目前用于糖尿病周围神经病变的常用抗氧化剂,它可以通过清除自由基和螯合体内铁、铜等金属离子,减少 OH^- 的形成,阻抑神经内氧化应激状态,增加神经营养血管的血流量,加快神经传导速度。奥力宝可用于静脉注射或肌肉注射。肌肉注射时每个注射部位不得超过50mg(相当于2ml的该药注射液)。对严重的糖尿病周围神经病变引起的感觉异常患者,可用静脉注射给药,每天300～600mg,即相当于本品12～24ml,2～4周为一疗程,静脉注射应缓慢,最大速度为每分钟50mg。维持治疗可采用每天口服奥力宝胶囊200～300mg,分2～3次服用。

注意事项:静脉滴注过快偶可出现头胀、呼吸困难,有些可自行缓解,极个别患者使用本品后,出现抽搐、复视、紫癜等。肌肉注射偶可在注射部位出现局部变态反应,表现为荨麻疹、湿疹,也可能会出现全身变态反应,因此在临床应用时要密切观察患者用药表现。

2. 醛糖还原酶抑制剂(ARI) ARI可抑制醛糖还原酶活性,改善多元醇通路代谢异常,减少山梨醇的生成,加强神经细胞对营养物质的摄取,提高神经传导速度;同时可能较好地控制血糖,改善麻木、自发性疼痛等症状。根据结构,ARI可分为羧酸类和海因类,目前大多数的ARI均属于羧酸类。现在临床常用的为依帕司他(epalrestat),它可渗透到腓肠肌神经,抑制山梨醇和果糖的积聚,并有剂量依赖性关系。口服,每日1次,早餐前顿服200mg,4～8周内可能产生疗效,继续服用仍无效应考虑停药。

注意事项:使用本品前检查肝功能,用药过程中也应定期测肝功能。

3. 神经生长因子(NGF) NGF属肽类激素,具有神经元营养和促进突起生长双重生物学功能的一种神经细胞生长调节因子,它对中枢及周围神经元的发育、分化、生长、再生和功能特性的表达均具有重要的调控作用。目前临床上常用的NGF是从小鼠颌下腺中提取的一种分子量为26.5kD的生物活性蛋白,商品名为苏肽生。用法:肌肉注射,每次30μg,一日1次,3～6周为1个疗程。

注意事项:可见注射部位局部疼痛,一般停药后自行消失,不

4. 单唾液酸神经节苷脂(GM$_1$)　GM$_1$是含唾液酸的糖神经鞘脂,是神经细胞膜的组成成分,在神经发生、生长、分化过程中起必不可少的作用,可以通过维持中枢神经细胞膜上的Na$^+$-K$^+$-ATP酶及Ca^{2+}-Mg^{2+}-ATP酶的活性,起到维持细胞内外离子平衡、减轻神经细胞水肿、防止细胞内Ca^{2+}积聚的作用;GM$_1$可以对抗兴奋性氨基酸的神经毒性作用,减少自由基对神经细胞的损害等。因此,GM$_1$具有促进神经细胞重构(神经重塑)的作用,促进神经再生、轴突生长和突触形成、恢复神经支配功能;改善神经传导速度。用法:每日20～40mg,一次或分次肌注或缓慢静脉滴注。

注意事项:不良反应少见,遗传性糖脂代谢异常(神经节苷脂累积病如家庭性黑蒙性痴呆、视网膜变性病)和严重肝肾功能障碍者禁用。

5. 维生素　甲基维生素B$_{12}$(商品名:弥可保),是维生素B$_{12}$的衍生物,可渗入神经细胞及细胞器内,较其他结构的维生素B$_{12}$更好地促进细胞内核酸蛋白质和脂质形成,从而修复受损神经细胞组织,促进髓鞘形成和轴突再生,可改善自发性肢体疼痛、肢体麻木、皮肤感觉减退等症状。使用方法有弥可保注射、穴位注射和口服。用法:1500μg/d,隔日1次,肌注;或口服500μg/次,3次/日。

注意事项:偶有肌注部位疼痛、硬结,可以热敷或每次注射时尽量与上次注射位置相距远一些,偶有头痛、出汗、发热感的症状。

6. 钙离子拮抗剂　钙离子拮抗剂能缓解血管痉挛,降低血管阻力,增加神经血流量,能有效提高微循环灌注,抑制血小板聚集,改善缺血缺氧,从而提高神经传导速度,还能增加神经内毛细血管密度,促进微血管生长;改善神经突触前肾上腺素能反应,加快神经冲动的传递,直接的神经保护作用。如尼莫通,40mg/次,每日

3次,2个月为一疗程。

注意事项:可引起头痛、血压过低、心动过缓、心动过速、面部潮红等不良反应。因此弥漫性脑水肿或颅内压显著升高者,严重心、肾功能障碍与严重低血压者慎用。

7. 阿魏酸钠 是从中药川芎中分离提纯的一种生物碱,为活血化瘀类中药,可扩张小动脉和小静脉,抑制血小板聚集和血栓形成,改善微循环,增强神经传导功能;并能清除自由基,防治血管内皮脂质过氧化损伤,拮抗内皮素,减轻血管内皮的继发损伤,因此具有双重保护血管内皮作用。口服:每次2片,每日3次,重症可酌加1片;肌内注射:每次100~200mg,每日1~2次;静脉滴注:每次100~200mg,每日1次。

注意事项:偶有过敏性皮疹,停药后即消失。

8. 其他 还有一些药物如胰岛素样生长因子、神经营养因子-3等还在动物研究阶段。胰岛素样生长因子可以促进细胞的分化、增殖,在生长发育方面有重要作用,用于糖尿病周围神经病变的治疗还有待研究。神经营养因子-3能诱导大鼠脊髓源性神经干细胞分化为胆碱能神经元,因此有望在糖尿病周围神经病变的治疗中开展新的领域。

其他物理治疗如低能量He-Ne激光治疗、光量子治疗、高压氧治疗,大量研究表明也有一定的治疗作用,参看改善循环章节。

血管病变和神经病变在病因病理上相互交叉,病情相互影响,因此在预防和治疗上,改善血管病变和营养神经药物往往联合应用,效果较为肯定。

第八节 控制感染

一、控制感染的重要性

糖尿病患者抗感染能力低下,在肢体缺血缺氧的情况下,细菌极易入侵,因而导致组织严重感染,因此感染是糖尿病足坏疽的重要诱发因素,它在糖尿病足的发生、发展过程中也可作为独立的致病因素起作用,而糖尿病足的预后与感染程度具有一定相关性,严重威胁患者健康和生命。有研究报道85%的截肢患者是由"清洁的"溃疡继发感染而最终截肢的。糖尿病足坏疽急性感染期强力抗感染治疗是阻止病情发展的关键措施。

二、常见的细菌感染

足部溃疡的出现,即标志着糖尿病足进入Ⅰ级,由于糖尿病足患者在溃疡的初发阶段,未引起足够重视,或采取自主换药,所用的敷料和换药消毒不严格,所以常使一些"洁净"的溃疡继发感染,而一旦出现感染,则加速了溃疡发展的速度。

足部感染包括浅部和深部感染两部分,浅部感染主要累及皮肤及皮下组织,深部感染累及和破坏深部组织,如骨和关节。在感染初期,一般以一种细菌为主,随着病情的进展或病程的延长,糖尿病足溃疡容易出现混合感染和条件致病菌感染,一方面因为溃疡处是细菌良好的生长环境,患者慢性并发症多,高血糖又使免疫细胞功能下降,容易并发其他细菌感染或真菌感染;另一方面由于不合理应用抗生素,在换药操作过程中无菌观念较差,同一个患者多个溃疡感染细菌不同相互之间交叉感染,或和其他患者发生交叉感染等。由于感染情况影响糖尿病足患者的治疗效果和预后,因此,抗感染治疗的前提,必须明确病原菌的感染特点,才能有的放矢,合理选用抗生素,缩短疗程,挽救患者的双足及生命。

近年来由于抗生素的广泛应用,不仅引起糖尿病足坏疽感染的细菌谱发生明显改变,而且耐药菌株数量呈上升趋势,条件致病菌所致的机会感染也增多。目前无论国外还是国内各地有关糖尿病足溃疡局部细菌感染特点的研究,大多采取局部分泌物培养,分离菌株,其结果基本一致,Ⅰ、Ⅱ级溃疡感染以革兰阳性菌为主,Ⅲ级以上溃疡感染革兰阴性杆菌比例增高,约占50%～60%,略多于革兰阳性球菌,约占40%～50%,还有5%～10%伴发真菌感染和厌氧菌感染。革兰阳性细菌中以葡萄球菌属为主,其次是B组链球菌和肠球菌;革兰阴性细菌中以铜绿假单胞菌属为主,还包括大肠埃希杆菌、肺炎克雷伯菌、变形杆菌和大肠杆菌;真菌感染以白色念珠菌为主。

三、抗生素的选择

(一)抗生素治疗原则

由于糖尿病足病程长,临床上经常反复感染,抗菌药物的使用剂量大、疗程长、种类多,这是容易发生菌群失调并发二重感染,特别是真菌感染,病原菌耐药性增强,不利于感染控制的重要原因。合理使用抗菌药物尤为重要,所以应尽早在患者未使用抗生素之前先留取相应分泌物标本,立即送细菌培养,取样过程避免样本的污染,一般连续送检3天,以尽早明确病原菌和药敏结果,怀疑有败血症患者也可做血培养,查明感染病原,根据病原种类及细菌药物敏感试验结果选用抗菌药物。

抗生素应该在细菌培养及药敏试验的前提下进行。但是,很多情况下,患者病情急、感染重,则需要尽早的开始抗感染治疗。此时则需要根据临床经验进行选择,一般给予广谱的杀菌素。浅表性感染多为革兰阳性球菌、链球菌所致,可选用一、二代头孢菌素类、氨基糖苷类、喹诺酮类抗生素；深部感染通常是需氧菌和厌氧菌的混合感染，应选用对需氧菌和厌氧菌都有活性的抗菌药物，如头孢西丁、碳青霉烯类、β-内酰胺类与β-内酰胺酶抑制剂复合药物（氨苄西林/舒巴坦、羟氨苄西林/克拉维酸钾、哌拉西林/他唑巴坦）等，待病原学及体外药物敏感试验结果获得后，再行调整用药。

在治疗糖尿病足感染过程中发现，不同治疗阶段患足局部感染细菌的种类或同种细菌对某一种抗菌药物的敏感性也会发生变化，因此在治疗过程中要经常进行创面细菌培养和药物敏感试验，分析抗感染治疗失败的原因，从而及时调整有效抗菌药物的使用。

抗感染治疗分为局部用药和全身用药，轻度感染的糖尿病足患者可给予口服抗生素配合局部用药，重度感染者多静脉给药配合局部用药，局部用药宜采用刺激性小、不易吸收、不易导致耐药性和不易致过敏反应的杀菌剂，青霉素类、头孢菌素类等易产生过敏反应的药物如果需要局部应用时，也要在皮试之后方可选用，以免出现过敏反应。

有些抗感染药物对肝肾功能和其他并发症有影响，因此对有严重肝肾功能障碍或老年患者要注意尽量选用对肾功能影响较小的药物和调整用药剂量。肾功能不全患者应用抗生素剂量应根据内生肌酐清除率来计算给药剂量，疗程中需严密监测患者肾功能。如果透析的患者，抗生素的剂量可以按照常规量应用，但应该在透析以后应用，以免透析治疗过程中对抗生素的量效有影响，如果必须在透析时应用，可以适当增加药物剂量。

抗生素的有效与否除与药物的敏感程度、药物剂量等方面有关外，还与机体自身的免疫功能、白蛋白的含量等密切相关。药物进入循环后，首先与血浆蛋白结合成为结合型药物，在血液中被转运，结合型与游离型药物快速达到动态平衡，游离型药物不断透过生物膜，血中游离型药物浓度降低，结合型药物随时释出游离型药物。通常酸性药物与白蛋白结合，如头孢菌素类。一般蛋白结合率高的药物体内消除慢,作用维持时间长。在某些病理情况下,血浆蛋白过少,如肝硬化、慢性肾炎,或尿毒症等疾病引起电解质平衡失调,改变蛋白质的空间结构,从而使结合强度和结合率下降,药物与血浆蛋白结合减少,易发生毒性反应。并且某些药物可在血浆蛋白结合部位上发生竞争排挤现象,若两种药物竞争与同一蛋白结合时而发生置换现象,使游离型药物浓度增加,也可能导致中毒。此外,白蛋白对血液中的免疫球蛋白有胶体保护和稳定的作用,如果免疫球蛋白缺少了这种保护,免疫功能不稳定,也会影响抗生素的治疗效果。因此在抗生素治疗过程中,如果患者伴有低蛋白血症,则需及时补充白蛋白,具体可参见"本章第十节　支持治疗三、纠正低蛋白血症"。

(二)抗生素的联合应用

1. 联合用药的原则　由于糖尿病足溃疡治疗困难、疗程长,严重感染面积大、多个溃疡或溃疡深度不同,临床混合感染多见,且长期应用抗生素治疗导致细菌耐药性增强,在单一的抗生素往往难以达到有效的治疗目的时,需要采取联合用药。联合应用抗生素的目的是为了提高疗效、降低毒性、延缓或避免抗药性的产生,有效地控制感染,缩短治疗时间。

抗菌药的相互作用包括药动学、药效学和药剂学三个方面。不同种类抗生素联合应用在药效学上可表现为协同、累加、无关、拮抗四种效果。不合理的联用不仅不能增加疗效,反而降低疗效,增加不良反应和产生耐药性机会,因此要严格控制联合用药。以下情况可考虑联合应用抗生素:①一种抗生素难以控制的混合感染;②严重感染,可见感染中毒症状,单一抗生素难以控制;③深部感染,或伴发骨髓炎和深部脓肿;④伴有其他系统的感染,如伴发泌尿系感染、呼吸系感染;⑤病程长,细菌已经产生耐药者。

2. 联合用药方式　根据抗生素对微生物的作用方式,目前将抗生素分为四大类:第一类为繁殖期杀菌剂,如青霉素、头孢菌素、氟喹诺酮类、β-内酰胺类等;第二类为静止期杀菌剂,如氨基糖苷类、多黏菌素类等(对繁殖期及静止期细菌均有杀菌作用);第三类为快效抑菌剂,如四环素类、氯霉素类及大环内酯类抗生素等;第四类为慢效抑菌剂,如磺胺类、环丝氨酸等。其中一类和二类常联合应用,如β-内酰胺类与氨基糖苷类联合,机制为β-内酰胺类可作用于细菌细胞壁转肽酶造成细胞壁的缺损而有利于氨基糖苷类进入细胞内作用于靶位所致。第三类可因快速阻断了细菌细胞蛋白质合成使细菌处于静止状态致使作用于细菌繁殖期的一类药物活性减弱,因此第一类与第三类联合产生拮抗作用,效果降低;第三类与第二类合用可获得相加或协同作用;第三类与第四类联合,作用可以互补;同类抗生素也可合用,但作用机制或作用方式相同的抗菌药物合用,有可能增加毒性或因诱导灭活酶的产生或竞争同一靶位而出现拮抗现象。

以上是理论上抗菌药物之间的相互作用,但在临床中有很大不同,除了药物本身的相互作用外,还常常受到病情的严重程度、实验室检查的可靠度、临床终点的判断、合并其他微生物的感染等多种因素的影响,所以还要综合分析。

(三)常见细菌的抗感染治疗

根据国内外报道,不仅糖尿病足溃疡感染的细菌谱已经明显改变,而且这些细菌的耐药性也发生变化。常见革兰阳性球菌中,如金黄色葡萄球菌及表皮葡萄球菌,对当前常用的多种抗生素β-内酰胺类、四环素类、大环内酯类、氨基糖苷类和喹诺酮类耐药率有不同程度的升高,对万古霉素、呋喃妥因、左氧氟沙星较为敏感。而革兰阴性杆菌中,对无酶抑制剂的青霉素几乎全部耐药,对喹诺酮类、庆大霉素和第一、二代头孢抗生素耐药率也很高,大多数革兰阴性杆菌对亚胺培南、第三代头孢、加β-内酰胺酶抑制剂的青霉素类耐药率较低。近50%的大肠埃希菌产ESBLs,ESBLs是由质粒介导的,可水解第三代头孢菌素、单酰胺类及青霉素类,所以对第三代头孢菌素、喹诺酮类等抗菌药物敏感率较低,对亚胺培南、美罗培南、阿米卡星和哌拉西林-他唑巴坦敏感。铜绿假单胞菌对大多数抗菌药物包括亚胺培南和氟喹诺酮类有高的耐药率,在重症感染者中往往造成治疗困难,往往需要联合用药。真菌感染可选用氟康唑。

但是治疗过程当中除了根据病原菌,还要结合糖尿病足病变的分级及感染的严重程度,综合分析。理想的抗生素应是具有高度抗病原菌的活性、在感染部位能达到有效浓度、毒副反应小且不易导致耐药菌株的出现。一般来说,Ⅱ级以下轻、中度感染,可选用第一、二代头孢菌素(头孢唑啉、头孢米诺)、氨基糖苷类(庆大霉素、丁胺卡那霉素)、喹诺酮类(环丙沙星、左氧氟沙星)抗生素;对Ⅲ级以上重度感染,则应选用对细菌覆盖率高的抗菌药物,如第三、四代头孢菌素(头孢曲松、头孢替唑)、添加β-内酰胺酶抑制剂的广谱青霉素(哌拉西林/他唑巴坦)或头孢菌素(头孢哌酮/舒巴坦),以及碳青酶烯类的亚胺培南或美罗培南,必要时可联合用药;治疗深部感染时需要兼顾需氧和厌氧菌,常使用对需氧菌和厌氧菌都有活性的抗菌药物,如头孢西丁、碳青霉烯类、β-内酰胺类,也可选二、三代头孢菌素类联合β-内酰胺酶抑制剂、克林霉素、喹诺酮类抗生素。

(四)其他感染

糖尿病足患者因病程长,合并症多,抗生素使用时间长,而且大多数患者都是老年人,免疫功能低下,所以经常合并其他系统感染,影响整体的治疗效果,感染严重时可见中毒性休克。临床上常见糖尿病足感染合并肺部感染如肺炎、支气管炎,泌尿系感染,毛囊炎、癣、牙周炎等其他皮肤黏膜和软组织感染,对临床上出现的咳喘、尿频尿急等症状,要引起重视,选择抗生素时也需要兼顾。在治疗糖尿病足期间,不能只关注糖尿病足的病情,忽略其他疾病的存在,应该预防和早期发现合并的感染,积极治疗。

(五)临床常用的抗生素

需要注意的是,糖尿病足患者可能伴有糖尿病肾病等其他并发症,若存在肾功能不全,选择抗生素时尤需慎重,使用原则为:①避免使用肾毒性抗生素,确有应用指征时,必须调整给药方案;②根据感染的严重程度、病原菌的种类及药敏试验等选用无肾毒性或低肾毒性的抗生素;③根据肾功能减退的程度及抗生素在体内排泄途径,调整给药剂量及方法,一般肌酐清除率在40～60ml/min时,应用原药物剂量的75%～100%;在10～39ml/min时,应用原药物剂量的50%～75%;小于10ml/min时,应用原药物剂量的25%～50%。

1. 青霉素类 青霉素对葡萄球菌以外的革兰阳性球菌和奈瑟菌属感染,应为首选药。

苯唑西林、氯唑西林、氟氯西林、双氯西林等耐酶青霉素对β-内酰胺酶稳定,主要用于产酶葡萄球菌所致感染。

哌拉西林、阿洛西林和美洛西林对革兰阴性杆菌的抗菌谱较氨苄西林为广,抗菌作用也增强,除对部分肠杆菌科细菌外,对铜绿假单胞菌亦有良好抗菌作用。

哌拉西林在临床上常用,4～8g/d,2～4次/日,肌注或静注,肌注可用0.25%利多卡因作溶剂,静注可溶于10%葡萄糖液或生理盐水中。但注意约3%病人有皮疹、瘙痒等过敏反应;胃肠道反应有腹泻,偶有恶心、呕吐;用前先做青霉素皮试,凡对青霉素过敏者禁用,孕妇忌用;严重肾功能不全病人(内生肌酐清除率≤5ml/min)于30分钟内按体重静脉滴注70mg/kg,1小时后的血药浓度约为350mg/L。

2. 头孢菌素类

(1)第一代头孢:如头孢唑啉,对阳性球菌抗菌作用超过第二代与第三代。对阴性杆菌作用在第一代头孢菌素中居首位,但不及第二代,更不如第三代。本品对阴性杆菌产生的β-内酰胺酶不稳定,已有部分阴性杆菌耐药。对绿脓杆菌、肠杆菌属杆菌无抗菌活性。

用法:①肌内、静脉注射或静脉滴注,每6~12小时0.5~1g,病情严重者可酌增剂量至每日6g。剂量可按感染严重程度而增加。②静脉滴注一次0.5~1g,间隔8小时。每日3次给药时,每次剂量可增至1.5g(1.5g,每隔8小时给药)。每日2次给药时,每次剂量不超过2g(2g,每隔12小时一次)。重症:6g/d,分4次。

注意事项:①过敏反应:皮疹、荨麻疹、嗜伊红细胞增高、药物热及其他过敏反应;②肾脏毒性:应用本品应警惕发生肾功能异常的可能性;③其他反应:如静脉炎、血清转氨酶升高、Coomb's试验阳性、偶见溶血性贫血、中性白细胞或血小板下降。

(2)第二代头孢:如头孢呋辛,对阴性杆菌产生的广谱β-内酰胺酶稳定,抗阴性杆菌的作用比第一代强;对阳性球菌包括产青霉素酶葡萄球菌仍有较好作用;对革兰阳性菌的抗菌作用低于或接近于第一代头孢菌素;对嗜血流感杆菌、淋球菌、脑膜炎双球菌、布兰汉卡他球菌等均有较强抗菌作用。对肠球菌、肠杆菌、沙雷菌属、不动杆菌属、绿脓杆菌无效。

用法:口服0.25~0.5g,2次/日。静脉滴注0.75~1.5g,每隔8小时一次。肌内注射一次0.25~0.5g,2~3次/日。肾功能不全者按病人的肌酐清除率制订给药方案:肌酐清除率每分钟>20ml者,每次0.75~1.5g,每日3次;每分钟10~20ml者每次0.75,2次/日;每分钟小于10ml者,每次1.75g,1次/日。

注意事项:不良反应有皮肤瘙痒、胃肠道反应、血色素降低、血胆红素升高、肾功能改变等。肌注可致局部疼痛。不可与氨基糖苷类置同一容器中注射;与高效利尿药(如速尿)联合应用,可致肾损害。对青霉素过敏或过敏体质者慎用。

(3)第三代头孢:如头孢曲松,对大多数革兰阳性菌和阴性菌都有强大抗菌活性,抗菌谱包括绿脓杆菌、大肠杆菌、肺炎杆菌、流感嗜血杆菌、产气肠细菌、变形杆菌属、双球菌属及金葡菌等。对β-内酰胺酶稳定。

用法:肌注,1g/次,1次/日,以1g溶于3.5ml利多卡因注射液(1%)中,供深部肌注(以1%利多卡因注射液溶解的本品禁用于静脉注射)。静注1g/次,1次/日,溶于注射用水10ml中,缓缓静注,一般需时2~4分钟。静脉滴注,2g/d,溶于生理盐水、5%葡萄糖注射液或右旋糖酐注射液40ml中,约10~15分钟内滴入。

注意事项:①一般为恶心、腹泻。过敏反应有皮疹、瘙痒。②注射部位反应,如静脉炎和疼痛等。③偶可使青少年、儿童发生胆结石。④对有药物过敏史者应慎用。⑤偶见肝肾功能异常及血液系统改变,如中性粒细胞下降、血小板下降等。⑥对于肾功能不全患者,若肌酐清除大于5ml/min时,每日应用本品剂量少于2g时,不需作剂量调整;血液透析清除头孢曲松的量不多,透析后勿需增补剂量。

(4)第四代头孢:如头孢吡肟,抗菌活性与第三代头孢菌素相似,但抗菌谱有了进一步扩大。对革兰阳性菌、阴性菌,包括肠杆菌属、绿脓杆菌、嗜血杆菌属、奈瑟淋球菌属、葡萄球菌及链球菌(除肠球菌外)都有较强抗菌活性,对β内酰胺酶稳定。

用法:1~2g/次,1~2次/日。肌注或静注,用本品0.5~2.0g溶于生理盐水100ml中静脉滴注。

注意事项:不良反应主要是腹泻,皮疹和注射局部反应,如静脉炎,注射部位疼痛和炎症;其他不良反应包括恶心,呕吐,过敏,瘙痒,发热,感觉异常和头痛。头孢吡肟可能会引起凝血酶原活性下降。对于存在引起凝血酶原活性下降危险因素的患者,如肝、肾功能不全,营养不良以及延长抗菌治疗的患者应监测凝血酶原时间,必要时给予外源性维生素 K。对肾功能不全(肌酐消除率≤60ml/min)的患者,应根据肾功能调整本品剂量或给药间歇时间。本品与氨基糖苷类药物或强效利尿剂合用时,应加强临床观察,并监测肾功能,避免引发氨基糖苷类药物的肾毒性或耳毒性作用。

3. 碳青霉烯类 碳青霉烯类抗菌谱极广,对革兰阴性菌、革兰阳性需氧菌和厌氧菌有强大活性,对β-内酰胺酶稳定,代表药物为亚胺培南、美罗培南。

用法:美罗培南成人常规剂量为每 8 小时给药 1 次,每次 500～1000mg,静脉滴注。

注意事项:主要有皮疹、瘙痒、药热等过敏反应,偶见过敏性休克;主要有腹泻、恶心、呕吐、便秘等胃肠道症状;偶见排尿困难和急性肾衰,对于肾功能不全者需减量,肌酐清除率为 26～50ml/min 者,每 12 小时给药 1000mg,肌酐清除率为 10～25ml/min 者,每 12 小时给药 500mg,肌酐清除率小于 10ml/min 者,每 24 小时给药 500mg;偶见肝功异常、胆汁郁积型黄疸等,对肝功能不全病人不必要进行剂量调整,应认真监测患者的肝功能;本品可通过血液透析清除,若病情需要持续使用本品,建议在血透后根据病情再给予全量,以达到有效的血浆浓度。

4. β-内酰胺类 适用于因产 β-内酰胺酶而对 β-内酰胺类药物耐药的细菌感染,目前临床应用者有阿莫西林/克拉维酸、替卡西林/克拉维酸、氨苄西林/舒巴坦、头孢哌酮-舒巴坦和哌拉西林-三唑巴坦。以头孢哌酮-舒巴坦为例介绍。

用法:静脉滴注、肌内注射,成人一次 1～2g(头孢哌酮 0.5～1g),每日 2～4 次。最大剂量为每日 160mg/kg,分 2～4 次用药,舒巴坦的最大剂量每日不得超过 80mg/kg。

注意事项:对本品任何成分过敏者禁用;严重胆囊炎、严重肾功能不良者慎用;用药期间禁酒及禁服含酒精药物。

5. 氨基糖苷类 如庆大霉素:对各种革兰阴性细菌及革兰阳性细菌都有良好抗菌作用,对各种肠杆菌科细菌如大肠埃希菌、克雷伯菌属、变形杆菌属、沙门菌属、志贺菌属、肠杆菌属、沙雷菌属及铜绿假单胞菌等有良好抗菌作用。对葡萄球菌和革兰阴性杆菌有 3 小时或更长久的后续作用。目前本品一般不全身用药,多采用局部用药,每 8 万 u 与 2ml 注射用水稀释后,外敷。

任何一种氨基糖苷类的任一品种均具肾毒性、耳毒性(耳蜗、前庭)和神经肌肉阻滞作用,因此用药期间应监测肾功能(尿常规、血尿素氮、血肌酐),严密观察患者听力及前庭功能,注意观察神经肌肉阻滞症状。一旦出现上述不良反应先兆时,须及时停药。需注意局部用药时亦有可能发生上述不良反应。肾功能减退患者应用本类药物时,需根据其肾功能减退程度减量给药,并应进行血药浓度监测调整给药方案,实现个体化给药。

6. 喹诺酮类 如环丙沙星:本品为合成的第三代喹诺酮类抗菌药物,具广谱抗菌活性,杀菌效果好,几乎对所有细菌的抗菌活性均较诺氟沙星及依诺沙星强 2~4 倍,对肠杆菌、绿脓杆菌、流感嗜血杆菌、淋球菌、链球菌、军团菌、金黄色葡萄球菌具有抗菌作用。

对耐甲氧西林金葡菌(MRSA)所致感染不能耐受万古霉素者,可选用本品作为联合用药之一。

用法:口服,成人 0.2g/次,2~3 次/日;亦有用法为 0.5~0.75g/次,1 次/12 小时。静滴,0.1~0.2g/次,2 次/日,可用生理盐水稀释,滴注时间不少于 30 分钟。

注意事项:①常见的为恶心、腹上区隐痛及腹泻等。②有头痛、烦躁和皮疹等。③对本品过敏者禁用,孕妇、哺乳期妇女及儿童慎用。

7. 大环内酯类 均为依托红霉素的衍生物,对胃酸稳定、生物利用度高、半衰期长,如罗红霉素、地红霉素、克拉霉素、阿奇霉素等，抗菌谱加宽，对葡萄球菌、链球菌、流感杆菌、支原体、衣原体、非结核分枝杆菌均有效；不良反应轻而少；可每日一次用药；组织浓度高、分布广。

常用药物如阿奇霉素。用法：口服，成人用量为每次 0.5g，每天 1 次，7～10 天为 1 个疗程；静滴，亦为每次 0.5g，每天 1 次，至少连续用药 2 天，加入到 250ml 或 500ml 的 0.9%氯化钠注射液或 5%葡萄糖注射液中，使最终阿奇霉素浓度为 1.0～2.0mg/ml 静脉滴注，滴注时间不少于 60 分钟。

注意事项：肝功能不全者慎用，如有指征应用时，需适当减量并定期复查肝功能；用药期间如果发生过敏反应，如血管神经性水肿、皮肤反应、Stevens-Johnson 综合征及毒性表皮坏死等，应立即停药并采取适当治疗措施；治疗期间，若患者出现腹泻症状，应考虑是否有伪膜性肠炎发生，如果诊断确定，应采取相应治疗措施，包括维持水、电解质平衡，补充蛋白质等；本品溶媒含有乙醇，乙醇过敏者慎用。

8. 林可酰胺类 克林霉素：体外试验表明，克林霉素对需氧革兰阳性球菌、厌氧革兰阴性杆菌属、厌氧革兰阳性不产芽孢杆菌属、厌氧和微需氧的革兰阳性杆菌属有活性。体内分布广泛，可进入软组织、骨和关节等。本品在血液透析及腹膜透析不被清除。

用法：深部肌肉注射或静脉滴注给药，中度感染：0.6～1.2g/d，2～3 次/日。严重感染：1.2～2.7g/d，2～3 次/日。可用 100ml 生理盐水稀释，静脉滴注 30 分钟。

注意事项：肌内注射后，在注射部位偶可出现轻微疼痛，长期静脉滴注应注意静脉炎的出现；偶见恶心、呕吐、腹痛及腹泻。少数病人可发生一过性碱性磷酸酶、血清转氨酶轻度升高和黄疸；肝、肾功能损害者慎用。

9. 糖肽类 盐酸万古霉素：为窄谱抗生素，仅对革兰阳性菌有效，如溶血性链球菌、肺炎球菌、淋球菌及肠球菌等菌属敏感，对耐药金葡菌本品尤为敏感。其作用机制是抑制细菌细胞壁的合成,它主要和细菌细胞壁结合,而使某些氨基酸不能进入细胞壁的糖肽中。临床主要用于耐青霉素金葡菌所引起的严重感染。

用法:口服:0.5g/次,4次/日,疗程5～7天;静脉滴注:0.5～1g/次,每1g至少加液体200ml,1小时以上缓慢滴注,疗程2周。

注意事项:有时可引起寒战、皮疹、药物热及血栓性静脉炎等。长期或大量使用可损害听力及肾功能。一旦听力损害则不可恢复,耳鸣为其先兆症状,如有耳鸣应即停药。

由此可见,抗感染治疗对于糖尿病足溃疡的愈合是把双刃剑,用的得当,可以控制感染,促进溃疡的愈合;应用不当,可能会导致细菌耐药性的产生,甚至导致院内感染,增加混合感染的机会,还可能会导致肝、肾功能的损害。在选择抗感染治疗药物的同时还要避免医疗器械的污染,和其他患者的交叉感染等。

此外,无论血管病变、神经病变还是感染的治疗过程中,都会出现患者合并高血压、心功能不全、肾功能不全等情况,药物应用生理盐水配制受到影响,可以改为5%葡萄糖注射液,但应该注意的是应用同时应该配比与所用葡萄糖相应的短效胰岛素,以免血糖升高。如果是中药制剂,目前尚不建议与胰岛素同用。

第九节 镇痛治疗

一、疼痛的原因

有数据显示,约60%～90%的糖尿病患者后期都伴有自觉症状,其中疼痛的发生率在40%以上。疼痛的出现与糖尿病周围神经病变和周围血管病变都有密切关系。而周围神经病变、周围血管病变是糖尿病足发生的基本条件,因此,在糖尿病足患者中出现疼痛的几率更大。糖尿病周围血管病变引起的称之为缺血性疼痛,而糖尿病周围神经病引起的为神经性疼痛。不管缺血性疼痛还是神经性疼痛,均可出现在糖尿病足病程的各个阶段,甚至有些患者截肢后还会遗留有患足疼痛的症状。因为疼痛常常影响患者的睡眠、心情、对于疾病治疗的信心,而合并烦躁、抑郁、失眠等不同的精神症状,严重影响患者的生活质量。

1. 缺血性疼痛 病变早期可出现间歇性跛行,或疼痛上楼时加重,将下肢抬离床面后减轻;运动后腓肠肌疼痛,休息后减轻;后期可以出现疼痛剧烈而持续,情绪刺激或受凉均可诱发,夜间静息痛;局部皮肤温度下降,同时可见针刺感、麻木感、颜色紫暗;动脉搏动减弱或消失;皮肤干燥、出汗减少、汗毛脱落等。还可见缺血性溃疡,溃疡面发白,肉芽生长缓慢。缺血性疼痛的发生机制尚不确切,一般认为是多种因素综合作用的结果,由于下肢血管病变,动脉狭窄或闭塞,表现为相应供血区域缺血、缺氧,出现以痛性痉挛和疼痛为特征的间歇性跛行;随着动脉狭窄或闭塞加重,发生动脉栓塞后则出现静息痛。

2. 神经性疼痛 神经性疼痛,一般以双足对称出现,以肢体远端多见,严重时可见包括大腿的烧灼样疼痛或感觉过敏,甚至不能接触床被;或呈刀绞样或电击样的疼痛,持续数秒;疼痛休息后加剧,昼轻夜重。以疼痛为主的糖尿病周围神经病变称之为痛性糖尿病周围神经病(DPN),目前国际公认的归类是"糖尿病性感觉运动性神经病理性疼痛",多项研究证实是交感神经与感觉神经相互作用参与并调节的神经病理性疼痛。

DPN发病具体机制尚不清楚,神经性疼痛的产生可能与长期严重的高血糖毒性、钠通道表达和分布的改变、神经血供障碍、神经营养因子缺乏、交感神经增殖、氧化应激自由基增多和自身免疫紊乱,以及小型有髓鞘的 Aδ 纤维和无髓鞘的 C 纤维损伤等多种因素共同作用有关。其主要病理改变为神经纤维发生阶段性髓鞘脱失,细小的神经细胞纤维被破坏导致神经过度放电。

由于疼痛机制尚不完全清楚,临床治疗非常棘手,治疗困难而且顽固,给患者带来极大的痛苦和负担。

二、镇痛治疗的必要性

糖尿病足患者疼痛甚至可导致患者难以忍受,无法入睡,再加上长期的治疗,使得患者易产生愤怒烦躁、焦虑自卑的情绪,研究表明,约60%以上的痛性糖尿病周围神经病患者伴有不同程度抑郁症。这种不良情绪容易使血糖波动,加重糖尿病、糖尿病足病情,而病情加重又容易导致疼痛不易控制;疼痛使心动加速,氧耗增加,诱发加重高血压等心血管疾病,相互影响,形成恶性循环,使患者生活质量严重下降。因此,寻求有效缓解糖尿病足患者疼痛的方法解除患者的痛苦,提高患者的生活质量,增强患者对疾病治疗的信心,给治疗带来药物之外事半功倍的效果。

三、镇痛药物的选择

疼痛治疗的目的是为了减轻疼痛,改善功能。对糖尿病足患者疼痛的治疗策略为:病因治疗、针对糖尿病神经病变和血管病变发病机制的治疗、针对疼痛发生机制的治疗。

(一)病因治疗

严格控制血糖是预防和延缓糖尿病各种并发症发生和进展的有效方法之一,有研究显示,血糖波动会影响神经传导速度和周围血管的血流量,与疼痛的发生及程度有关,所以治疗糖尿病足需要有良好的血糖控制为基础,而调整生活方式,同时必须改善高甘油三酯、高血压、戒烟、降低 BMI 指数,延缓糖尿病周围神经病变的进展。

(二)改善神经病变和血管病变的药物

改善神经病变的治疗在前面的章节已有论述,包括改善循环,营养神经,抗氧化剂的应用,可参考"本章第七节 营养神经"。

改善血管病变的治疗包括:扩血管及改善微循环治疗,常用药物有丹参、肝素、山莨菪碱、前列腺素 E_1 等可参考前面章节;介入治疗,如经皮球囊扩张术(PTA)是一项较成熟的技术,可解除局部血管狭窄,改善供血;干细胞移植,可促使周围侧支循环的形成;还有血管搭桥术、动脉内膜切除术、带蒂大网膜移植术、经皮血管腔成形术等都有一定的治疗效果。

(三)针对疼痛机制药物选择

针对疼痛机制的药物也称为镇痛药,目前镇痛药物分为麻醉性镇痛药、非甾体类抗炎镇痛药(NSAIDs)、糖皮质激素类药、辅助用药(主要指抗抑郁药、抗惊厥药、神经安定药物、局麻药、解痉剂、肌松剂、钙代谢调节药、二磷酸盐、放射性核素)、中药复方止痛药物。

1. NSAIDs 类镇痛药 主要通过抑制前列腺素(PG)合成,从而抑制感觉伤害性刺激,缓解疼痛。NSAIDs 有非选择性和选择性,非选择性 NSAIDs 类药物主要有布洛芬、双氯芬酸、消炎痛、阿司匹林等。选择性 NSAIDs 药物主要是塞来昔布。NSAIDs 的镇痛作用相对较弱,有封顶效应,但无耐药性和依赖性;长期或大剂量使用,可能发生器官毒性反应,常见消化道溃疡,血小板功能异常,肝肾毒性。因此,老年人、有消化道溃疡病史、酒精过量、肝肾功能不全者,忌长期大剂量使用 NSAIDs 类镇痛药。

2. 阿片类镇痛药 通过激动阿片受体,抑制来自感觉神经的神经递质 P 物质释放,阻断疼痛感觉传入大脑,达到止痛效果。阿片类镇痛药种类和剂型相对较多,如美施康定(吗啡)、多瑞吉贴剂(芬太尼)、奥施康定(羟考酮)、哌替啶、可待因、曲马多(奇曼丁)等,口服给药、膜贴剂等都有一定的疗效,阿片类镇痛药物镇痛作用强,主要针对躯体痛和内脏疼痛,对神经痛效果不太明显。常见便秘、眩晕、嗜睡、精神错乱及中枢神经毒性反应、尿潴留等不良反应,超量用药容易造成精神依赖。因此临床上应谨慎应用此类药物,应从小剂量开始用药。如果出现嗜睡或神志淡漠则应立即停止用药,保持呼吸通畅,给予相应支持疗法,并应用盐酸纳洛酮竞争性拮抗阿片受体。

3. 抗抑郁药 抗抑郁药抑制去甲肾上腺素(NA)和5-羟色胺(5-HT)再摄取,增加突触间隙内的浓度,降低传入神经对痛觉的传导,加强疼痛的下行抑制。阿米替林是最常用的三环类抗抑郁药,但使用时要慎重,特别是对于有心血管疾病、青光眼、尿潴留和自主神经病病史的病人。最常见的不良反应有镇静、抗胆碱能作用(如口干、便秘、尿潴留)和直立性低血压等。去甲替林、地昔帕明的镇痛作用与阿米替林相似,但不良反应较少,总的来说耐受性较好,比阿米替林更适用。其他还有度洛西汀和文拉法辛,用于治疗疼痛性糖尿病性神经病,能显著缓解疼痛,常见的不良反应是镇静状态、共济失调、恶心、口干、便秘、多汗、厌食。这些药物不仅能缓解疼痛,还能稳定患者的情绪、改善睡眠及生活质量。

4. 其他药物

(1)抗癫痫药:主要作用机制包括:减少神经元Na^+和Ca^{2+}的内流;减少兴奋性神经递质谷氨酸的活性;直接和间接加强GABA能的抑制作用。加巴喷丁(Gabapentin)是新型抗癫痫药,FDA已批准用于治疗成人的带状疱疹后神经痛,在我国也注册用于神经痛,是目前老年人神经痛的一线治疗药物。加巴喷丁不仅有中枢性抗痛感觉异常作用,而且也可抑制损伤后外周神经异位放电作用。其镇痛机制未完全阐明。

(2)5%利多卡因:利多卡因贴片的作用机理,包括局部麻醉的直接作用和对疼痛致敏的局部皮肤的保护作用。目前该药作为治疗带状疱疹后神经痛的一线药物。研究表明5%利多卡因贴片治疗局部周围神经病变有效。

(3)辣椒素：辣椒素是红辣椒的组成成分，主要作用机制为耗竭P物质。小剂量辣椒素制剂局部应用可以诱发疼痛，但反复或大剂量应用可缓解疼痛。最常见的副作用为轻至重度的烧灼感，故其应用受到一定限制。

(4)A型肉毒毒素：很可能成为有效治疗神经病理性疼痛的新药物，但仍需要进一步研究证实。

(5)其他：针灸、理疗、心理疗法、音乐疗法等可作为辅助疗法，对药物治疗和疾病本身的恢复都有促进作用，也是不可忽视的治疗方法。

目前国际疼痛协会针对各种急、慢性疼痛，包括痛性糖尿病周围神经病变，综合考虑临床疗效、安全性和经济等因素，提出一线、二线、三线药物的三阶梯治疗方案。先将疼痛分级，按阶梯选择不同治疗药物，强调病人长期用药的方便性，按时给药，而不是按需给药的个体化给药原则。轻度疼痛选择非阿片类止痛药和辅助药物，主要为阿司匹林、扑热息痛或其他非甾体抗炎药；中度疼痛选择弱阿片类、非阿片类止痛药和辅助药物，代表药物为可待因、曲马多等；重度疼痛选用强阿片类、非阿片类止痛药和辅助药物，代表药物为吗啡、羟考酮、芬太尼等。辅助药物只能用于增强止痛效果，治疗使疼痛加剧的并发症，在治疗特殊的疼痛时，辅助药物可产生独立止痛作用，因此可用于任何阶梯中。三阶梯药物绝对不能从下阶梯开始，只能上阶梯。若使用第三阶梯药物还不能缓解疼痛，可借助选择性神经阻滞、神经毁损术等外科手段。

第十节　支持治疗

糖尿病足合并糖尿病其他急慢性并发症如糖尿病肾病、糖尿病酮症酸中毒、糖尿病高渗综合征、糖尿病低血糖昏迷等，或合并冠状动脉粥样硬化性心脏病、肝病、低蛋白血症、贫血等疾病时，病情更加复杂，也使治疗更为困难。而这些与糖尿病足病情相互影响，因此在治疗糖尿病足的同时应积极治疗这些并发症，若及时纠正酮症酸中毒、电解质紊乱，补充人血白蛋白、血浆等支持治疗，可以提高患者免疫功能，促进溃疡的愈合。

一、纠正电解质紊乱

多种情况可以导致电解质紊乱，如感染、腹泻、摄入不足、因水肿而应用利尿剂等，会出现低钾血症、低钠血症；肾功能不全的高钾血症；高盐饮食导致高钠血症；上述因素、酮症酸中毒出现酸碱平衡紊乱，进而会出现精神障碍、心律失常等。此外还有钙磷代谢紊乱等。

（一）高钾血症

对于高钾血症，应根据病情的轻重采取不同的治疗方法，一般情况下，病情较轻者可口服药物治疗，病情重者则需输液治疗，对于急重症伴肾衰竭患者或经上述治疗血钾仍不下降时需透析治疗。高钾血症对机体的主要威胁是心脏抑制，故治疗原则是保护心脏，迅速降低血钾。

1. 对抗钾对心脏的抑制

（1）克分子乳酸钠或碳酸氢钠液：造成药物性碱血症，促使钾进入细胞内，钠拮抗钾对心脏的抑制作用。具体方法是：急重症立即用11.2%乳酸钠液60~100ml或5%碳酸氢钠100~250ml静脉滴注,一般数分钟起作用。注射中应注意防止诱发肺水肿。

(2) 钙剂:可对抗钾对心肌的毒性,常用 10% 的葡萄糖酸钙 10～20ml 加等量 25% 葡萄糖溶液,缓慢静脉注射,一般数分钟起作用,但需多次应用。

(3) 高渗盐水:作用机制与乳酸钠相似,常用 3%～5% 氯化钠溶液 100～200ml 静脉滴注,效果迅速,但会增加循环血容量,需监护心肺功能。

(4) 葡萄糖和胰岛素:使血清钾转移到细胞内,一般用 25%～50% 葡萄糖溶液,按每 4g 葡萄糖给予 1u 胰岛素持续静脉滴注。

(5) 选择性 β_2 受体激动剂:可促进钾转进细胞内,如沙丁胺醇等。

2. 促进排钾

(1) 经肾排钾:肾是排钾的主要器官,可予高钠饮食或静脉输入高钠溶液;应用呋塞米、氢氯噻嗪等排钾利尿药。

(2) 经肠道排钾:可用阳离子交换树脂在肠道与钾交换,清除体内钾,常用聚磺苯乙烯 10～20g,一日口服 2～3 次。

(3) 透析疗法:适用于急重症者伴肾衰竭时,血钾 > 6.5mmol/L 时需紧急透析,以血液透析为最佳,也可使用腹膜透析。

3. 减少钾的来源 停止或减少经口、静脉的含钾食物、药物;静脉营养,确保足够热量,减少体内分解代谢所释放的钾;清除体内积血或坏死组织;控制感染,减少细胞分解;避免应用库存血。

此外,需要注意的是低肾素性低醛固酮血症和保钾利尿药等,抑制远端肾小管对 Na^+ 的重吸收,排泌 K^+ 和 H^+ 减少,导致高钾性酸中毒,即高钾血症与代谢性酸中毒并见,宜选用乳酸钠以纠正代谢性酸中毒和高钾血症。

(二)低钾血症

对于低钾血症,应积极治疗原发病,给予富含钾的食物,如肉、青菜、水果、豆类含钾量较高。对缺钾性低钾血症,除积极治疗原发病外,还要及时补钾。

1. 补钾量 参照血清钾水平,大致评估补钾量,轻度补钾:血清钾 3.0~3.5mmol/L,可补充钾 100mmol(相当于氯化钾 8g);中度补钾:血清钾 2.5~3.0mmol/L,可补充钾 300mmol(相当于氯化钾 24g);重度补钾:血清钾 2.0~2.5mmol/L,可补充钾 300mmol(相当于氯化钾 40g)。但一般每日补钾以不超过 200mmol(15g 氯化钾)为宜。

2. 补钾方法

(1)途径:轻者鼓励进食,口服钾盐,以氯化钾为首选,宜将 10%氯化钾溶液稀释于果汁中或牛奶中餐后服,或改用氯化钾控释片,或换用 10%枸橼酸钾或鼻饲补钾,可减少胃肠道反应。严重者需静脉滴注补钾。

(2)速度:静脉补钾以每小时补入 10~20mmol(0.75~1.5g/L)为宜。

(3)浓度:以含钾 20~40mmol/L 或氯化钾 1.5~3.0g/L 为宜。

3. 注意事项

(1)补钾时必须检查肾功能和尿量,每日尿量在 700ml,每小时尿量在 30ml 以上时补钾安全。

(2)伴有酸中毒、血氯过高或肝功能损害者,可考虑应用谷氨酸钾,每支 6.3g 含钾 34mmol,可加入 0.5L 葡萄糖液内静滴。

(3)静脉滴注的氯化钾浓度太高可刺激静脉引起疼痛,甚至静脉痉挛和血栓形成。

(4)切忌滴注过快,血清钾浓度突然增高可导致心搏骤停。

(5)K^+进入细胞内的速度很慢,约15小时才达到细胞内、外平衡,而在细胞功能不全如缺氧、酸中毒等情况下,钾的平衡时间更长,约需1周或更长,所以纠正缺钾需历时数日,勿操之过急或中途停止补给。

(6)缺钾同时有低血钙时,应注意补钙,因为低血钙症状往往被低血钾所掩盖,低血钾纠正后,可出现低血钙性搐搦。

(7)短期内大量补钾或长期补钾时,需定期观察,测定血清钾及心电图以免发生高血钾。

(三)低钠血症

低钠血症包括缺钠性低钠血症、稀释性低钠血症、转移性低钠血症和特发性低钠血症几种情况。

稀释性低钠血症患者对利尿剂的反应很差,血浆渗透压低,因此选用渗透性利尿剂甘露醇利尿效果要好于其他利尿剂,同时联合应用强心剂和袢利尿剂疗效明确。甘露醇100~250ml缓慢静滴,时间控制在2~3小时内,在输注到一半左右时用强心药(如西地兰),再过20分钟左右根据患者情况静脉推注呋塞米100~200mg。

缺钠性低钠血症对利尿剂的效果也很差,可以采用联合应用大剂量袢利尿剂和输注小剂量高渗盐水的方法。主要通过补钠公式计算来补钠:需补钠量=[142mmol/L-血钠实测值(mmol/L)]×体重(kg)×0.6(女性为0.5)/17。一般第一天输入补充钠盐量的1/4~1/3,根据患者的耐受程度及血清钠的水平决定下次补钠量。具体如下,1.4%~3.0%的高渗盐水150ml,30分钟快速输注,如果尿量增多,应注意静脉给予10%氯化钾20~40ml/d,预防低钾血症。每天入液量≤1000ml,每天测定患者体重、24小时尿量、电解质指标,直到利尿剂改为口服200~500mg/d。治疗期间要严密观察心肺功能变化,以调节剂量和滴速,一般以分次补给为宜,否则会引起神经症状和加重心衰。

转移性低钠血症以去除原发病和纠正低钾为主。特发性低钠血症以治疗原发病为主。

(四)高钠血症

对于高钠血症,首先是尽可能去除病因或针对病因进行治疗。如缺水应立即让患者饮水即可纠正高钠血症。对于失水过多性和钠排泄障碍所引起者则采取不同的方法治疗。

失水过多性高钠血症除病因治疗外,主要是纠正失水,失水量可按下列公式计算。男性:缺水量=0.6×体重×[1－(正常血钠浓度 mmol/L)/(病人所测得的血钠浓度)];女性:缺水量=0.5×体重×[1－(正常血钠浓度 mmol/L)/(病人所测得的血钠浓度)]。此公式内的体重是指发病前原来的体重,计算所得的缺水量是粗略估计,不包括等渗液的欠缺、每天生理需要补充的液体(每天约 1500ml 左右)和继续丢失的液体在内。如果不知道病人原来的体重,则可按下列公式计算所需补充的水量。男性:所需补充水量=4×现有体重×欲降低的钠量(mmol/L);女性:所需补充水量=3×现有体重×欲降低的钠量(mmol/L)。补充液体的溶液首选等渗盐水与 5% 葡萄糖液,按 1/4：3/4 或 1：1 比例混合配制。

对钠排泄障碍所致的高钠血症的治疗主要是排除体内过多的钠,可静滴 5% 葡萄糖液,同时用排钠利尿药以增加排钠,可用呋塞米或依他尼酸钠(利尿酸钠)。这些利尿药排水作用强于排钠,故使用时必须同时补液。如果病人有肾功能衰竭,则可采用血液或腹膜透析治疗。

在采取静脉补液时应当注意的是,补液速度不宜过快,并密切监测血钠浓度,以每小时血钠浓度下降不超过 0.5mmol/L 为宜,否则会导致脑细胞渗透压不平衡而引起脑水肿。

(五)低钙血症

有症状和体征的低钙血症病人应予治疗,血钙下降的程度和速度决定纠正低钙血症的快慢。若总钙浓度小于 7.5mg/dl (1.875mmol/L),无论有无症状均应进行治疗。

低钙血症若症状明显,如伴手足搐搦、抽搐、低血压、Chvostek 征或 Trousseau 征阳性、心电图示 Q-T 间期 ST 段延长伴或不伴心律失常等,应予立即处理。一般采用 10% 葡萄糖酸钙 10ml 稀释后静脉注射(大于 10 分钟),注射后立即起作用,必要时可重复使用以控制症状。注射过程中应密切监测心率,尤其是使用洋地黄的病人,以防止严重心律失常的发生。若症状性低钙血症反复发作可在 6~8 小时内静脉滴注 10~15mg/kg 的 Ca^{2+}。氯化钙亦可使用,但对静脉刺激大。Ca^{2+} 浓度不应大于 200mg/100ml,防止外渗后造成对静脉和软组织的刺激。

慢性低钙血症首先要治疗低钙血症病因,如低镁血症、维生素 D 缺乏等;另外可以给予口服钙和维生素 D 制剂。口服钙制剂包括葡萄糖酸钙、枸橼酸钙和碳酸钙,根据低钙血症病情选择应用,一般每天可服 1~2g。活性维生素 D_3 包括 25-(OH)D_3 及 1,25-(OH)$_2D_3$,作用较快,尤其是后者,用后 1~3 天开始生效,且作用时间短,使用较安全,每天使用 0.25~1μg。非肾功能衰竭的慢性低钙血症,也可在低盐饮食的基础上使用噻嗪类利尿剂,以减少尿钙的排出。

二、纠正酸碱失衡

糖尿病足合并糖尿病酮症酸中毒、肾功能不全酸中毒时,应及时纠正,以免与感染等因素相互呼应而发生多器官功能损害,加重病情。积极治疗原发病和解除诱发因素,恢复机体酸碱平衡。

（一）糖尿病酮症酸中毒

轻者不需要积极的补碱治疗，只要补充充足的液体、补充胰岛素、纠正脱水，酸中毒能够自行调整；当血 pH<7.25 或二氧化碳结合力（CO_2CP）<10%时，考虑小剂量碳酸氢钠（5% $NaHCO_3$）125～250ml 静脉点滴。

具体方法：开始使用 0.9%的氯化钠溶液，输液量按体重的10%计算，根据脱水程度、血压、尿量、心功能状态、年龄等具体情况而定。最初 2 小时内输入 1000～2000ml，前 4 小时输入液体总量的 1/3～1/2，其余液体在 24 小时内输完，合并心脑血管疾病及老年患者应注意输液速度的控制。液体当中按 0.1u/(kg·h)加入胰岛素，并每 1 小时监测血糖、尿糖、尿酮体 1 次，4 小时监测血钾、血钠 1 次。血糖下降速度每小时控制在 3.9～6.0mmol/L，当血糖降至 13.9mmol/L 时，改用 5%葡萄糖注射液加胰岛素 3～4：1 的比例静脉滴注。在治疗开始只要患者血钾<5.0mmol/L，尿量>40ml/h 时，就可以酌情补钾，以免发生严重低血钾。当 pH<7.0 时，可给予 5%的碳酸氢钠 100ml 静脉滴注。当尿酮体消失，pH 正常，脱水基本纠正，患者恢复正常饮食后，及时皮下注射胰岛素。

值得注意的是，当同时合并有心功能不全、肾功能不全、低蛋白血症，或不明原因的水肿、溃疡周围水肿明显而需要限制入液量时，则需要减少液体的输入量，应用输液泵泵入胰岛素的方法能够将需要的胰岛素量连续输注，同时能够有效地控制输液量，以免加重心衰或加重水肿。

（二）肾功能不全代谢性酸中毒

肾功能不全时，排 H^+ 和再吸收 HCO_3^- 受阻，可导致代谢性酸中毒。治疗上需积极纠正水、电解质紊乱，恢复有效循环血量，改善组织血液灌流状况,改善肾功能等。

具体方法是:严重酸中毒危及生命,则要及时给予纠正。一般多用 $NaHCO_3$ 以补充 HCO_3^-,去缓冲 H^+。乳酸钠也可用,不过在肝功能不全或乳酸酸中毒时不能用,因为乳酸钠经肝代谢方能生成 $NaHCO_3$。三羟甲基氨基甲烷(THAM)近来也常用。$1gNaHCO_3$ 含有 11.9mmol 的 HCO_3^-,1g 乳酸钠相当于 9mmol 的 HCO_3^-,1gTHAM 相当于 8.2mmol 的 HCO_3^-,其中 $NaHCO_3$ 溶液作用迅速、疗效确切、副作用小。纠正代谢性酸中毒时补充碱量可用下式计算:补充碱(mmol)=(正常 CO_2 CP-测定 CO_2 CP)×体重(kg)×0.2 或=(正常 SB-测定 SB)×体重(kg)×0.2。严重肾功能衰竭引起的酸中毒,则需进行腹膜透析或血液透析方能纠正。

代谢性酸中毒可伴有水、电解质平衡紊乱,常见酸中毒合并高钾血症,其处理措施在上述高钾血症的治疗中已有论述。另外需注意,有的代谢性酸中毒患者因有失钾情况存在,虽有酸中毒但伴随着低血钾,故纠正其酸中毒时血清钾浓度更会进一步下降,引起严重甚至致命的低血钾,这种情况见于糖尿病患者渗透性利尿而失钾或腹泻病人失钾等,因此纠正其酸中毒时需要依据血清钾下降程度而适当补钾。

三、纠正低蛋白血症

临床上糖尿病足溃疡患者常见有明显的贫血和低蛋白血症,糖尿病足患者溃疡创面也会因低蛋白血症而出现局部水肿,影响创面的修复与预后。

糖尿病足合并感染时会产生大量的脓液,脓液的产生要消耗大量的蛋白质、脂肪,还因为局部感染的存在,增加机体其他营养物质的消耗;由于糖尿病患者长期饮食控制,蛋白质摄入不足致营养不良;糖尿病代谢紊乱所致的心血管病变、心肌病造成的慢性心功能不全可致肝淤血肿大,甚至肝硬化,影响血浆蛋白生成,导致低蛋白血症;糖尿病微血管病变时,白蛋白随着尿液丢失,这些原因均导致低蛋白血症。

白蛋白具有重要的生理功能和药用价值,是血液总渗透压的主要调节物质,具有维持血液正常渗透压的功能,具有运输作用、解毒作用和抗休克作用。低蛋白血症患者不仅容易出现水肿,而且可增加药物毒性,即使常规剂量也可产生毒性反应;低蛋白血症时,花生四烯酸和血浆蛋白结合减少,从而促使血小板聚集和TXA_2增加,后者可加重蛋白尿和肾损害;严重者甚至发生低血容量性休克。因此低蛋白血症不仅与患者的病死率呈正相关,也是影响患者预后的重要因素,贫血和低蛋白血症是影响溃疡愈合的重要不利因素,相当多的糖尿病足患者由于糖尿病代谢紊乱长期未得到有效的纠正,导致机体长期处于负氮平衡的状态。长期的代谢控制不良,导致肾病的提前发生不仅加重了低蛋白血症,而且因肾病还会导致肾性贫血。缺乏蛋白和血供不良,使患者免疫功能下降,溃疡局部缺乏营养而难以愈合,感染加重。对于糖尿病足患者,必须全面估计其全身状况,及时纠正低蛋白血症和贫血,从而提高机体免疫力,为创口的愈合创造基本条件。低蛋白血症的纠正主要从以下几个方面入手:①应用胰岛素尽快纠正代谢紊乱,改善蛋白代谢状态;②给予足够的营养和热量支持;③纠正贫血,可用重组人红细胞生成素和铁剂;④改善肾功能,减少蛋白尿;⑤必要时可考虑短期输注白蛋白,但应该严格掌握白蛋白的适应证,应用不当时弊大于益,还可能带来许多不良的后果,也不能完全避免肝炎、艾滋病等传染性疾病感染的可能。在大剂量输注时,白蛋白经过人体分解后,重新组合成蛋白质的再利用率相当低,不仅不会增强体质,反而还会加速自身白蛋白的分解。白蛋白制剂中的若干生理活性物质,如微量内毒素、血管舒缓素可能发生作用,使人出现血压下降、休克等循环紊乱,甚至有可能引起免疫功能下降。偶尔可出现寒战、发热、颜面潮红、皮疹、恶心呕吐等症状。快速输注可引起血管超负荷导致肺水肿及过敏反应。还有研究表明,糖尿病肾病补充蛋白质治疗,可能会导致提前发生终点事件。因此,白蛋白的使用要因人而异,因病而异,不能盲目输注。同时大量输注白蛋白,会加速肾小球的硬化,损伤肾小管上皮细胞。一般临床上血白蛋白水平低于25g/L,伴有水肿,除外充血性心力衰竭和肺水肿及对白蛋白有严重过敏史患者,可酌情补充。

四、肠外营养

(一)适应证

凡是营养不良或有营养不良可能,并且无胃肠道功能的患者都是肠外营养治疗的适应证。临床常见的肠外营养治疗指征有:①不能进食或不允许进食的疾病;②胃肠吸收功能极差,以致生命难以维持的疾病;③高代谢所致的营养不足和免疫功能低下的疾病。

(二)肠外营养制剂

1. 葡萄糖 10%、25%、50%葡萄糖液。应用时要根据患者血糖情况加用胰岛素,葡萄糖与胰岛素的比例,一般为葡萄糖:胰岛素=4~6g:1u。

2. 脂肪乳剂 包括长链脂肪乳剂、中链脂肪乳剂和混合脂肪乳剂。

(1)长链脂肪乳剂(LCT):含油酸、亚油酸、亚麻酸,由1620个碳原子构成碳链的三酸甘油酯。在营养支持中提供能量和必需脂肪酸,在代谢过程中需肉毒碱作为辅助因子才能进入细胞内的线粒体中。临床常用制剂为20%、30%Introlipid,每毫升供能分别为8.37kJ、12.55kJ。

(2)中链脂肪乳剂(MCT):碳链由6～12个碳原子构成。其优点是不需肉毒碱参与而能迅速从血中清除,并在肝细胞内氧化而生成酮体,为脑组织和肌组织提供能量。

(3)混合脂肪乳剂:由LCT与MCT混合而成。如Lipfondine(力保肪宁)的混合比例为1∶1。

3. 氨基酸 临床上常用的氨基酸制剂为7%凡命注射液(Vamin)、8.5%乐凡命注射液(Novamin)、11.4%乐凡命注射液(Novamin),每1000ml含氮量分别为9.4g、14g、18g。在肾功能不全的患者,要应用肾用氨基酸(Compound Amino acid 9R),以纠正氮质血症,增加蛋白质合成,改善营养状况,减轻肾小球过滤负荷,保护肾功能,延缓肾功能衰竭的进展。

4. 电解质 10%氯化钾、10%氯化钠、10%葡萄糖酸钙、20%硫酸镁、5%碳酸氢钠溶液等。

5. 维生素 常用制剂有水乐维他(Soluvit),含9种水溶性维生素;维他利匹特(Vitalipid),含4种脂溶性维生素;各种维生素含量均为日需要量。

6. 微量元素 如安达美(Addamel)含9种微量元素的日需要量。

(三)肠外营养并发症及其防治

1. 感染性并发症 肠外营养治疗期间出现发热、败血症除与深静脉导管有关的导管败血症外,其原因尚有:①营养制剂的致热原与过敏性反应;②营养液配制过程中的污染,脂肪乳剂由于渗透压较糖及氨基酸低,pH接近中性,微生物能在其中迅速生长;③肠道细菌易位;④肠外营养治疗以外的原因,如病人原有菌血症,或并存有切口感染、肺炎、尿路感染、静脉炎、腹腔内感染等。

防治原则:营养液应在严格的无菌净化条件下配制,尽量采用三合一营养液袋输注;严格执行静脉输注的无菌操作常规;积极治疗体内其他感染灶,应用有效的抗菌药物;若考虑有肠道细菌易位所致感染的可能,应联合应用谷氨酰胺,以维持肠道屏障的结构与功能。

2. 代谢性并发症 可能出现的代谢性并发症包括高渗性非酮症性昏迷、低血糖、血清氨基酸不平衡、高氨血症、必需脂肪酸缺乏症、代谢性酸中毒、低钾血症、高钾血症、低磷血症、低钙血症、低镁血症,微量元素如锌、铜、铬、硒等缺乏,维生素 A、维生素 D 缺乏或过多症等,以及肝、胆功能异常。

防治原则:选用合理的营养液配方;为防止高渗性非酮性昏迷,应避免单独快速输入高渗葡萄糖液,或按 8～12g 葡萄糖加 1u 胰岛素;输注速度必须保持恒定;严格按常规要求监测血清电解质、酸碱平衡、血糖、尿糖、肝肾功能等;出现肝功能异常及黄疸时应考虑中止肠外营养治疗。

五、肠内营养

肠内营养制剂按蛋白来源分为两大类:一类是氨基酸型和短肽型制剂,即要素型制剂;另一类是整蛋白型制剂,即非要素型制剂。每一类型的制剂中又可分为平衡型和疾病特异型。

(一)适应证

意识障碍、昏迷和某些神经系统疾病;吞咽困难和失去咀嚼能力;上消化道梗阻或手术;高代谢状态;术前准备和术后营养不良;炎性肠管疾病;急性胰腺炎肠功能恢复后或慢性胰腺功能不全者;慢性营养不足;器官功能不全;肠外营养治疗不能满足要求时的补充或过渡。

(二)禁忌证

完全性机械性肠梗阻、胃肠出血、严重腹腔感染;严重应激状态早期、休克状态、持续麻痹性肠梗阻;短肠综合征早期;高流量空肠瘘；持续严重呕吐、顽固性腹泻、严重小肠炎、严重结肠炎；胃肠功能障碍，或某些要求胃肠休息的情况；急性胰腺炎初期；严重糖类或氨基酸代谢异常者。

（三）并发症

1. 胃肠并发症

（1）恶心、呕吐：主要是因有些营养液高渗透压导致胃潴留，输注速度过快，乳糖不耐受，营养液脂肪含量过高等，特别是要素膳的口感差。可按上述病因，作相应处理，要素膳推荐使用管喂营养，不宜让患者直接口服。

（2）腹泻：主要原因有肠腔内渗透负荷过重、小肠对脂肪不耐受、乳糖不耐受、营养液被病菌污染、营养液温度过低、低蛋白血症等。

（3）便秘：原因有脱水、粪块嵌塞和肠梗阻。

2. 代谢性并发症

（1）水代谢异常：最常见的是高渗性脱水，心、肾及肝功能不全时可发生水潴留。

（2）糖代谢异常：肠内营养液糖含量过高或应激状态下糖耐量下降可导致高血糖症。低血糖症多发生于长期应用肠内营养而突然停止的患者。

（3）电解质异常：常见的有血钾过高、血钠过低，其他情况较为少见。

（4）肝肾功能异常：与肠外营养相比，肠内营养治疗引起肝功能损害的比例很低，临床上可表现为肝脏有关酶指标升高，呈非特异性，可能为营养液中氨基酸进入肝内分解后产生的毒性作用，也可能是由于大量营养液吸收入肝，激发肝内酶系统新的活性增强所致。

（5）维生素缺乏：长期使用低脂的营养液配方，易发生必需脂肪酸及脂溶性维生素缺乏。

3. 机械性并发症 导管材料发展迅速,喂养管质地越来越软,对组织刺激越来越小,机械性并发症相对减少,主要有喂养管梗阻、鼻胃管溃疡等。

4. 吸入性并发症 主要由于营养液的误吸引起的吸入性肺炎和营养液污染所致的感染。

(四)注意事项

1. 选择恰当 正确估算患者营养需要量,选择合适的肠内营养设备、喂养途径及给予方式。

2. 细心观察 对老人、儿童和体弱患者,滴注时要注意胃肠是否通畅,是否有胃潴留,以免引起食物反流,导致吸入性肺炎。

3. 适当体位 胃内喂养应采取坐位、半坐位或床头抬高30°仰卧位以防反流或误吸,输注结束后应维持此体位30分钟。

4. 管道通畅 每次管饲结束后,均需用温开水冲洗管道,同时用手指轻揉管壁,以便彻底清洗,保持管道通畅。

5. 加强护理 准确记录出入水量,观测皮肤弹性、口渴情况、脉搏、血压等症状及体征。

6. 温度适宜 营养液温度37~42℃,过冷或过热均会引起患者不适,以接近体温为宜;夏季室温下直接输入,冬季可用热水袋置于管周,以提高液体的温度。

7. 渐增浓度 营养液浓度应从低浓度逐渐增至所需浓度,以防止腹胀、腹泻等消化系症状出现;浓度可从5%开始,逐渐增加至25%,最高可达30%。

8. 注意速度 注意营养液输注速度,滴速应逐渐增加,使消化管有个适应过程。危重患者或老年患者宜选用蠕动泵控制速度,速度最好控制在120~150ml/h。不要均匀持续输入,应有间歇时间,给胃肠以休息;夜间患者入睡时最好停用。病情许可,可用重力滴注或注射器推注,推注每次以不超过 250ml 为宜,推注时不宜过猛,以防反胃误吸或呕吐。

9. 控制总量　成年患者每天至少 1000kcal(1000ml)以上,最高可达 3000ml。如患者已禁食 2 天以上,开始使用时可给 1/3 量,次日给 1/2 量,第 3 天给全量,也可根据患者反应,逐渐增加。

10. 安全卫生　配制营养液时要保证卫生,输注前应检查营养液是否变质。配好的营养液应放在 4℃冰箱中保存,保存期不超过 24 小时。

11. 保护胃肠　卧床、昏迷患者长期使用管喂饮食,特别是用要素膳,或不含食物纤维肠内营养制剂时,常有胃肠功能逐渐减退,表现为胃容量变小,进食少量营养液体即可发生呕吐,并有结肠功能减退。可以选用含有食物纤维的大分子营养制剂,以保护胃消化功能;或是给予短链脂肪酸口服或作保留灌肠,以维护结肠功能。

12. 防止便秘　长期使用不含食物纤维的营养制剂,很容易发生便秘,可选用含食物纤维营养制剂,增加粪便体积,或是给予短链脂肪酸,以增强结肠的运动功能。

第八章　糖尿病足的手术治疗

手术治疗是糖尿病足治疗的重要组成部分，因为糖尿病足的复杂性与难治性，治疗的成功需要中医、西医、内分泌科、血管外科、神经外科、骨科等跨专业通力合作才能达到。糖尿病足的手术治疗，包括针对糖尿病周围血管病变的血管重建手术、针对糖尿病周围神经病变的神经松解术、针对糖尿病足部关节病变的矫形术，以及针对感染坏疽的清创、截肢（趾）术等。

第一节　糖尿病周围血管病变的血管重建手术

糖尿病周围血管病变相对于普通的动脉硬化闭塞症来讲，具有更广泛、严重、复杂等特点，要达到成功的血管重建并不容易，对于糖尿病性肢体动脉硬化的血管重建手术，从手术方法的选择到适应证的范围等各方面一直存在着一些争议，也是近年来血管外科领域的热点问题。

血管重建手术适合解决肢体的大中血管病变，但却无法解决末梢的微血管堵塞，也就是说，手术中可能无法满足流出道的要求，而熟悉血管外科的医生都了解：好的流出道是保证血管重建成功和远期通畅的必要条件，而糖尿病患者可能恰恰不能保证有好的流出道血管，这也为糖尿病动脉闭塞的血管重建术提出了难题。

但这一难题必须要被解决,因为严重缺血的足是无法健康工作的,一旦发生溃疡,也是很难愈合的,除非改善患足的血供,否则其他的问题包括神经、肌肉、筋膜、骨关节组织的营养,抗感染药物的输送,都无从谈起。而当缺血严重到一定程度,单靠药物治疗无法迅速改善侧支循环的血供,肢体面临更严峻的考验时,动脉血管主干的重建就势在必行。

近年来,随着对糖尿病血管病变研究的深入,人们对传统的"微血管病变—微血栓形成"学说进行了修正:以往人们对糖尿病病人血管病变理解的误区是认为该类病变是微循环阻塞性病变,其概念起源于一项糖尿病病人截肢后病理检查的回顾性研究,发现小动脉被高碘酸-Schiff 等物质阻塞,但随后的动脉染色和铸型研究,以及病理研究表明小动脉并无明显阻塞性病变,消除了小血管阻塞性疾病是糖尿病病人下肢威胁基础的错误概念。提示糖尿病病人动脉重建术是可行的。尽管糖尿病微血管结构性病变确实存在。最值得注意的是毛细血管基底膜的增厚,然而,这并不导致毛细血管管腔狭窄。小动脉血流也可以正常甚至有所增加。理论上讲足部毛细血管基底膜增厚可以损害创伤后的白细胞迁移和充血反应,这可能增加糖尿病足对感染的易感性。静息状态下糖尿病毛细血管血流减少,皮肤存在血流分配不当和功能性缺血。研究表明功能性微血管损害是糖尿病足的主要原因。所有这些变化导致损伤后血管扩张障碍,限制了最大血流供应。但无论如何,只要改善踝部的动脉压力,足部血供就有希望得到明显的改善。

解决了上述理论问题,则趾动脉以远的微小血管作为流出道的合理性就解决了,同时作为一名成熟的血管外科医生,对股动脉以上的闭塞血管进行重建也显然能够做到,那么难题就在于腹股沟韧带至足部动脉弓之间的这一段血管,也就是股浅动脉-腘动脉-胫腓动脉-足背(足底)动脉弓的闭塞性病变,正是这一段动脉,是糖尿病血管病变的最紧要课题。

近年来,随着手术技术水平的提高,将血流重建至足动脉弓水平已经成为可能。血管重建的主要方式包括传统的开放式手术及血管腔内治疗,近年来两种手术的结合(杂交手术)越来越受到重视。

如何选择手术方式,传统的依据是 Trans Atlantic Inter-Society Consensus(TASC)分型,标准如表 8-1 所示。

表 8-1 下肢动脉病变的 TASC 形态学分型

	髂动脉	股腘动脉
A 型	CIA 或 EIA 单处病变小于 3cm(单侧/双侧)	股浅动脉或腘动脉,单处病变小于 3cm
B 型	单处病变长度在 3～10cm,未延展至 CFA,CIA 和(或)EIA 的 2 处狭窄病变,长度短于 5cm,未延展至 CFA,单侧 CIA 闭塞	不累及远端腘动脉,单处病变长度 3～10cm 重度钙化狭窄长度达 3cm;多处病变,每处均小于 3cm(狭窄或闭塞)单处或多处病变,胫动脉无持续血流情况
C 型	CIA 和(或)EIA 双侧病变,长度 5～10cm,未延展至 CFA,单侧 EIA 闭塞,未延展至 CFA,单侧 EIA 狭窄,延展至 CFA,双侧 CIA 闭塞	单处狭窄或闭塞,长度大于 5cm 多处狭窄或闭塞,每处长度在 3～5cm,伴或不伴严重的钙化
D 型	单侧弥漫的多处狭窄,包括 CIA、EIA 和 CFA(通常长度短于 10cm)单侧闭塞,累及 CIA 和 EIA,双侧 EIA 闭塞,弥漫病变累及主动脉和双侧髂动脉,髂动脉狭窄伴动脉瘤,或存在需要手术治疗的其他主动脉或髂动脉狭窄	完全的股总或股浅动脉闭塞,或完全的腘动脉及三叉近端闭塞

注:CFA:股总动脉;CIA:髂总动脉;EIA:髂外动脉

一般来讲，TASC A 型病变首选腔内治疗，D 型的弥漫性、广泛性、复杂性病变宜首选开放手术治疗，B 型倾向于腔内手术，C 型倾向于选择开放手术。但是随着腔内技术和材料的进步，目前在临床上越来越多的 TASC C 型甚至 D 型病变也被尝试首选腔内技术解决。

一、糖尿病周围血管病变的腔内手术治疗

血管腔内治疗，是指在 X 线透视监视下，经皮穿刺或小切口切开直视下穿刺血管，经由人体固有血管通路，在导丝的介导下，将治疗用器械/药品送达远端血管腔内进行治疗的一种手段。由于血管造影机的普及以及血管腔内器材的不断更新，血管腔内技术也飞速发展，目前在血管重建手术中所占的份额，已经逐渐超过传统开放术式，其适应证也在逐渐扩大。

糖尿周围血管病变，特指糖尿病及其所致动脉硬化导致的肢体动脉急慢性阻塞性病变，针对其进行的腔内治疗，主要指血管再通技术，包括经皮血管腔内成形术、支架植入术、导管溶栓术、腔内超声消融术、腔内激光消融术、腔内机械性斑块旋切术等。

适应证

目前腔内治疗的适应证比较广泛，已经涵盖几乎全部的累及肢体动脉主干的急慢性阻塞性病变，甚至包括一些长段的完全闭塞性病例。但除了短段狭窄型病变(单发病变<5cm 或多发病变总长度<10cm)是绝对适应证之外，在其他领域，腔内治疗的可行性及近远期效果尚存在争议，我们认为可将这些情况视为相对适应证。

禁忌证

本手术的进行需要对患者的整体情况和血管局部情况进行全面分析，判断是否适合进行手术。手术有绝对禁忌证和相对禁忌证。

1. 绝对禁忌证

(1)整体情况差,有多种并发症,尤其存在心功能不全、肾功能不全、呼吸系统或肝脏严重病变者,不能耐受腔内手术。

(2)全身血管条件差,腔内治疗没有入路,不能顺利地将导丝送达手术部位。

(3)患者对造影剂过敏,不能行术前检查以明确病变部位者。

(4)严重凝血机制障碍,导致出血或血凝,影响正常的手术过程。

2. 相对禁忌证

下列情况应该首选采用其他方法治疗,慎用腔内手术,如果必须手术治疗,需要在调整后进行。

(1)病变血管附近有良好的侧支代偿,阻塞段前后的压力差<30mmHg时,应选择保守治疗,慎用有创手段。

(2)糖尿病肾病、高血压肾病、肾功能失代偿或临界期,造影剂打击可能诱发不可逆的肾功能损害。

(3)长段闭塞性病变或多发闭塞性病变位于股浅动脉及其以上水平,而膝上腘动脉有良好流出道者,应首选转流手术而非腔内治疗。

(4)腔内长段急性/亚急性血栓形成,应首选在手术取出血栓的基础上再行腔内成形、导管溶栓等腔内技术治疗,不应寄希望于通过单纯腔内技术祛除全部血栓,当腔内残存大量血栓时,即便手术能够取得好的即刻影像学效果,其术后疗效也很难保证。

(5)血管病变严重,腔内治疗成功率不高,风险较大,而患者本身对该手术期望值过高时,不宜行手术治疗。

术前准备

1. 术前常规化验检查及患者全身状态评估　术前应有详尽的常规检查,包括心、肺、肝、肾功能评估,凝血状态检查,血常规是否存在机体某些部位的感染,尿常规是否存在感染或酮症等。

2. 血管影像学检查 动脉造影是影像学金标准,但目前往往与腔内手术治疗同期进行,除非急性血栓、栓塞等紧急情况,在时间允许的条件下,术前最好有相关无创血管检查。MRA 和 CTA 能够使术者在术前对病变有大致的了解,手术准备更有针对性,而超声检查可对腔内病变的性质做出基本准确的判断,是 DSA 所不能完全替代的。

3. ABI 和肢体动脉阶段压(SBP)测定 强调这一点是因为我们发现由于 MRA、CTA 等现代影像学技术的广泛应用,很多临床医生越来越不重视动脉压力测定。临床医生应有一个明确的概念:影像学的狭窄并不意味着绝对的缺血和出现症状,真正的"罪犯血管"其近远端一定存在有临床意义的压力梯度变化。当术前影像学检查发现病变,一定需要结合压力测定进行判断,当病变血管两端压力差<30mmHg 时,对该段血管进行治疗不会取得良好的效果,反而会增加风险和费用;当某一节段出现了巨大的压力梯度变化,而影像学检查没有发现明显病变时,应行动脉造影仔细检查该段血管,包括变换不同的角度投照,有时巨大的偏心性前后壁病变在正位相上可能表现不出来。

4. 术前药物准备 有些医生喜欢在术前 3~14 天开始给患者服用阿司匹林,但目前尚无循证医学证据表明这能有效减低术中术后血栓的发生率,同时也有医生认为应在术前 3 天开始停用抗血小板药物以预防血肿的发生;另外需注意的一点是术前的"水化",糖尿病患者肾功能更为脆弱且年龄偏大,术中受造影剂的打击比非糖尿病患者严重,除了术中严格控制造影剂的用量及浓度外,我们推荐在术前 4~6 小时开始给患者缓慢输注等渗液体 500~1000ml,速度控制在心功能允许的范围内,这样通常能够保证术中的尿量以保护肾功能,不过这一点目前也还没有循证医学证据支持。

由于腔内球囊成形、支架植入、导管溶栓技术的发展更快,对设备的要求也相对较低,所以近年来这三者在腔内治疗中的比例逐渐升高,而超声消融、激光消融、机械旋切等所占比例有下降趋势,下面介绍目前比较常用和实用的糖尿病动脉腔内治疗技术。

(一)顺行股动脉穿刺技术

以 Seldinger 法逆行穿刺股动脉是所有下肢动脉疾病进行腔内治疗的基础,已经为广大血管外科和介入科医生熟练掌握,经此路径可完成80%以上的肢体动脉腔内操作。但糖尿病肢体血管病变的特殊性在于常累及远端血管,尤其是膝下动脉。对远端动脉进行腔内治疗时,如果还按常规逆行穿刺对侧股动脉,然后经"翻山"到达患侧腘动脉再进行操作,有时会遇到麻烦。其原因有三:①力臂过长,需要足够长度的导管、导丝、球囊等器材;②力臂转向:术者是通过操纵器材的尾段来调节器材头端的方向、角度、力量,当"翻山"后到达远端血管时,操纵不灵活,即便使用翻山鞘也不能完全解决这一问题;③病情限制:糖尿病患者肢体动脉硬化往往累及广泛的血管,当对侧股动脉有严重的血管病变时,再在此处进行穿刺和放置鞘组将遇到困难,并且使穿刺点并发症增多,还有可能影响该侧肢体血供,另外有时当腹主动脉骑跨部呈锐角且髂总动脉开口处病变严重时,"翻山"技术也极为困难。在这些情况下,掌握同侧顺行直接向下的穿刺技术尤为重要。

以 Seldinger 法顺行穿刺股动脉与逆行穿刺的原理是一样的,但需要注意以下技术要点:

1. 穿刺点的选择 一般情况下仍需常规穿刺股总动脉,由于穿刺针需斜形在皮下行进一段距离才能到达股动脉,所以皮肤穿刺点往往需要选择在腹股沟韧带的上方,穿刺针有可能穿过腹股沟韧带后到达股动脉。当患者腹围过大时,患者腹股沟韧带的体表投影远高于腹股沟皮肤皱褶,皮肤穿刺点甚至有可能选择在腹股沟皮肤皱褶以上5~10cm的水平。对于过度肥胖的患者,过大的腹围给穿刺置鞘造成很大困难,此时也可考虑下移穿刺点,直接穿刺股浅动脉。

2. 置入导丝的注意事项 穿刺成功后置入导丝时应注意不能置入过长,一般置入血管内5cm左右就应透视检查,证实导丝确实在股总-股浅动脉路径内,而未进入股深动脉,如果导丝前端已经弯曲移位,则应在透视引导下稍微退回导丝,改变方向后再度前行,直到导丝进入股浅动脉后再放置鞘组,必要时拔出导丝,按压止血后重新穿刺。有时需要在穿刺得到动脉出血后,先通过穿刺针注入少量造影剂制造路图(roudmap),在路图指引下置入导丝。

3. 注意对股总动脉分叉部的保护 大部分病例,在股深-股浅动脉分叉部位有斑块存在,当导丝在此部位遇到阻力,变换角度也不能通过时,应考虑到斑块阻挡,此时应将管球移到适当的斜位,通过穿刺针制造路图,清晰显示分叉部再尝试置入导丝,否则导丝盲目的向下走行很容易造成分义部斑块脱落或夹层,在手术刚开始就为自己制造了很大麻烦。

总之,股动脉顺行穿刺有其特殊的实用性,也有相对较多的困难和穿刺点并发症,所以操作中尤其需要谨慎、精确、轻柔和耐心,只有熟练掌握了普通逆行穿刺技术才可尝试。

(二)经皮穿刺血管腔内成形术

1964年Dotter首先报道了经皮穿刺血管腔内成形术(Percutaneous Transluminal Angioplasty,PTA),由于他采用的同轴导管技术有明显的缺点,合并症发病率较高,未被广泛应用。自1972年Gruntzig研制成功双腔球囊导管以来,该项技术已日臻完善,并广泛应用于临床。

1. PTA的机理 大量的实验研究证明血管扩张的机制是由多种因素决定的。对于非粥样硬化(或正常的)血管,扩张后的病理变化主要为血管内膜及肌层撕裂,内膜可见一过性的增生,3~4个月后肌层由纤维瘢痕组织修复,血管外膜有时也可见增生。血管扩张的程度与球囊的直径及扩张的时间呈正相关。而有粥样硬化斑块的血管却不同,扩张后斑块碎裂被压入内皮下层,斑块的边缘肌层组织拉长、撕裂,血管内膜和中膜局限性撕裂,中膜与外膜及内膜分离,从而达到血管腔持久扩大的目的。斑块表面可有少量的碎屑脱落(一般不引起栓塞,若扩张后有栓塞症状常为大斑块脱落所致)。其血管损伤的程度与球囊大小、扩张的时间无关,而与斑块的厚度、部位及扩张的压力有关。

2. 手术过程

(1) Seldinger 法穿刺置入血管鞘组(若预计手术时间长,可于此时给予全身肝素化)。

(2)造影,确定病变部位及流出道情况(必要时制作路图;有条件的可连接测压导管确定病变段前后压力)。

(3)透视监视下导丝通过病变段到达远端血管腔内。

(4)导丝支撑下用同轴球囊进行扩张。

(5)退出球囊,再次造影检查手术效果(再次腔内导管测压确定手术效果,同时检查有无夹层、残余狭窄、即刻回缩等情况,必要时再次或多次扩张及放置支架)。

(6)拔除鞘组,按压穿刺点,手术结束。

3. 技术要点与注意事项

(1)导丝前行必须在监视器监视下进行。

(2)球囊直径应与血管腔匹配,扩张球囊时最好在监视器监视下进行。

(3)扩张完毕后,必须待球囊内液体完全被吸出后,并且在负压状态下才能在腔内移动球囊。

(三)两种特殊的经皮穿刺血管腔内成形术

以上介绍的是常规的PTA技术,但是糖尿病血管病变有自己的特点,出现长段、多发、完全性闭塞性病变的概率非常高,对完全闭塞型病变,处理方式及治疗原理与单纯狭窄型病变不尽相同,同时病变早期即可累及膝下中型动脉,对长段闭塞病变和膝下病变的腔内开通技术,是糖尿病动脉病变腔内治疗中发展最迅猛的部分,所以有必要单独进行介绍。

1. 闭塞性病变的腔内球囊扩张与内膜下成形技术 闭塞性病变腔内开通最大的特点是,导丝通过闭塞性病变时不一定能保证一直保持在血管真腔内,而是在内膜下开通一条新的通路,这是允许的,甚至是必需的,也就是所谓的"内膜下成形"技术。这项技术有几点注意事项:

(1)必须保证导丝通过假腔后确实又回到真腔内,才能进行下一步操作。在导丝通过病变段后,通过导丝带入小口径造影导管到达远端,通过导管造影来证实流出道真腔的存在,证实路径正确后,保持该导管不移位,再次置入导丝到达远端,再收回导管,以后的球囊扩张均在此导丝的支撑下完成。每一次退回导丝后,再次进入导丝时都不能保证导丝在原来的路径上进入真腔,每次重新置入导丝均需带入导管,证实导管头端在流出道真腔内,为了避免这种麻烦,在整个手术过程中,应尽量避免反复的交换导丝。

(2)在操作过程中需尽量保证流入道-闭塞段-流出道同时出现在一个视窗内,当然最好在尝试通过导丝时有路图指引。

(3)对于闭塞性病变的内膜下成形后是否需要一期植入支架,目前尚存在争论。尽管相当多的医生认为内膜下成形术后建立的新的血管通路必须通过放置支架进行支撑,否则发生夹层以及术后再狭窄的概率增高,但支架本身也是造成再狭窄的原因之一,最近在欧洲报道的一组病例表明,这类患者确实通过放置支架受益,但同时也有相反的观点。我们认为,对于股浅动脉及其远端病变,当出现夹层后应首先考虑再次球囊扩张,争取将夹层贴壁,若贴壁完全则不需放置支架,只有当出现无法复位的夹层时才考虑放置支架遮盖夹层,确实需要放置支架时,在保证支架长度足够覆盖夹层的前提下,尽量选择短段支架而非长支架,因为支架内血栓形成的概率显然高于血管裸腔。

(4)避免因追求影像学的完美而造成不必要的损伤:每一次球囊扩张对血管壁的损害都是巨大的,每一处内膜的撕裂都可能导致血栓形成,每一次球囊扩张后回缩时黏附的斑块都可能成为难处理的夹层,不能因为追求影像学完美而反复刺激血管造成本可避免的并发症,应遵循"适可而止"的原则,手术的目的是改善患者的生活质量而非是为了得到教科书式的影像资料。

2. 糖尿病膝下动脉病变的 PTA 技术 糖尿病性周围血管病变的特点是早期即可累及胫腓血管,并呈多节段弥漫性分布,对于这类病变,早期曾有临床医生尝试使用小的冠脉球囊进行 PTA,但对于长段病变则没有好的方法。用于糖尿病膝下动脉长段病变的专用 PTA 球囊(小截面加长高压球囊)在近 10 年来开始投入临床使用,其代表产品是意大利的 INVATEC-DEEP 球囊,经大宗病例的观察证实有良好的效果,包括满意的远期通畅率,该球囊从 2005 年前后开始在国内使用,目前已经在很多家医院开展,取得了初步的临床资料。另外强生公司的 Cordis-SAVVY 球囊于 2008 年在我国上市并投入临床使用。现分别对这两种产品做一简要介绍:

DEEP 球囊直径包括 2mm、2.5mm、3mm、3.5mm、4mm 等,长度可达 120mm,爆破压力 14kPa 以上,不仅能够允许较大的压力以成功扩张膝下高度硬化的动脉,而且具有良好的顺应性以顺应膝下血管的弯曲,其内径可允许通过 0.014 英寸(1 英寸=2.5400 厘米)导丝,该导丝有 10cm 左右的柔软头端,不易刺破血管壁,导丝的支撑部分强度较大,可很好地支撑球囊完成扩张,该球囊及输送系统外径较小,所有操作均可经 4F 血管鞘完成,最大限度地减小了股动脉穿刺点的损伤;其主要缺陷在于 0.014 英寸导丝亲水性差,不适于反复交换,往往在弯曲部位扩张完毕后导丝会和球囊一起变形,不易抽出球囊,当需要开通 2 条以上的膝下分支时,有时需更换新的球囊和导丝,增加了治疗费用。SAVVY 球囊直径包括 2mm、2.5mm、3mm、3.5mm、4mm,长度可达 120mm,爆破压力 10kPa,其优点是内径稍大,可容纳 0.018 英寸导丝(例如 SV-5),0.018 英寸导丝有亲水涂层,有利于交换,缺点是爆破压力稍小,有时不能在坚硬的血管内完全打开,其收缩后的外径也比 DEEP 球囊稍大,需要经过 5F 的血管鞘,对于这种球囊我们仅使用于一小部分病例,目前还缺乏足够多的第一手资料。我们相信随着技术的进步和科技的创新,将有越来越多地适用于膝下糖尿病小动脉病变的产品出现,且操作会越来越方便,适应证也越来越广泛。

膝下病变 PTA 需注意以下技术要点及注意事项:

(1)需熟练掌握顺行股动脉穿刺技术,此技术在治疗膝下病变时非常实用。

(2)推荐使用加长鞘组,顺行穿刺可选择普通的 23cm 长鞘,一般鞘组头端可达股浅动脉中下段水平,6F 内径鞘组就已经足够完成所有膝下操作;逆行穿刺翻山操作可使用普通的 6F 抗折翻山长鞘(45cm 左右),其强度可保证足够的转向力臂,但头端一般只能到达股总动脉水平,最好选用 90cm 的翻山长鞘(例如 COOK 的 KASW-SHTL),头端可达腘动脉水平。一般术中造影均可经鞘组进行,节省了造影剂用量,也避免交换过程中器械反复经过股浅动脉,同时可考虑在鞘组的侧管连接输液器,术中通过压脉带加压向鞘组内持续小剂量注入肝素盐水。

(3)闭塞段的开通是整个手术过程的核心环节,当导丝通过困

难时,可考虑试行以下方法以提高成功率:

①导丝与单弯导管(4F,VER)的配合帮助选择头端方向和加大支撑力量。

②使用亲水性强的泥鳅导丝开通闭塞段,在能看到明确的流出道的情况下,甚至可以使用加硬泥鳅导丝先行通过闭塞段,再换用支撑球囊专用的 0.014 英寸导丝沿之前开通的缝隙下行。

③INVATEC 的 Diver 导管,外径纤细,头端为锥形,内径为 0.021 英寸,可使用 0.018 英寸导丝配合 Diver 导管,开通闭塞段。

④闭塞段较长,不能一次性通过时,先在病变段上端进行扩张,再在导丝与球囊的配合下,逐段向下扩张前进,有时能最终打通整段病变。

(4)糖尿病膝下血管病变的硬化程度较重,一般需要较高的压力和更长的扩张时间才能达到效果,压力通常在 10kPa 以上,时间最长可达 3 分钟。但剧烈的高压扩张会使血管产生反射性的痉挛,为了避免这种情况发生,可以在扩张前向病变段腔内缓慢推注罂粟碱 30mg 或硝酸甘油 200μg,同时使用 3~5kPa 的压力预扩张 30~60 秒,再缓慢增加压力达到有效治疗压。

糖尿病膝下动脉病变的 PTA 治疗有其特殊性和复杂性,更需要术者的技术与耐心,同时更应慎重地选择病例。以上仅仅是我们既往病例的一部分经验,随着这项技术日臻成熟以及同行间交流的增多,将有日益丰富完善的经验得到推广。

(四)腔内支架植入术

动脉成形术后最大的问题是血管再狭窄及闭塞。为了解决这一问题,1969 年 Dotter 首先报道了他设计的弹簧状血管内支撑器。目前腔内支架应用已经相当广泛。常用于临床的主要有自膨式支架和球扩式支架,还有用裸支架衬以人工血管的覆膜支架(或称支架型人工血管),类似于冠脉支架的小支架可有条件衬有药物涂层以预防再狭窄,但专用于肢体动脉病变的长段药物涂层支架尚未进入临床。一般来讲,自膨式支架支撑力强,球扩式支架定位更精确,覆膜支架在肢体血管的阻塞型病变中并不常用。

支架植入术的适应证与临床评价

完成 PTA 后是否一期植入支架,在很多情况下还存在争议。总结文献及我们的经验,目前能够明确的只有髂动脉狭窄性病例,对髂动脉狭窄性病变施行 PTA+支架植入术后远期通畅率高于单纯 PTA 术(5年通畅率77%:65%)。

髂动脉闭塞性病变在 PTA 同时加做支架植入可以提高手术成功率,但没有足够的证据表明其能提高远期通畅率。

股-腘动脉段的争议更大,大多数报道股浅-腘动脉 PTA 的5年通畅率在50%以下,多数学者认为远期通畅率的高低与是否放置支架没有明显的相关性,而主要受血管病变本身条件所决定(流出道好的通畅率高于流出道差的,狭窄性病变高于闭塞性病变,短段病变高于长段病变),所以放置支架的意义在于:在手术困难,PTA 即刻效果不满意时,加做支架植入可以提高一期手术成功率而不是提高远期通畅率。

腘以下病变 PTA 后的支架植入目前还罕见报道,国内外已经有医生尝试在 PTA 之后术中发现的顽固的短段病变处放置冠脉支架,但目前还不是成熟的技术,而且糖尿病膝下血管病变多为长段病变而且弯曲,其扩张后的内径也依然很小,针对这种情况,目前显然还没有合适的支架适用于临床。

总结以上资料,我们推荐 PTA 术一期支架植入的适应证和禁忌证如下:

1. 髂动脉病变大多可考虑同期支架植入,除非以下情况:

(1)球囊扩张后造影检查发现效果非常理想,不必要一期放置支架。

(2)病变距离髂总动脉开口处过近,而对侧髂总动脉开口处或近心端还有未处理的病变，放置支架担心影响对侧血流。

（3）一侧髂内动脉已经闭塞或重度狭窄，另一侧髂动脉放置支架有可能遮挡髂内动脉时，应慎用支架，也就是遵循"尽量给患者保留一侧髂内动脉"的原则。

2. 股总动脉、腘动脉跨关节部位血管经常弯曲，不适合放置支架。

3. 股浅动脉段支架植入的原则

（1）股浅动脉 PTA 完成后原则应尽量减少支架的植入，若必须植入支架时，应在保证手术成功的范围内尽量减小支架的总长度。

（2）扩张完成后造影检查，如果发现因硬斑所致 PTA 效果不好，遗有短段局限性狭窄时，我们建议首选使用切割球囊（例如 Boston Scientific 的切割球囊）对其进行切割扩张而不是直接放置支架。如果残留狭窄长度＞3cm，则不适合使用切割球囊，此时应首选再次用普通球囊扩张，扩张时间适当延长，若再扩张后狭窄率仍＞30%者，可考虑放置支架。

（3）弹性回缩引起的残留狭窄适合放置支架。

（4）出现小的夹层后，应仔细阅读造影影像，若为顺向夹层，一般再次球囊扩张均可使之贴壁，血流恢复通畅，不需放置支架；若为逆向夹层，先用球囊促使其贴壁，再放置支架支撑。

（5）内膜下成形后真假腔衔接处可考虑放置支架支撑。

4. 腘动脉以下病变原则上不放置支架。

腔内支架植入的技术要点与注意事项

1. 选择比球囊直径略大的支架可起到更好的支撑效果。

2. 自膨式支架在释放时经常出现"前跳"、"后跳"等轻度移位现象，此时需要术者对可能出现的移位有一定的预判，同时在释放过程完成 1/3 以内时还可暂停释放，轻微调整位置，但当支架释放已经超过 1/3 时则绝不可再在血管内拖动。在髂总、髂内、股深动脉及其他主要侧支开口附近进行操作时,若对支架位置的控制没有绝对的把握,担心支架释放后遮挡侧支或对侧髂动脉,可考虑使用球扩式支架以保证释放位置的精确性,另外,Cordis 的 SMART Control 支架,虽然也是自膨式支架,但因为支架有 6 个 mark 利于显影定位,而且可通过尾端微调旋钮控制其释放,释放中也不易产生移位,在需要精确定位操作时可以选用。

3. 髂总动脉以下病变的支架植入术,术后抗凝时间要比单纯 PTA 更长,一般最好坚持 3～6 个月以上。

(五)腔内导管溶栓术

经导管溶栓术是 1974 年由 Dotter 首先报道的。是直接将溶栓药物注入血栓局部,使血栓溶解。此种方法可大大地提高血栓的溶解率,减少溶栓药物的全身副作用。近年来已在临床上广泛应用,并且可以配合腔内血栓抽吸。由于其微创、可重复等优点,已经取代了一部分开放取栓手术。

适应证

腔内导管溶栓适应证广泛,有时独立使用,有时作为其他术式的补充治疗手段。

1. 肢体动脉急性、亚急性血栓形成。

2. 其他腔内外手术(例如 Forgaty 导管取栓术、PTA 和支架植入术、腔内激光/超声/旋切术、血管转流术等)治疗后,同期在手术部位血管腔内留置溶栓导管,术后持续灌注溶栓以增强手术疗效和预防急性血栓形成。

禁忌证

1. 患者有溶栓药物治疗的禁忌证者,同样不能行腔内导管溶栓。

2. 急性动脉栓塞。动脉栓塞的栓子往往是斑块、机化的血栓等,不可能通过药物治疗溶解,而且这类患者肢体缺血症状往往更为严重和急迫,致残致死率高,此时应果断开放取栓,不能因尝试溶栓而延误病情。当然,栓子取出后在腔内留置灌注溶栓导管以溶解和预防继发的血栓是可行的。

溶栓导管的使用方法及注意事项

溶栓导管由导管和内芯两部分组成,其中导管的头端有特殊结构:除了有端孔之外,在侧壁上还有很多激光镂空而成的微小侧孔,带侧孔的部分有 10~20cm 长,称为"治疗段";内芯是一根金属导丝,导丝头端膨大成球形,该膨大头端的直径与导管内径相当。经导管尾端向导管内灌注药剂时,若导管内没有安置内芯,则药液主要从导管头端涌出;当溶栓导管内安置了内芯时,则导管头端被阻塞,药液从治疗段的侧孔溢出。

造影确定血栓位置与长度后,选用适当长度的溶栓导管,拔除内芯,用普通超滑导丝通过血栓段,带入溶栓导管,退出导丝,经溶栓导管向远端造影,观察流出道情况,尽量将治疗段全部包埋在血栓内,放置内芯以阻塞导管头端,即可开始经导管尾端持续向导管内灌注溶栓药。

血栓的体积越大,溶栓需要的时间就越长,为了缩短血管闭塞的时间,可以在溶栓前先行经腔内抽吸部分血栓,根据血栓的具体情况选取不同的导管进行抽吸。可以用专用的血栓抽吸导管,也可以直接用大口径普通造影导管甚至导引导管抽吸,血栓抽吸困难时,可以试用溶栓导管抽吸,方法如下:

将溶栓导管的治疗段插入血栓内,插入并固定内芯,导管尾端接三通阀门。三通一端接导管,另两端各接 1 只 20ml 注射器,1 只注射器内为溶栓药剂(20ml 生理盐水+10 万 u 尿激酶,有条件的单位可以使用重组组织型纤溶酶原激活物 rt-PA),另 1 只注射器为空的。开放尿激酶通路,向导管内注入 2ml 尿激酶溶液,关闭该通路,1 分钟后打开另 1 通路,经空注射器向外抽吸,重复该过程。这种方法的机理包括机械碎栓和药物溶栓两方面:向导管内注药时,由于端孔被阻塞,药物只能从微小的侧孔冲出,对周围的血栓有一定冲击力,被击碎的小血栓块更易被药物溶解和抽出。用此方法常可抽吸出部分血栓,之后再行持续灌注溶栓可获得更好的效果。

持续灌注的时间视溶栓效果而定,容易的病例一般可在24小时内溶解大部分血栓而使血管再通,最长可持续7天,期间可以通过床边多普勒、超声或再次造影检验溶栓的效果。

持续导管灌注溶栓最严重的并发症是留置导管周围和血管鞘组周围的血栓形成,留置在血管内的鞘组和导管本身是血栓的诱发因素,一旦发生将造成高位急性缺血甚至截肢,为了预防这种情况,留置导管溶栓期间需要维持全身肝素化。我们的方法是经鞘组侧管持续泵入肝素钠盐水溶液,速度一般维持在 125~250u/(kg·6h),根据全血凝固时间(ACT)的数值调整肝素的速度,一般维持 ACT 在 200~300 秒。密切观察患者出血倾向。

腔内技术尚包括腔内超声消融术、腔内激光消融术、腔内机械性斑块旋切术等,由于 PTA 及支架植入的技术发展更快,尤其是内膜下成形技术使得长段闭塞性病变 PTA 成为可能,或者通过导管溶栓术经常能使长段闭塞性病变转化为数个短段病变,从而降低了 PTA 治疗的难度,所以超声、消融、旋切等技术使用范围反而有所缩小,在本书中不再详细介绍。

(六)血管腔内治疗常见并发症的预防及处理

1. 对比造影剂性肾功能损害 糖尿病肾功能损害和糖尿病周围肢体血管病变一样属于糖尿病的慢性并发症,往往相伴出现,一般情况下,当肢体血管病变已经达到了需要介入治疗的程度时,其肾功能也不会太好,即使 BUN、Cr 等普通指标还在正常范围内,也可通过检查尿微球蛋白等方法检测出隐匿性的肾损害。糖尿病患者的肾功能更为脆弱,对造影剂的打击更为敏感,造影剂过量可以导致不可逆的肾损害甚至急性肾功能衰竭。

预防并发症比发生后处理更重要。术前详细检查患者肾功能指标并分析其代偿能力;尽量减少使用其他可能加重肾脏负担的药物;术前4～6小时开始补充液体以做到充分的"水化";术者须熟知每个部位的最佳投照位置和角度,在造影前仔细定位,争取造影一次成功,避免在同一部位盲目反复造影;术中通过合理使用高压注射器造影来控制造影剂的总用量;尽量经过精细的选择或超选择技术将造影导管送达手术区域,抵近造影以节省造影剂用量;在能够看清影像的前提下尽量使用稀释的造影剂;在持续补充液体、全身血容量充足的情况下,适当使用袢利尿剂促进造影剂排出,在血管容量不足的情况下使用利尿剂只能更加重肾脏负担而没有益处。

术后如果出现少尿、肾功能指标轻度上升等情况,通过扩容和利尿,适当使用肾脏保护药物,停用肾损害药物等措施肾功能一般能够恢复。出现持续加重的肾损害甚至急性肾功能衰竭,需要紧急血液透析。

2. 穿刺点并发症 穿刺点并发症包括穿刺点出血、血肿、假性动脉瘤和穿刺点感染,总发生率1.5%～3%,其主要与穿刺点选择不佳、术中动作不熟练或粗暴操作、拔管后按压不牢靠以及患者依从性差,不能严格制动有关;患者肥胖、全身肝素化、鞘组型号过大(8F以上)、操作时间长等原因也是常见因素。

术前应仔细阅读超声、MRA等影像学检查结果,除了关注病变段,还应预判穿刺点情况,股动脉有无影响穿刺的硬斑。如果术前没有注意到穿刺点部位血管病变,还在该处强行穿刺,则容易引起出血性并发症,在硬斑上进行穿刺,不仅穿刺困难,而且因为硬化的血管壁弹性差而影响术后压迫止血的效果。遇到这种情况时,应仔细压迫,更换穿刺点。穿刺点应在血管前壁正中,穿透血管侧壁也会给止血造成麻烦。术中穿刺时应避免急躁情绪,若穿透血管壁而未能顺利置入鞘组,则应拔出穿刺针,用足够长的时间耐心按压穿刺点直到血管闭合再重新选点穿刺。后腹膜血肿是由于穿刺点过高,超过腹股沟韧带而达到髂外动脉水平引起。

鞘组放置到位后,在整个手术过程中应随时注意鞘组固定是否牢靠,尤其在经血管鞘交换的过程中,应用手固定血管鞘勿使其在血管内移位,术中因特殊原因需要更换血管鞘时也容易造成出血,应细致操作。

拔除鞘组后即刻按压比术后绑缚更重要,一般用手指在正确的位置按压足够的时间后,血管破口即可封闭,术后绑缚往往不需24小时。专用于封堵穿刺点破口的经皮血管缝合器也是一种选择,若使用熟练,则可减少穿刺点血肿、假性动脉瘤等并发症的发生率及明显缩短术后制动的时间。

大部分的出血、血肿不需再次手术处理。用超声动态观察血肿的变化:没有活动性出血的血肿会逐渐机化并吸收;位于后腹膜的有增大趋势的血肿需要手术处理封堵髂外动脉的破口。

假性动脉瘤是通过穿刺点动脉破口而与动脉相通的包裹性血肿,发生率0.5%~1.5%,大部分也不需再次手术修补。当穿刺部位出现搏动性包块时应做超声检查以排除假性动脉瘤,小于3cm的假性动脉瘤一般不需手术修补,通过适当的压迫,尤其是超声引导下的精确按压可以使瘤体内血栓化,但按压时应密切关注该侧肢体远端的供血情况;大的或有进行性增大趋势的假性动脉瘤需要切开修补以防破裂,当破口较大而且破口边缘形状不规则时,单纯缝合可能会造成缝合部位的狭窄,所以有时需要加做人工血管补片成形以保障缝合部位的管径。我们不推荐使用超声监视下向瘤体内注射凝血剂的方法,因为效果不理想而且有引起肢体动脉血栓或栓塞的风险。

3. 动脉夹层 动脉夹层是比较常见的并发症,夹层的危害主要有两点:①直接阻挡血流;②夹层部位继发血栓。任何一个微小的夹层都有可能导致整个手术的失败。

手术过程中有3个环节容易导致夹层:①在导丝、导管通过病变段时,由于动作粗暴或病变严重,导丝误入夹层;②当球囊扩张完毕后,抽吸球囊时血管壁斑块黏着在球囊外壁上被掀起;③在尝试通过闭塞性或重度狭窄性病变时导丝进入夹层,然后通过假腔再回到真腔。第三种情况很难避免,有时甚至是操作者有意为之,但必须保证导丝最后又回到真腔内,一般在PTA完毕后需要放置支架支撑假腔段以防止回缩;前两种情况则需尽量避免,在通过狭窄性病变时,尽量首先选用头端柔软的导丝,通过困难时,应在路图指引下前行,当造影显示某点可以通过,但实际上导丝在该点确实遇到阻力时,提示有偏心性病变而在正位相上没有发现,此时应变换管球的投照角度再次造影以寻找路径,切忌粗暴强行前进。

通过造影可以仔细判断夹层的方向。小的顺向夹层可以暂不处理,一般可随时间的推移而贴壁;逆向夹层则需球囊长时间扩张压迫使其贴壁,必要时放置支架支撑。

4. 腔内血栓形成 血栓形成在术中术后均可发生,其表现为远端肢体的急性缺血。主要原因有:①导丝、球囊等对血管壁的刺激;②术中术后抗凝不够,尤其是复杂而长时间的腔内手术过程中未注意追加肝素;③手术效果不理想,尤其是流出道不好,造成血流缓慢;④动脉夹层;⑤长时间留置在腔内的异物,如导丝、导管、血管鞘组等。

球囊扩张是通过损伤血管壁来实现的,球囊扩张过程不仅可以直接撕裂内膜和纤维层,破坏局部血管内壁的连续性从而诱发血栓,还可通过引发血管内皮的急性炎性反应而诱发血栓。另外,球扩诱发血管痉挛,包括侧支血管痉挛也是造成血栓的重要原因。

预防措施有:①围手术期抗凝,尤其是长时间复杂手术,需要维持术中的肝素化;②操作轻柔,尽量减少对血管不必要的刺激;③我们常规在球囊扩张的同时静脉注射5~10mg地塞米松以减轻血管壁炎症;④在球扩之前向远端血管内注射小剂量解痉药如罂粟碱或硝酸甘油等,缓解血管痉挛;⑤对于股浅动脉及其以上病变,预计球扩部位损伤较大的,放置支架以遮挡病变的内膜;⑥当因病情需要而在腔内长期留置器械时,例如延迟拔除的鞘组、留置的溶栓导管等,需在侧管内持续泵入肝素溶液以预防留置管周围的血栓形成;⑦积极处理流出道病变以改善血流,防止因血流淤滞造成的血栓。

一旦出现血栓,则首选腔内导管溶栓治疗,以目前的血管腔内技术来讲,大部分腔内手术合并的血栓形成不需开放手术取栓来补救。

5. 动脉穿孔和动静脉瘘 普通操作时刺破动脉壁的概率极低,当处理闭塞性病变时,导丝可能刺破血管造成血管穿孔,有时误入分支血管也可造成血管损伤,表现是造影剂外溢和患者自觉疼痛,对于腘动脉以下的TASCD型病变,也有在操作过程中发生医源性动静脉瘘者。对于糖尿病周围血管病变,损伤处的血压和流速都不会很高,这些情况出现后,可以暂时停止操作,一般的破口可在数分钟内自行闭合。我们认为,对于胫腓动脉的动静脉瘘,甚至可以继续进行PTA,在球囊压迫后,随着动脉主干的开通,动静脉瘘常常也随之闭合。极少数大的动脉破损,需要植入支架型人工血管进行覆盖。

6. 再灌注损伤 缺血后再灌注综合征(ischemia-reperfusion syndrome)经常出现,但真正具有临床意义的并不多见。再灌注损伤的程度与术前缺血程度、术前血管闭塞的时间呈正相关,即缺血越严重、血管阻塞时间越长,则血管开通后的再灌注就越剧烈。大部分有症状的再灌注损伤仅表现为患肢轻度肿胀、疼痛和皮温升高,可通过抬高患肢、使用促静脉回流药物等手段缓解,少部分病例需要使用甘露醇等脱水剂治疗。

若疼痛肿胀剧烈,肢端感觉障碍、张力性水疱等情况出现,则应考虑骨筋膜室综合征,这是再灌注损伤最严重的类型,一旦发生,不仅可能使手术前功尽弃,还有致残、致死的风险,需积极手术处理,尽快切开高张力的肌间隔减压以挽救患肢,甚至截肢以挽救生命。

(七)腔内治疗后再狭窄的处理

术后再狭窄(restenosis,RS)是血管外科永久性的课题。RS早期是由于血管痉挛、弹性回缩、撕裂的内膜和夹层形成,后期是由于纤维细胞和平滑肌细胞的增生等因素。血管内支架植入的目的是依靠机械扩张力防止狭窄扩张后的血管因弹性回缩、内膜片撕裂、痉挛、夹层等原因引起的再狭窄,目前已经广泛应用于髂-股动脉的腔内治疗,显著降低了PTA后的血管再狭窄。很显然,由于膝下动脉管径小(通常小于3mm),需要进行PTA的病变段比较长(常需80mm以上的球囊进行分段连续扩张),所以至少到目前为止,还没有合适的血管内移植物作为支撑物用于胫腓动脉。

RS的另一重要原因是平滑肌细胞(vascular smooth muscle cells,VSMC)的过度增殖。针对这一点,目前已经有血管内放射治疗和药物洗脱支架用于冠脉支架植入术后预防RS,并取得了一定临床效果,但由于病变段长度的限制,同样没有能够用于外周血管介入的研究报道。

中药在预防PTA术后RS方面能够发挥一些作用。单药实验研究证实:水蛭素(hirulog)能有效降低实验动物血管球囊损伤后的再狭窄率,原因可能为水蛭素可显著抑制兔动脉平滑肌细胞的增殖及其氚-脱氧胸腺嘧啶(3H-TdR)的摄取,且呈剂量依赖性。穿心莲及其成分API0134能够抑制VSMC增殖,同时降低脂质过氧化物(LPO)代谢产物丙二醛(MDA)含量和纤溶酶原激活物抑制物(PAI)活性,升高PGI2代谢产物及环磷酸腺苷(cAMP)含量,也起到间接抑制VSMC作用,动物实验证实穿心莲能够减轻实验性动脉硬化动物的髂动脉狭窄。家兔喂养薤白3周后,血中前列腺素 A_1(prostaglandin A_1,PGA_1)的含量升高,从而使血小板腺苷酸环化酶活性增强,增加 cAMP 内源水平,能抑制血小板合成血栓素 A_2(Thromboxane A_2,TXA_2),抑制血小板聚集,有良好的防治血栓性血管疾病的功效,并且薤白醇提取物抑制实验性动脉粥样斑块形成作用强于前列腺素 E_1(prostaglandin E_1,PGE_1)。

复方研究证实:血府逐瘀汤、补阳还五汤等经典方剂在防治术后再狭窄方面具有多靶点作用,它不仅有活血化瘀改善缺血组织的血液循环功效,并有明显抗动脉硬化的作用。中药可在抑制平滑肌细胞增殖、减少细胞外物质堆积、抗氧化、减少血小板数量、调控细胞凋亡、血管重塑等多方面发挥作用,中药复方研究针对的证型主要有血瘀证、气虚痰阻证等,也可采用益气活血、化痰通络法和清热解毒法治疗。

最新的研究认为:RS 发生发展过程中的主要病理因素有血瘀、热毒、痰凝、气虚等几个方面,针对虚、瘀、热、痰四方面的病理因素,以益气活血、化痰解毒法进行组方(生黄芪、水蛭、穿心莲、薤白)来预防 RS,经临床验证也有延缓 PTA 术后 RS 的作用。

综上所述:除了寄希望于腔内技术和材料的进一步发展之外,中医中药对预防腔内治疗术后再狭窄显然有更广阔的前景。

二、糖尿病周围血管病变的开放手术治疗

血管外科常根据病情和血管病变的情况来决定是否手术,以达到治疗疾病的根本目的。手术的方法和种类比较多,需根据不同的情况予以选用。糖尿病的肢体血管病变主要是发生在肢体较大血管的动脉硬化性改变,常因动脉管腔狭窄、闭塞而导致动脉供血不足,使得远端肢体缺血。为改善肢体缺血的症状,而设计了一些手术方法,归纳起来有以下几种。

(一)动脉旁路手术

动脉旁路手术(bypass)是将人工血管(或自体静脉)吻合于动脉病变的两端,使动脉血流通过移植的人工血管(或自体静脉),绕过狭窄或闭塞的部位,为缺血的肢体恢复血液供应的方法,也称之为动脉搭桥术或动脉转流术。

从旁路的解剖途径来分,可以分为解剖旁路和解剖外旁路:前者包括髂-股动脉转流、腹主-双股动脉转流、股-腘动脉转流等;后者包括腋-股动脉转流、腋-双股动脉转流、股-股动脉交叉转流等。解剖途径转流符合人体的解剖途径,能取得更高的远期通畅率;但当患者高龄、内科合并症多,行大手术危险性较大时,可以采用损伤相对较小的解剖外途径转流。

从旁路血管的材质来分,可以分为自体血管、人工血管旁路。自体血管主要取材自自体大隐静脉,人工血管有涤纶、真丝、PTFE等多种材质。糖尿病下肢血管病变的转流,一般多采用带外支持环的e-PTFE血管,并可内衬以肝素涂层。当病变复杂时,有时需要同时使用人工血管和自体血管。一般来讲,自体血管的远期通畅率高于人工血管。

(二)动脉内膜剥脱术

将狭窄或闭塞的动脉内膜剥脱切除,以扩大动脉的管腔,达到改善患肢血液供应的目的。

(三)动脉切除重建术

将病变动脉切除以后,用人工血管(或自体静脉)移植于被切除的部位的两端,使动脉重建,达到恢复血液供应的目的。也称人工血管(或自体静脉)间置术(interposition)。

(四)静脉动脉化

患肢动脉严重狭窄或闭塞,病变广泛,无法进行上述各种手术者,可选用患肢的一条静脉与动脉闭塞段的近心端吻合,以改善患肢的血液供应,也称动静脉转流术。由于静脉内有瓣膜存在,动脉血常不能顺利通过瓣膜进入其远心端,因此,此种手术有分期和一期完成之分。此手术以前主要用于血栓闭塞性脉管炎的病人,现在也用于重症糖尿病性肢体动脉硬化,没有条件采取其他术式或行其他术式后失败的病例。

1. 分期静脉动脉化　分期静脉动脉化分二期进行。

(1)第一期先于动脉闭塞或严重狭窄段的近心端与其相邻的静脉间,用自体静脉或人工血管做一短路,使静脉压力增高。由于瓣膜长期受静脉高压的影响而扩张,瓣膜分离,逐渐失去其抗逆流功能。

(2)从动、静脉短路至静脉瓣膜失去功能,约需3~6个月的时间。因此,第二期手术一般在第一期手术6个月后进行。第二期手术只需在动静脉短路的近心端将静脉结扎即可完成。

2. 一期静脉动脉化　此手术是在手术中先用激光或瓣膜刀将静脉瓣膜破坏,然后将要动脉化的静脉横断,近心断端结扎,远心端与动脉行端侧吻合即可。此术式只适用于小腿严重缺血的治疗。

静脉动脉化术后,常有患肢肌筋膜间隙综合征发生,静脉动脉化的平面愈高,肌筋膜间隙综合征的发生率也愈高。因此,平面越低越好。动脉化的静脉既可用深静脉,也可用浅静脉,但以深静脉为多。

(五)大网膜移植术

主要是利用大网膜容易成活,成活后容易形成较丰富的侧支循环,来达到改善患肢血液供应的目的。

切取大网膜后,将大网膜的动、静脉分别与患肢的动、静脉(多用股动、静脉)吻合,然后将大网膜平铺在患肢的皮下层内,也可将带血管蒂的大网膜经腹股沟切口引出铺在大腿部的皮下。大网膜移植后,随着其侧支的逐渐形成,患肢的血液循环也将逐步有所好转。

(六)动脉切开取栓术

多因心脏疾病合并心房纤颤时,心脏内形成的血栓脱落,然后随血流嵌顿于某一动脉内,引起动脉阻塞,导致脏器或肢体的急性缺血。临床上也称之为动脉栓塞。以往多采用动脉切开取栓术治疗,但它要求对栓塞部位有较准确的定位。定位越准确,手术越容易,栓子清除的越彻底,术后效果也越好。

近年来应用Fogarty取栓导管取栓,使手术操作变得简单、易行,效果也更好。对肢体动脉内的血栓栓塞,只要估计出血栓所在的大致平面,切开浅表动脉,插入Fogarty取栓管,使取栓管球囊通过并超过血栓,而后充胀球囊,牵拉取栓管,栓子和血栓即可随球囊取出。

三、糖尿病周围血管病变的自体骨髓干细胞移植术

20世纪90年代以来,自体骨髓干细胞移植治疗下肢动脉慢性缺血性疾病逐渐被临床所接受,几年来的临床实践初步证实确有一定的疗效。

自体骨髓干细胞移植术是近年来开展的一种新的手术方法,主要是利用骨髓干细胞可以分化为各种组织细胞的特点,利用骨髓中可分化为血管内皮前体细胞(EPC)的单个核细胞(BM-MNC),在缺血的组织中增殖、分化,在局部形成大量的新生小血管(血管新生),改善下肢缺血的状态,达到治疗疾病的目的。

1. 自体骨髓干细胞移植术的适应证

(1)膝以下血管狭窄、闭塞。

(2)膝以上血管血供尚可,或经各种方法治疗可以维持基本血供者。

(3)膝以下血管病变失去外科手术或介入治疗指征。

(4)药物治疗(经1个月系统中西药物治疗)疗效不佳者。

2. 自体骨髓干细胞移植术的禁忌证 5年之内患过恶性肿瘤和有严重糖尿病性眼底血管病变者。

3. 操作方法(略)

4. 相关问题 综合我们的临床观察结果提示,自体骨髓单个核细胞移植(ABMT)结合中药治疗下肢缺血有以下特点:

(1)有效性:本疗法对肢体疼痛和冷感,肢体节段压和 ABI 增加。

(2)安全性:首先,ABMT 操作简单、创伤小,对于合并心脑血管疾病无法接受常规手术或介入治疗的高龄患者仍适用。其次,移植采用的是患者本人的骨髓干细胞,不存在排异问题。

(3)实用性:设备要求不高,操作技术较简单。

由于这一方法临床应用时间不长,观察病例数不多,尚有许多问题有待研究。①干细胞具有多种分化方向,移植的干细胞是否会引起其他问题以及如何诱导其向血管内皮细胞定向分化。②ABMT治疗下肢缺血性疾病的远期效果如何,也需要更多病例的累积和长时间的随访。③中药在 ABMT 中的作用尚需对照观察。

第二节 糖尿病足的截肢与截趾

糖尿病足的溃疡很多伴有感染,严重的可导致败血症而危及生命。因此,控制感染是关键,依据感染创面所培养的细菌有针对性地选择抗生素,但任何抗生素都不能代替对感染灶的通畅引流及有效的清创术。感染创面清创时要尽可能清除坏死组织,并发蜂窝织炎时应考虑是否还有深部脓肿和骨髓炎的存在,在清创时应仔细探查,如探查发现已有骨髓炎,必须彻底进行清创,创面干净后可予贝复济促进溃疡愈合。对于糖尿病足治疗的原则,第一是保证生命安全;第二才是保存肢体的完整和功能。因此,对于足趾已出现坏疽或小腿、足部已出现严重感染者,为防止出现感染扩散危及生命,截肢是惟一的选择。

尽管截肢是一种治疗手段,但毕竟是一种致残手术,又有一定的死亡率和并发症。因此在手术前必须严格掌握适应证,需征得家属和本人的同意。必须说明,在肢体完全失去生理功能的条件下,截肢是为了挽救或延长患者生命的一种不得已的措施,同时,术前和术后应充分考虑到术后安装假肢的具体要求。

一、手术适应证

糖尿病病人截肢的适应证

1. 糖尿病4～5级坏疽。
2. 糖尿病足合并严重感染,危及生命。如气性坏疽,不能控制的化脓性关节炎,长期存在的慢性骨髓炎引起肢体严重畸形,功能丧失,甚至诱发癌变。
3. 糖尿病周围神经病变并发经久不愈的营养性混合感染溃疡,并严重影响功能者,截肢后安装假肢改善功能,为相对适应证。

二、截肢平面的选择

恰当截肢平面的选择至关重要,这是因为在尽可能减少死亡率的同时,还必须考虑截肢残端对康复条件的影响。近端截肢固然可以保证伤口的愈合,但是病人可能失去或减少康复和行动的能力;当然,供血不足的残端可能需要较长时间的愈合,甚至面临第二次截肢。理想的平面是在保证伤口愈合的最远端。

截肢平面的确定基于适当的血供、坏死组织的范围。一般原则是,在祛除病灶的前提下,尽可能保留残肢的长度。对缺血坏死的肢体,应尽量保留活组织和残端的长度;一般情况欠佳的患者,特别是双下肢截肢时,宜行膝下截肢。糖尿病足的截肢平面更为重要,目前,有许多方法被用以客观地衡量截肢平面,但是还没有一项可成为绝对标准。检查的价值在于它的敏感性和特异性。截肢平面估计的敏感性,意味着一项检查能预测出截肢处的血供是否能保证伤口的愈合。特异性是指发现供血不足的区域。当然,敏感性要求过高可能导致过多的组织被切除。常以下几种检查方法作为截肢面选择的判断手段:①临床判断;②多普勒动脉节段性测压;③激光血流检测;④光电血流容积描记仪测量皮肤灌注压;⑤透皮氧分压和二氧化碳分压测定;⑥皮肤温度测定;⑦动脉造影。

1. 临床判断和经验性的截肢平面判断 有资料表明,经验性的判断在80%膝下截肢和90%的膝上截肢手术中是成功的,但是在踝关节以下的截肢中只有40%的成功率。虽然截肢平面以上扪及动脉搏动是预后较好的提示,但是未扪及搏动并不一定导致截肢的失败。同样根据皮肤温度、动脉造影结果和术中皮肤边缘出血情况判断,往往低估截肢平面。临床体征中提示肢体缺血严重的指标,是继发性的下肢缺血性红斑和坏疽,如果从此处截肢必导致失败。但是,没有缺血性红斑并不能保证伤口的愈合。一般来说,当临床和仪器检查结果相矛盾时,应选择后者的结果进行判断。当临床结果可疑时,年轻患者可选择较低的位置截肢,而年老者的截肢平面相对较高。

2. 节段性动脉多普勒动脉测压 此项检查在判断膝上和膝下截肢较准确,但是对踝、足部截肢和截趾的平面判断准确性较差。尤其在糖尿病肢体中,这些患肢末段的动脉硬化,测出的结果较实际的动脉压高。检查的准确性较差的根本原因在于它不是直接测量皮肤灌注情况,单纯的节段血压并不能反映侧支循环的状况。

3. 激光多普勒血流测量仪 此项检查的原理是当光照射于肢体上时,静止的组织和活动的红细胞对光散射,根据多普勒效应可以测出红细胞的速度和血流量;由于可见光的穿透距离为1mm,所以此项检查能很好地反映出皮肤血流灌注的情况。在常温静止情况下,缺血肢体和正常肢体的测量结果相近,但是当激光探头把皮肤加热到44℃时,可立即辨别出缺血肢体。在没有血流的地方截肢是不明智的。此项检查比较准确,但其价值较经皮氧分压测定差。

4. 光电皮肤血流灌注压 光电测量的是毛细血管的血流,测量的方法是,先于皮肤外通过袖带加压,阻断血流,然后以光电容积描记仪的红外线测量压力减少皮肤由苍白转红时的末梢动脉压力。对于截肢的皮肤,不应低于2.67kPa(20mmHg),此项检查的准确率达到80%。

5. 经皮氧分压测定和透皮二氧化碳分压测定 在常温下,成人皮肤表面的氧分压接近零,临床上测量时必须把皮肤温度升至40~45℃,使皮肤表层血管扩张。目前几乎所有的研究都提示,氧分压的测定对截肢面伤口的愈合有较好预测力。氧分压为零的皮肤术后愈合能力欠佳,而氧分压超过5.33kPa(40mmHg)时,提示截肢平面的预后良好。这项检查与动脉的实际灌注压密切相关,特别是在组织缺血的情况下,如此可使手术者避免伤口出现皮瓣的不愈合。氧分压的测定是一项非侵袭性的检查,不足之处在于设备昂贵,且检查时间过长。

二氧化碳分压是最新的测量方法,常常和氧分压同时测定。但是,由于目前的资料较少,还不能对其价值做出肯定的评判。

6. 皮肤温度测定 用红外线温度测量计对皮肤测量发现,皮温和肢体供血密切相关。直接测量皮肤温度对截肢平面的判断敏感性为94%。

7. 动脉造影 动脉DSA造影对截肢平面的判断的价值很小,主要是用于判定血管重建的可能。

三、围手术期需要考虑的问题

除了重视手术技巧和操作,外科医生都不应忽视围手术期的各种问题。这些问题或多或少影响着手术的结果。周密的术前估计和充分的术前准备,能有效地降低围手术期的死亡率和致残率,减少手术并发症,提高成功率。

在进行手术之前,应该进行整体和局部因素的分析,包括下列各项:

1. 心血管疾病 许多糖尿病患者都伴随着心脏病,所以心脏科的医生参与药物治疗,增强心功能是必要的。充血性心脏病需监测排血量。如果近期出现进展期心绞痛、心肌梗死、充血性心力衰竭、动脉瓣膜严重病变,需要进一步检查和治疗。严重感染时,如果心功能极差,手术必须简单(斩断截肢术),待循环系统稳定后行截肢。

2. 呼吸系统 尽可能采取腰麻或硬膜外麻醉,以减少对呼吸系统的影响。中心静脉压测定有利于控制输液量,避免心衰患者出现容量过剩或不足。

3. 术前活动能力的评判 手术操作者必须评估患者的康复能力和活动能力。无法下床或丧失活动力的患者,如脑卒中或痴呆者,由于无法行走,如果行膝下截肢可能导致膝关节挛缩和残端伤口破坏,最终不得不采取更高平面的截肢。

4. 关节畸形 术前就存在的关节畸形,如膝关节或髋关节屈曲挛缩,本身恢复行走的能力就有限。在这种情况下,一般建议行经股骨截肢。严重的关节炎是膝下截肢的相对禁忌证。全膝关节置换术失败后,建议行膝上截肢。

5. 骨髓炎 骨骼感染对抗生素不敏感,而外科治疗失败时,必须截肢,截肢的平面要高于感染的范围。如果指(趾)感染,行放射状截肢;如果是胫骨或腓骨的骨髓炎,则行膝关节离断;如果膝关节或股骨感染时,经股骨截肢。如果截肢的部位十分接近感染灶,最好把骨切缘送培养和药敏检查。

6. 软组织感染 糖尿病足往往造成足前部的感染和溃疡。处理这类病人时,必须使用广谱抗生素,同时测量局部患肢的供血状况。如果出现败血症,应采用斩断截肢术,开放创口,缓解淋巴管炎,待到局部感染控制后,行膝下截肢。

7. 神经病变性溃疡 除了血管疾患,周围神经病变也能导致足部溃疡。如果尽早治疗,采用足部调整,改变足部的压力分布并且给予患者教育,多能治愈。截肢平面最好在有感觉的地方,否则仅仅足趾或足前部截肢,术后常复发溃疡。

8. 糖尿病伴肾衰竭 糖尿病患者伴有肾功能衰竭,伤口的愈合常不良。如果糖尿病足部坏疽伴有肾功能衰竭及严重感染者,最好首选截肢。

四、截肢术后并发症

1. 血肿形成 术中仔细止血,残端放置引流物可防止、减少残端血肿的形成。要警惕主要血管术后出血,这种情况要在应用止血带下送手术室止血。由于残端血肿可以影响伤口愈合并增加细菌感染机会,所以发现后需穿刺抽出积血并加压包扎。

2. 感染 糖尿病截肢术后病人感染发生率较其他非糖尿病人高。发现脓肿应积极引流并作细菌培养,选用适合的抗生素。严重感染时需要行再次截肢术。

3. 坏死 皮缘的小范围坏死可经保守治疗延期愈合。皮肤和深层组织的大范围严重坏死预示残端血供不佳,需即行边缘切除甚至再截肢术。

4. 关节挛缩 多为屈曲挛缩,与术后处理不当有关。应鼓励病人术后进行伸髋伸膝的肌力及关节锻炼,必要时行石膏外固定或手术松解。

5. 神经瘤 神经瘤常在神经残端形成,当神经瘤受瘢痕压迫及牵拉后会引起疼痛。术中仔细柔和操作使神经断端回缩到正常软组织中,可防止痛性神经瘤的发生。术后改变假肢的负重面,可避免神经瘤受压致疼痛。保守治疗无效时,手术切除神经瘤。

6. 幻肢痛 几乎每个截肢后病人都有幻肢感存在。但不影响假肢的佩戴,大多会自行消退。少数较重的幻肢痛可行理疗、神经封闭及精神治疗等综合治疗。

五、手术方式

(一)截趾及趾间关节离断术

足趾坏疽、足趾感染、慢性骨髓炎,神经病变引起的足趾溃疡,虽未感染,但是出现难以忍耐的静息痛是本手术的指征。

1. 麻醉 可选用硬膜外麻醉或局部神经阻滞麻醉。

2. 切口 采用跖侧长、背侧短的鱼口状皮瓣。切口自截骨平面的内侧中点,呈弧形越过趾背、趾腹外侧的对应点。跖趾关节截趾时,做一长的后内侧皮瓣。切口自跖趾基部背侧中线,呈弧形向远端,皮瓣的长度稍大于跖趾前后径,再经跖侧至趾蹼。

3. 向远端切离皮瓣,切断趾伸、屈肌腱,任它们回缩到截骨端的近侧。切离切断趾神经。切断、结扎趾血管。趾间关节离断时,要切除关节囊。

4. 环行切开骨膜,用骨钳咬断趾骨,截除足趾,修复骨端使之光滑。

5. 充分止血,缝合前检查皮瓣,使其缝合后无张力。在跖趾,关闭切口时皮瓣远端向外翻转缝合到趾蹼的皮瓣上。

(二)经跖骨截足术

糖尿病足坏疽或感染累及几个足趾,感染超过足趾蹼是本手术的指征。

1. 选用连硬外麻醉或坐骨神经阻滞。

2. 切口 采用跖侧长,背侧短或跖、背等长皮瓣。切口从足背前内侧截骨平面处开始,呈弧形向远端略超出截骨面,经足背外侧缘的中点,跖侧皮瓣延伸较长,需超出跖骨头平面,且内侧皮瓣稍长于外侧皮瓣。跖侧皮瓣要包括皮下脂肪及一层薄的跖肌。若经单一跖骨截肢,在截骨平面的背侧始做一网球拍样的切口,向远端越过跖骨干,绕过趾间蹼及足趾跖侧皮纹,再转向近侧与背侧切口起始点会合。

3. 切断趾长伸肌腱和趾短伸肌,结扎血管。切离暴露跖骨、截断跖骨。在跖侧切开跖骨腱膜,将趾长曲肌腱鞘稍牵引后切断,使其回缩,再切断趾短曲肌、神经,结扎血管。

4. 彻底止血,翻转跖侧皮瓣覆盖骨端,与背侧皮瓣缝合。

(三)Syme 截肢术

多用于经跖骨截肢后坏疽或感染的再截肢。

1. 可用硬膜外麻醉或坐骨神经阻滞。

2. 切口起自外踝远端顶点,于足背经踝关节前方到胫骨内踝尖下方2cm处,再垂直向下至足底,横行至跟部外侧与起点相连,切开皮肤、皮下及筋膜。

3. 切离切断并结扎腔前动、静脉。将腓骨长、短肌,趾长伸肌,胫前、胫后肌肌腱切断,让它们回缩到腿内。牵引胫前神经并切断,让其回缩。

4. 将足跖屈,切开踝关节囊的前方,切断踝关节内侧三角韧带和外侧跟腓韧带,切开踝关节后方关节囊,在止点附近切断跟腱。继续沿跟骨下面解剖切离直达跖侧皮瓣的远端为止。

5. 将皮瓣向后翻起,切除胫骨及内踝上软组织,在踝关节上方0.6cm处环行切开胫骨骨膜,截断胫、腓骨,截骨线经过踝关节中央圆顶部,锉光截骨面。

6. 切离、切断跖内、外侧神经。切断所见到的肌腱让其回缩。在跖侧皮瓣的远侧切断、结扎胫后动、静脉。至此,除足跟皮瓣外的整个足已被离断。修整带有肌肉和筋膜的足跟肌筋膜皮瓣,切除过多的皮下脂肪,为防止跟垫的滑移,在胫骨及腓骨远端钻几个孔道,将深筋膜及跟垫缝至骨。

7. 止血,缝合跖背筋膜、皮下组织及皮肤。切口内可放置胶管或胶片引流。

8. 术后处理 24小时后拔除引流。2周后拆线。继而用弹力绷带包扎3~4周,再以石膏托固定,直至残端完全定形。

(四)Boyd截肢术

Boyd截肢术与Syme截肢相比,可获得一较长的截肢端及较宽的承重面。手术要点包括距骨切除、跟骨前移及跟胫关节融合。

1. 麻醉同Syme麻醉。

2. 做一跖侧长、背侧短的皮瓣。皮瓣切口起自内踝尖端,于距舟关节平面至外踝下2cm,然后弯向下,向远侧延伸,在跖骨基底部经过足底达起点。切开皮肤、皮肤组织及筋膜、韧带。

3. 分离、切断并结扎胫前动、静脉,将腓骨肌腱、伸趾肌腱,胫前、后肌腱及胫前神经稍牵引后切断让其回缩。

4. 切断距骨-腓骨结节前后横行切除跟骨的前面部分。截除胫骨、腓骨和跟骨的对应面软骨,准备融合。

5. 切断足底内、外侧神经及肌腱,结扎血管,将跟骨向前推进到踝穴作关节融合,注意保持跟骨底面与地面平行。必要时可用斯氏针将跟骨与胫骨固定。

6. 彻底止血,缝合跖、背侧筋膜、皮下组织及皮肤,放置引流条。术后4周拔除斯氏钉,8周内避免负重。然后以石膏托固定直至愈合为止。

(五)小腿截肢

外科小腿截肢术是最常见的截肢部位,感染、坏疽、静息痛和经久不愈的下肢溃疡,都是做较远侧的膝下截肢的指征。由于糖尿病下肢足坏疽而行小腿截肢也是很常用的部位。小腿截肢多种多样,但基本上可分为缺血性肢体截肢和非缺血性肢体截肢。两者总的分别在于皮瓣的设计和肌肉固定技术。在非缺血性肢体截肢,皮瓣设计多为前后皮瓣等长或前侧稍长。肌肉处理常行肌肉张力性固定或肌瓣成形术。

1. 手术方法

(1)选用硬膜外麻醉,仰卧位,如果术中发现小腿部位组织血供差,要有做大腿截肢的准备。

(2)截骨平面自膝关节线下10~12.5cm。做后长前短皮瓣。前切口做一在相当于胫骨截骨平面,后侧切口从前侧起点始向下延长约12.5~15cm。

(3)切开前侧皮肤、皮下,小腿筋膜直至骨膜,各层间不做切离。于截骨面水平切断前外侧肌肉至肌间隔。切断、双重结扎胫前动、静脉。稍加牵拉后切断腓深、浅神经。

(4)于胫骨截骨面切开骨膜,稍加分离,与胫骨纵轴垂直锯断胫骨,斜行切断胫骨残端前内侧面,距胫骨截骨面2cm处锯断腓骨。用骨锉锉去截面锐利边缘。

(5)从胫、腓骨后缘向下切离软组织至皮肤切口,分离、切断、结扎胫后动、静脉,稍加牵拉后切断胫后神经,移去小腿远端。

(6)后侧肌群修剪成斜形瓣,彻底止血,将后侧肌皮瓣向前翻转,覆盖截骨残端,与前方深筋膜和骨膜相缝合,肌瓣下置引流条

(或引流管),缝合皮下及皮肤。

2. 术后处理 应用残端硬包扎技术,石膏外固定于膝关节屈曲 5~10°,术后,24 时拔除引流条。术后 6~8 周即可装配永久性假肢。

(六)膝关节离断术

膝关节离断术应用的机会较少,主要用于糖尿病足坏疽膝下截肢因皮瓣的限制,或膝下截肢失败者。近来由于鞋饰性修复部件和修复性装配技术的进步,在这个水平截肢已经受到重视。

1. 手术方法
(1)选用全麻或硬膜外麻醉,仰卧位。
(2)皮肤切口选前侧皮瓣宽并略长于后侧、弧形凸向远端,前侧到胫骨结节下 2.5cm,后侧到腘窝皮横纹下 2.5cm,对于缺血性肢体采用膝内侧和外侧两个较短的皮肤切口比前后皮瓣更容易愈合。
(3)切开皮下、筋膜,在髌韧带止点处切断髌韧带、十字韧带,双重结扎切断腘动静脉,高位切断胫神经和腓神经。
(4)从股骨远端分离腓肠肌内外侧头起点。最后将髌韧带和交叉韧带经髁间窝吻合,同样缝合半腱肌腱和股二头肌腱,这样有利于固定肌肉的止点。也可去除部分股骨踝,以便装配外形美观、使用方便的假肢。
(5)放置负压引流,缝合深筋膜、皮肤。

2. 术后处理 术后 24 时拔除引流条;术后 6~8 周即可装配假肢。

(七)大腿截肢

糖尿病足患者大腿截肢率仅次于小腿截肢。截肢多由于感染、坏疽或缺血,使膝关节远侧肢体不能保留。为防止卧床造成的褥疮,那些失去行动能力的患者也应截肢。另一指征是膝关节挛缩固定、功能丧失,可经股骨截肢。大腿截肢牺牲了膝关节,要尽量保留残肢长度以造成一个有力的杠杆臂控制义肢。由于现在假肢器连膝关节的结构可以无困难地用于任何大腿残肢,取得良好的步态,以前大腿截肢平面要在膝关节上有足够高度的概念也渐不适用,而应尽量保留患者的大腿残肢长度。对于糖尿病大腿截肢,这类病人的整个下肢血运较差,应优先考虑术后残端愈合,对于老年及活动能力差的患者尤为如此。还应避免行肌固定术以防血运受影响,但肌成形术可望防止术后残端截面前外侧的滑动。多普勒血流观测仪可以帮助确定截肢平面。

1. 手术方法

(1)硬膜外麻醉,仰卧位,避免使用止血带。

(2)作前后等长之鱼口状皮瓣,前后皮瓣的长度分别略长于预截肢平面之大腿前后径的一半。视病变的不同,有时也可做不规则皮瓣。皮瓣起点与截骨平面相对应。

(3)切开皮肤,皮下,大腿筋膜,注意前皮瓣不要做皮下或筋膜下游离,而应注意保护皮肤皮下至股四头肌的连接,做成股四头肌肌皮瓣至截骨平面。切离,切断,双重结扎股动、静脉,后侧皮瓣切开后,在深筋膜下才切离至截骨面水平。

(4)环行切开骨膜,在预定截骨面锯断股骨,用骨锉磨钝骨端,并将骨的前外侧方磨成扁平,以减少该部股骨与软组织间单位面积的压力。在腘绳肌深面分离坐骨神经,轻轻牵向远端,距截骨面近侧5~7.5cm处结扎坐骨神经伴行血管,2%利多卡因阻滞后快刀切断坐骨神经。

(5)横行切断大腿后侧肌群,使其回缩至截骨面水平,移去远侧肢体,分离切断皮神经使其回缩至截骨近端残端内。

(6)冲洗术野,除去骨渣-深筋膜与大腿后方深筋膜缝合。在肌肉下放置引流条(或引流管),缝合皮下组织及皮肤。

2. 术后处理 对于糖尿病病人可用传统的软包扎技术。身体状况较好者,可在伤口愈合后改为硬包扎。其他处理与小腿截肢相似。

第三节 糖尿病周围神经病变的手术治疗

糖尿病周围神经病变是糖尿病足整个病理过程中最重要的因素之一,所以糖尿病足的外科治疗,不仅需要针对缺血和感染,也需要同时处理神经病变。神经病变的处理措施包括强化控制血糖、改善神经血供和营养状态、改善神经代谢、减少神经细胞山梨醇聚集、应用神经调素等。但同时应该了解:神经组织是人体最脆弱的组织之一,其损伤有一定程度的不可逆性,越早治疗其恢复的可能性就越高,所以当有条件利用手术手段迅速改善神经状态时,可以考虑采取积极的治疗措施。另外,糖尿病周围感觉神经损害导致的感觉减退可致伴随胼胝的穿通性溃疡,容易继发感染和坏疽;周围运动神经损伤导致足部肌肉、韧带及其他支持组织压力平衡的破坏,可以引起足部关节畸形,畸形的足容易产生压力性溃疡和坏疽。所以神经病变导致的溃疡和关节畸形也需积极治疗。

神经病变的手术治疗可以包括针对病变神经本身的各种松解减压术,以及神经性溃疡的修复、神经性关节畸形的矫形等。

一、周围神经松解减压术

糖尿病代谢障碍及血管病变造成的缺血被认为是糖尿病周围神经损伤的主要原因,尚有机理尚未完全明确的遗传、维生素缺乏、神经生长因子缺乏及其他未知因素共同参与了神经病变的进程,这些病理因素造成神经细胞、轴突、鞘膜结构和功能的多重损伤。多数作者认为神经损伤主要体现在轴索变性,在光镜下可以见到轴索肿胀、破坏乃至断裂和脱髓鞘改变,基于此种认识,使得临床医师寻求用局部神经松解术来减轻周围神经的压力,缓解肿胀。

通过减压术缓解糖尿病周围神经损伤的疗效尚不确切,疗效除了取决于手术技术外,选择好适应证尤为重要。

目前临床研究认为,针对糖尿病周围神经病变进行松解减压术的适应证应遵循如下原则:①普通药物治疗难以缓解的疼痛、麻木等周围神经损伤症状;②该症状单纯/主要由神经病变引起而非血管因素引起;③患肢没有明显的缺血;④血糖及其他代谢指标控制良好;⑤两点辨别觉增宽,说明存在神经轴索损害。当这些条件具备时,还应通过详细的肌力检查、肌电图和神经传导速度检查等来明确受损神经的具体部位和范围,以决定手术松解的部位和范围。

主要术式包括腓神经、胫神经及它们主要分支的神经外松解术、神经内松解术和神经束膜松解术。

二、神经性关节畸形的矫形及神经性足溃疡的修复

神经性胼胝、关节畸形和溃疡是糖尿病足周围神经病变治疗中面临的重大课题,溃疡和畸形二者的病理紧密相关,手术治疗也有相关性和重叠性,参考文献及综述,总结如下。

(一)胼胝的切削与切除术

胼胝是诱发溃疡的首要因素,切除胼胝有预防溃疡的作用。但应注意几点:①胼胝切除本身是一种姑息性手术,足底压力平衡并未因此而改善,以后还会出现新的或复发的胼胝和溃疡;②严格无菌操作;③患足血供必须良好,在缺血的状态下切除胼胝,不仅不能预防溃疡,反而会因为伤口不易愈合而导致溃疡和感染坏疽;

④发生于关节、肌腱、血管附近的胼胝，应精细操作，避免副损伤。

(二)第2—5足趾溃疡修复术

在糖尿病足伴周围神经病变时，足部肌肉萎缩可导致锤状趾或爪形趾形成。该畸形可造成足近节趾间关节背侧、足趾末端及足趾两侧等部位压力或摩擦增加，易发生压迫性溃疡，通常需行足趾或足截肢术。若早期治疗恰当，可有效地降低截肢率。

第2—5足趾溃疡修复术的术式选择依赖于诸多因素，如溃疡发生的部位及畸形的性质（可屈性或僵硬性）。首先若患者为可屈性锤状趾伴足趾远端表浅溃疡，可行单纯屈肌腱切断术；若为足趾远端深部溃疡骨髓炎，则需行屈肌腱切断术＋感染骨切除术。术中若急性感染已控制，创口尽可能一期闭合，但需在创口内留置纱条引流；若急性感染未能控制，创口应延迟闭合；若延迟闭合的创口内软组织出现感染坏死，则考虑行 Syme 截肢术。其次若患者为僵硬性锤状趾畸形伴近节趾间关节背侧溃疡，则需在术中切除溃疡、感染骨和坏死组织，而后行近节趾间关节成形术。若病灶较小且无感染扩散征象，可一期闭合创口，术后需注意伤口肿胀情况，防止感染残存。最后若溃疡出现在足趾内外侧皮肤表面，则可在病损周围作两个弧形切口切除溃疡，创口一期闭合。若感染进入骨质，则需切除感染骨结合邻近关节固定术。该类病损发生率较低，同时手术治疗较困难。

(三)第1序列溃疡修复术

第1序列(拇趾及第1跖骨)通常被认为是糖尿病足最易并发溃疡的部位。在人站立时，负荷集中于第1序列导致其过度内旋，足拇趾内侧面胼胝形成；僵拇畸形伴趾间关节过伸；趾骨远端内侧骨节增大及第1序列趾间关节存在籽骨等，都是该部位溃疡发生的始动因素。第1序列溃疡常发生于拇趾足底内侧面、拇趾远端、拇趾趾间关节底面、第1跖趾关节底面和第1跖骨头底面。

1. 足拇趾关节成形术 拇趾趾间关节底面溃疡是第1序列常见溃疡之一。若并发感染且无法控制时可导致截趾/肢。足拇趾关节成形术治疗足拇趾内侧足底溃疡和趾间关节底面溃疡疗效显著,可避免拇趾截趾,维持足功能和结构的完整性。

该手术通常从拇趾趾间关节背侧"S"形进路,避开伸趾肌腱后,切开关节囊,切除近节趾骨头部,近节趾骨头切除可增加在缺少第1跖趾关节时足趾背屈运动。若术中发现存在籽骨则一并切除,临时用克氏针维持其稳定性及长度,缝合关节囊后关闭切口。术后制动6~8周。

2. Keller 关节成形术 适用于第1序列慢性、复发性溃疡或伴僵拇畸形的患者。该手术是将拇趾近节趾骨近端的30%~50%、拇收肌联合腱和挛缩的关节囊一并切除,拇趾缩短,矫正畸形修复溃疡。但有学者指出 Keller 关节成形术后有导致神经性骨关节病发生的可能,如 Charcot 足。

3. 第1跖趾关节切除术 第1跖趾关节是糖尿病足神经性溃疡的高发区域,而 Keller 关节成形术通常是从足背侧入路,足底溃疡无法得到良好的治疗。第1跖趾关节切除术对第1跖趾关节足底溃疡并发骨髓炎的患者治疗效果显著。在行该术式治疗前,需通过钝性无菌不锈钢探针从溃疡内探查感染深度,再结合 X 线摄片和 MRI 等确定是否并发骨髓炎,其中尤以 MRI 诊断最具特异性。第1跖趾关节切除术入路以病损为中心,做一椭圆形切口,切除溃疡及感染骨,克氏针临时固定,尽可能一期闭合创口。该术式最常见的并发症为伤口感染,其次是血肿,术后处理应特别注意。

4. 籽骨切除术 当人行走时,第1跖骨头旁的籽骨会向前移行;而在糖尿病伴周围神经病变的患者中,因足部感觉缺失而缺乏保护性动作,籽骨则变成异常骨性隆起,导致第1跖骨头底面溃疡形成。故外科治疗该处溃疡时通常会伴 1~2 籽骨切除。虽然该术式会改变第 1 序列的生物力学特性,但可有效降低溃疡发生率。

5. 第 1 序列截骨术 虽然籽骨切除术能成功治愈第 1 跖骨头底面溃疡,但并不适用于所有患者,如僵硬性高弓足伴第 1 跖骨头底面溃疡患者,行单一籽骨切除术后效果欠佳。部分学者提出,针对这类患者需行第 1 序列截骨术,术中将第 1 跖骨基底部背屈截骨或内侧楔形截骨融合固定,术后管形石膏非负重位制动 6~8 周。

第 1 序列截骨术后,足底压力分布失衡,第 2~5 跖骨头压力增高,易导致该处溃疡形成。对 89 例糖尿病足第 1 序列神经性溃疡患者行第 1 序列截骨术,随访 16~35 个月,15 例患者第 2—5 跖骨头溃疡形成。

(四)第 2—5 跖骨头足底溃疡修复术

第 2—5 跖骨头底面是紧次于第 1 序列的糖尿病足神经性溃疡高发区域,造成该部位溃疡高发是因为足底压力都集中于此。在步态周期第 1 阶段,跖骨头底面的压力峰值可达足底压力总和的 99% 以上。此外糖尿病外周神经病变导致足部微动关节运动受限,也是引起足底压力异常分布的重要因素。其他医源性因素也可引起该区域溃疡形成,如第 1 序列截骨术等。

第 2—5 跖骨头足底溃疡的外科治疗方式需根据溃疡深度及是否伴骨髓炎而选择部分或全部跖骨头切除术。该术式可转移跖骨头压力分布,促进溃疡愈合,避免截肢术对患者造成的足部结构上及生物力学上的改变。对 101 例糖尿病足第 2—5 跖骨头神经性溃疡患者行 2—5 跖骨头切除术,88% 的患者溃疡愈合。

(五)中足溃疡修复术

糖尿病患者并发 Charcot 关节时,可造成中足结构畸形、皮肤裂开、溃疡形成。Charcot 足在糖尿病患者中发病率为 1%~

2.5%。从患有糖尿病到该症出现,平均需时间约15年。Charcot足可以是自发,也可发生于创伤或其他外科手术后。因其存在异常骨性突起和足部不稳定,故穿通性溃疡发生率达74%。

Charcot骨关节病侵犯中足后,易形成第1跖骨基底部和内侧楔骨底部的足底内侧溃疡及骰骨受压后形成的足底外侧溃疡。该部位溃疡的手术治疗方式有骨赘切除术伴或不伴足底筋膜皮瓣移植术和内侧柱融合术,且任何术式均需辅以跟腱延长术来增加其稳定性。

骨赘切除术是通过去除溃疡发生部位的骨性隆起,降低皮肤破损区的压力而治愈溃疡。术中常通过在足的非负重面作一切口,直接暴露骨性突起并将其切除。内侧柱融合术可通过第1跖楔关节双平面截骨或骨与关节切除关节融合来增强中足关节稳定性,促进溃疡愈合。足底筋膜皮瓣移植术主要是针对Charcot骨关节病造成骰骨半脱位后形成的足底中心溃疡。此类溃疡通常面积较大,术中一期闭合创口困难,故需辅以皮瓣移植术。

(六)后足溃疡修复术

糖尿病后足慢性神经性溃疡的患者并发感染后可引起跟骨骨髓炎,导致膝下截肢。故在手术治疗该类患者时,除切除溃疡和感染坏疽组织外,还需将跟骨部分或全部切除,尽可能一期闭合创口以避免截肢。且因跟骨周围软组织移动性差,术毕需辅以足背旋转皮瓣或游离皮瓣覆盖创面。

Charcot病在踝关节范围内的发生率为1.8%~3.7%。当Charcot病侵犯踝关节并发距骨塌陷或骨折导致溃疡形成时,可行距骨切除术,一期融合不稳定的相关关节。如果是胫距关节不稳定,可单独融合该关节;如果其他后足关节,如距下或距舟关节出现不稳定,则需行全关节融合术。若Charcot病侵犯踝关节并发距舟关节或骰骨半脱位,踝关节不稳定导致慢性溃疡形成时,可行三关节融合术、踝关节融合术等,以固定不稳定或塌陷的关节,促使溃疡愈合。有学者提出,糖尿病性 Charcot 足应尽早实施外科重建术矫正畸形,术后非负重位管型石膏长期固定患肢直至溃疡愈合。

(七)附加手术

跟腱延长术作为一种附加手术,可以与关节固定术或骨赘切除术联合应用。该术式治疗糖尿病前足慢性溃疡、足部分截肢术后的复发性溃疡和 Charcot 病足部溃疡疗效较显著。跟腱延长术可将患者在行走中前足所受负荷转移到足跟部,让足跟部的脂肪垫缓冲压力和减轻振荡,从而降低前足皮肤损伤的危险性。

第九章 糖尿病足的中医内科治疗

糖尿病足分期较多,临床症状纷繁复杂,临床表现涉及周围神经病变、周围血管病变、溃疡,以及三者之间相互混杂等多组症状组合。在糖尿病足0期主要表现为糖尿病周围神经病变、糖尿病周围血管病变,以及神经病变与血管病变混合并见;溃疡出现后,还会由于正气的盛衰、邪实的强弱,而出现很多变证;此外,在糖尿病足发病的过程中,还可能并发其他疾病等。因此,在糖尿病足内治法中,我们以周围神经病变、周围血管病变、溃疡、变证、合并症等分别进行论述,在治疗中可以相互参看。

第一节 糖尿病周围神经病变的治疗

1. 阴虚血燥,脉络痹阻

证候:四肢麻木或酸痛,痿软无力,肌肉瘦削,或肌肉颤抖,筋惕肉瞤,步履踉跄,伴腰膝酸软,耳鸣耳聋,头目眩晕,爪甲枯脆,齿摇发脱。舌红少苔,或剥苔,脉沉细或细数。

治法:补益肝肾,养血通络。

方药:虎潜丸加减。龟甲、虎骨(用狗骨等替代)、狗脊、锁阳、牛膝、杜仲、黄柏、知母、熟地、陈皮、当归、甘草。

方解:方中熟地补肾填精、龟甲益阴潜阳,龟甲能改善"阴虚证病理动物功能状态,使之恢复正常,尚有抗凝、增加冠脉流量和提高耐缺氧能力等作用。虎骨、狗脊强壮筋骨,牛膝、狗脊、杜仲能增强神经营养因子与受体的亲和力。锁阳温阳益精;黄柏、知母清热养阴,以泄相火,黄柏含有小檗碱,有降糖的作用。知母水浸液提取物能降低正常兔血糖水平。配当归滋阴养血。

加减用药:热甚者宜去锁阳,或用六味地黄丸加牛骨髓、猪骨髓、鹿角胶、枸杞子;若五心烦热、夜寐不安、足热枯痿者,宜滋阴降火,用知柏地黄汤加牛骨髓、鹿角胶、龟板、枸杞子、牛膝、秦艽等;兼有血瘀者,加桃仁、红花、丹参、赤芍等活血凉血;湿重便溏者去地黄,加苍术、白术、薏苡仁健脾燥湿;筋脉挛急疼痛剧烈者,加木瓜、丹参活血舒筋;肌肉疼痛重者,加地龙、桑枝、鸡血藤、丹参、防风养血通络,祛风舒筋;头晕目眩加天麻、钩藤、夏枯草平肝熄风;腰膝酸软加女贞子、旱莲草、枸杞子补益肝肾。

2. 气阴两虚,脉络失养

证候:四肢麻木,灼热或灼痛,行走如踩棉,汗毛脱落,皮肤干燥,肌肉萎缩,足温异常,喜凉怕热,形体消瘦,神疲乏力,少气懒言,自汗,手足心热或五心烦热,口干便难,心悸失眠。舌体胖大,或有齿痕,舌质淡暗或舌红有裂纹,苔薄或花剥,脉细或细数。

治法:益气养阴,养血通脉。

方药:生脉散加减。人参、麦冬、五味子、黄芪、生地、当归。

方解:人参、黄芪益气补虚,人参含人参皂苷、多肽、多糖,具有抗血小板聚集和促纤溶活性,从而抑制血栓形成。麦冬入肺胃,养阴生津,正常兔口服麦冬水、醇提取物有降血糖作用。五味子归肺肾,固敛气阴;三药相合,共举补肺肾之气、养肺胃阴津之功。生地、当归养血益阴。

加减用药:气阴亏虚明显者,可酌加枸杞子、山萸肉、黄精、玉竹、生地、知母等益气养阴清热;肢体麻木者,加鸡血藤、丝瓜络、络石藤、威灵仙等活络之品;唇舌色暗者,加川芎、丹参、红花、地龙、穿山龙等活血通络；手足灼热疼痛者，加银花藤清热止痛。

3. 气滞血瘀，脉络瘀阻

证候：四肢麻木，或胀痛、刺痛，疼痛走窜不定，胸胁胀痛，善太息，头目眩晕，肌肤甲错，面色晦黯，口唇发紫，急躁易怒。舌质紫黯或有瘀斑，苔薄，脉弦细、弦数或涩。

治法：疏肝理气，活血通络。

方药：四逆散合桃红四物汤加减。柴胡、白芍、枳实、桃仁、红花、生地、赤芍、当归、川芎、山栀、甘草。

方解：四逆散方用柴胡升阳舒郁，柴胡具有镇静、安定、镇痛等广泛的中枢抑制作用，其有效成分柴胡皂苷有抗炎的作用，又有降低血浆胆固醇的作用；枳实下气破结，二者合用，行气通达。白芍和血养血柔筋，白芍对醋酸引起的扭体反应有明显的镇痛效果，与甘草的甲醇复合物合用，二者对醋酸引起的扭体反应有协同镇痛作用，芍药中的芍药苷具有较好的解痉作用。桃仁、红花活血通络，桃仁提取液能增加犬股动脉的血流量，降低血管阻力，改善血流动力学状况，使小鼠出血及凝血时间明显延长；红花煎剂、水提液，红花黄色素能扩张周围血管、抑制血小板聚集、增强纤维蛋白溶解、降低全血黏度。生地、赤芍、当归、川芎补血养血；山栀宣清郁热；诸药合用行气活血而不伤气血。生地水提液有降压、镇静、抗炎的作用，乙醇提取物有缩短凝血时间的作用。当归及其阿魏酸钠具有明显的抗血栓作用。当归水浸液能显著促进血红蛋白及红细胞的生成。川芎嗪可以扩张血管，降低血管阻力，显著增加肢体血流量，改善微循环，并能降低血小板表面活性，抑制血小板聚集。

加减用药：血瘀重者，加丹参、地龙、穿山龙、蜈蚣等活血化瘀通络；肌肉挛急、抽搐甚者，加生龙骨、生牡蛎、钩藤平肝熄风；疼痛较重，无有轻时，皮色发黯，口唇青紫，加巴戟天、制附片以温通经络；胸胁疼痛甚者，加香附、郁金、延胡索理气止痛。

4. 脾肾阳虚,寒凝经脉

证候:四肢麻木,四末冷痛、刺痛,痛有定处,痛势较剧,入夜更甚,得温痛减,面色萎黄或㿠白,神疲乏力,倦怠懒言,畏寒肢冷,纳呆食少,腹胀便溏,甚则五更泄,腰膝酸软,耳鸣耳聋。舌质淡暗,或有瘀斑,苔白滑,脉沉迟,或濡细。

治法:温阳散寒,通脉止痛。

方药:右归丸加减。制附片、山茱萸、杜仲、熟地、山药、枸杞子、鹿角胶、肉桂、甘草。

方解:方中附子、肉桂温肾壮阳,补命门之火,附子具有显著的抗炎作用,能抑制蛋清、甲醛等所致大鼠足跖肿胀,抑制醋酸所致毛细血管通透性亢进;中乌头碱、乌头碱及次乌头碱均有镇痛作用;鹿角胶益精养血,三药共补肾中之元阳。熟地、山萸肉、枸杞子、山药,滋阴益肾、养肝补脾;杜仲补肝肾,强腰膝;当归养血和血。山茱萸醇提取物对四氧嘧啶、肾上腺素性及链尿佐菌素所形成的大鼠糖尿病有明显降血糖作用;山茱萸注射液能抑制血小板聚集、抗血栓形成。山药有降血糖、抗氧化的作用。枸杞子含酸性杂多糖与多肽结合的复合多糖,对大鼠有显著而持久的降血糖作用,提高糖耐量;枸杞灌胃对实验性高脂血症模型兔和大鼠具有降血胆固醇的作用。

加减用药:疼痛较甚者,加元胡、桃仁、红花;久病顽痰,可加全蝎、蜈蚣、乌梢蛇,以祛风通络止痛;畏寒肢冷,加桂枝、白芍,温阳和营通络;四末冷痛,合用当归四逆汤温阳通络;湿痰内盛,加苍术、白术、茯苓健脾化湿。

第二节　糖尿病周围血管病变的治疗

1. 阳气亏虚,脉络瘀阻

证候:患肢发凉、麻木、疼痛,间歇性跛行,局部皮温低,怕冷喜温,甚则出现静息痛,夜间尤甚,趺阳脉搏动微弱或消失,局部漫肿,肤色不红,触之不热,肢端皮色苍白或紫绀,甚至部分足趾发黑脱落,肌肤甲错,畏寒肢冷,口唇发绀,神疲,倦怠乏力,腰膝酸软,纳呆便溏,或五更泄,小便清长。舌体胖大,舌质淡暗或有瘀斑,苔薄白、白滑或白腻,脉沉迟或细涩。

治法:温阳散寒,活血通脉。

方药:阳和汤加减。熟地、白芥子、鹿角胶、肉桂、炮姜炭、麻黄、甘草、当归、赤芍。

方解:熟地滋阴补肾,鹿角胶温补肾阳,强壮筋骨,鹿茸精能使外周血管扩张,并具有明显的抗脂质过氧化作用。炮姜炭、肉桂破阴通阳,温经通脉;麻黄发越阳气,散肌表腠理之寒;白芥子通阳散滞而消痰结;当归、赤芍养血和血。

加减用药:大便溏泄或五更泄,加补骨脂、白术等温补脾肾;表虚者,加炙黄芪、生黄芪、防风等益气固表;下肢紫暗,加丹参、川芎、穿山甲、鸡血藤、桃仁、红花等活血通络;下肢厥冷,加附子、牛膝温经通脉;疼痛剧烈,加地龙、乳香、没药、全蝎、僵蚕、蜈蚣等活血止痛;苔腻者,加半夏、佩兰、苍术、厚朴以温化痰湿。

2. 气血亏虚,脉络瘀滞

证候:患肢发凉,麻木不仁,酸楚疼痛,间歇性跛行或静息痛,足部皮肤色苍白,肌肉瘦削,趺阳脉搏动减弱或消失,面色萎黄无华,口唇色淡暗,爪甲淡白,神疲倦怠,舌紫黯,或有瘀斑,苔薄白,脉沉细涩。

治法:益气养血,化瘀通络。

方药:黄芪桂枝五物汤加减。黄芪、桂枝、白芍、赤芍、桃仁、红花、生地、当归、川芎、牛膝、炒白术、党参。

方解:方中黄芪甘温益气,桂枝温经通脉,两药相配,共奏益气温阳通络之功;黄芪可使葡萄糖负荷小鼠血糖水平降低,并明显对抗肾上腺素引起的高血糖反应,尚有扩张外周血管的作用,有镇静和温和镇痛作用；桂枝水煎剂及桂皮醛有降温、解热的作用，对金黄色葡萄球菌、白色葡萄球菌等均有抑制作用，桂皮醛还有镇痛作用。生姜重用温中散寒，大枣养血和营为使；生姜亦有抗炎、解热、镇痛、抗菌作用。加用桃红四物汤（桃仁、红花、当归、生地、赤芍、川芎）养血活血，赤芍水提液、赤芍苷有抑制血小板聚集的作用，芍药苷有镇静、抗炎止痛的作用；党参、白术健脾益气；牛膝通血脉，引药下行。

加减用药：偏于气虚，可加用补中益气汤；下肢发凉、疼痛剧烈，加桂枝、乳香、没药、丹参温经通络、活血止痛；若下肢红肿疼痛，加蒲公英、紫花地丁、牡丹皮、金银花、连翘清热解毒，防止成脓溃烂；瘀重者，加水蛭、蜈蚣、全蝎。

3. 气血阴阳俱虚，痰瘀互阻

证候：局部皮肤色淡暗，久不收口，或部分足趾甚至患足局部发黑，神疲乏力，面色萎黄，不耐寒热，或五心烦热，四末不温，肌肤甲错，舌淡暗，有瘀点或瘀斑，苔白腻或黄腻，脉沉弦无力。

治法：补益气血阴阳，化痰活血通络。

方药：八珍汤加减。党参、白术、茯苓、炙甘草、当归、生地、川芎、白芍、赤芍、肉桂、肉苁蓉、杜仲、熟地、制首乌、枸杞子、白芥子、地龙、鸡血藤、红花。

方解：方中四君子汤补中益气，四物汤养血活血，肉桂、肉苁蓉、杜仲温补肾阳，生熟地、制首乌、枸杞子滋补肾阴，白芥子搜皮里膜外之痰，配以地龙、鸡血藤、红花活血化瘀通络，以上诸药合用，共奏补气血阴阳之虚、祛四肢脉络之瘀的功效。

加减用药：常酌加黄芪、山药、山萸肉、鹿角胶、狗脊、续断、制附片等，加强补益扶正之力；加半夏、佩兰、厚朴、穿山甲、水蛭等增强化痰通络之功。

第三节 糖尿病足溃疡的治疗

糖尿病足溃疡具有明显的局部症状,但又不同于其他外科疾病,因其有原发的内科疾病为基础,又具有不同的整体症状。因此在中医的辨证论治中,既有整体的症状,又有局部症状,有时整体症状与局部症状基本相符,有时两者又有分别:如局部红肿热痛症状,严重者一般应该会出现全身发热、口干、喜冷饮等症状,但有些患者则没有上述的全身反应。因此,在糖尿病足溃疡阶段我们提出整体辨证与局部辨证相结合的辨证方法,充分考虑整体、局部的关系,以达驱邪不伤正、扶正不恋邪的目的。

糖尿病足患者病程长、消耗大,胃气的强弱直接关系到患者的预后情况。在糖尿病足的治疗中难免会应用大量损伤胃气的寒凉解毒、通经、活血、走窜或有毒性的药物,所以在治疗用药中,无论局部辨证与整体辨证一致还是分离,都要时刻注意顾护胃气,使精血有所化生,正气得充,才能驱邪外出,生肌敛疮。

保护胃气应该贯穿在糖尿病足的整个治疗过程中,而不是单独在溃疡的治疗中。正如明·李中梓《医宗必读·肾为先天本脾为后天本论》云:"有胃气则生,无胃气则死。"

1. 整体与局部辨证一致常见的证型

(1)热毒炽盛

证候:患肢疼痛剧烈,灼痛或跳痛,局部皮肤漫肿焮红灼热,皮温高,或破溃糜烂,分泌物稠厚臭秽,或同时伴有部分组织发黑,或趾端坏疽,发黑组织周围红肿,有脓性分泌物。时发热或不发热,或壮热而不恶寒,渴喜冷饮,汗出,口臭,烦躁易怒,纳差,大便秘结,小便黄赤。舌质暗红或红绛,苔薄黄、黄腻或灰黑,脉弦数或洪数。

治法:清热利湿,活血解毒。

方药:五味消毒饮或四妙勇安汤加减。金银花、野菊花、紫花地丁、蒲公英、玄参、当归、黄芩、黄连、黄柏、板蓝根、牛蒡子、连翘、丹皮、赤芍、生甘草。

方解:金银花清热解毒透邪;蒲公英、紫花地丁、野菊花、黄连、黄芩、板蓝根等清热解毒,消痈散结;金银花、蒲公英、紫花地丁、野菊花、板蓝根均具有广谱抗菌以及明显的抗炎解热作用。玄参长于清热凉血、泻火解毒;当归养血活血,丹皮、赤芍凉血活血。诸药共奏清热解毒、活血止痛之功。

加减用药:热甚加生石膏、水牛角等药物以清热泻火;红肿疼痛重者酌加土茯苓、野菊花、连翘、银花藤、马勃、紫花地丁、生蒲黄、赤芍、丹皮、水牛角等药物,清热解毒凉血;脓液排出不畅或脓成而未溃破者,可加透脓散(生黄芪、当归、川芎、皂角刺、穿山甲)、白芷以透脓;分泌物多者,加黄柏、苍术、薏苡仁、土茯苓清热燥湿;大便秘结、口臭者,加生大黄、枳实通腑泄热;肝胆火盛者,加柴胡、黄芩、栀子、龙胆草泻肝胆之火。苔黄腻,加藿香、佩兰。

(2)热毒伤阴

证候:肢体剧痛,昼轻夜重,局部红肿热痛,肢端坏疽,出脓黄稠恶臭,午后发热,神疲乏力,口渴喜凉饮,烦躁易怒,大便干结,小便短赤。舌质暗红或红绛,苔薄黄或灰黑,少津,脉弦数或细数。

治法:清热解毒,养阴活血。

方药:顾步汤加减。黄芪、人参、石斛、当归、牛膝、紫花地丁、金银花、野菊花、蒲公英、龟甲、丹皮、赤芍、生甘草。

方解:黄芪、人参、当归,益气养血活血,流通气血而散毒;石斛益胃生津,滋阴清热;牛膝引药下行直达足趾;紫花地丁、金银花、野菊花、蒲公英清热解毒;龟甲滋阴养血;丹皮、赤芍凉血活血,牡丹酚具有抗炎、镇静、镇痛、解热等作用,牡丹酚、苯甲酰芍药苷等均有抗血小板凝聚的作用;甘草调和诸药。

加减用药:发热,加连翘、黄柏;口渴、便秘,加玄参、生地、天花粉;肿痛甚,加穿山甲、皂角刺、乳香、没药活血排脓止痛。

(3)气血两虚,寒湿流注

证候:患肢局部皮肤肿胀,颜色淡暗或发白,跌阳脉搏动减弱或消失,分泌物稀薄,无明显臭秽气味,或部分组织发黑,呈湿性坏疽。面色苍白或萎黄,神疲乏力,气短懒言,舌淡胖,苔白腻,脉细弱。

治法:补益气血,温阳散寒除湿。

方药:八珍汤合阳和汤加减。党参、白术、茯苓、生黄芪、生地、熟地、鹿角胶、白芍、赤芍、当归、川芎、麻黄、白芥子、炮姜炭、桂枝、甘草。

方解:方中党参、白术、茯苓、甘草乃四君子汤,功在补中益气;当归、熟地、赤芍、川芎为四物汤,力在补血养血,活血行血;黄芪托毒外出、托里生肌;白芥子祛痰通络,炮姜炭、肉桂、麻黄、桂枝温经通络;诸药合用,共奏补益气血,生肌敛疮之功。

加减用药:气血亏虚可以与当归补血汤合用;大便溏泄或五更泄,加补骨脂、山药、白术等温补脾肾;下肢逆冷,皮色青紫者,加制附子、牛膝;下肢疼痛者,加乳香、没药、全蝎、僵蚕、蜈蚣、皂角刺等活血止痛;苔腻者,加半夏、佩兰、苍术、厚朴以温化痰湿。

2. 整体与局部辨证相分离的情况 糖尿病足溃疡有时还会出现整体与局部症状表现不符的情况,如整体表现为虚证、寒证,局部表现为实证、热证,这时还需要从整体与局部症状轻重、是否耐受攻伐等方面进行分析选择,决定治疗的侧重点。耐受攻伐者以局部辨证为主;不耐受攻伐者,可以在整体辨证的基础上针对局部症状进行加减用药;或局部治疗以外治法为主。

3. 糖尿病足溃疡伴有明显的全身症状,甚至出现高热神昏等变证时,应以救急为先。

第四节 糖尿病足溃疡变证

糖尿病足溃疡坏疽的过程中,因火毒炽盛,正气内虚,加之治疗失时或不当,导致正不胜邪,毒不外泄,反陷入里,客于营血,内犯脏腑,可造成疽毒内陷。临床表现为溃疡脓腐未净而忽然干枯无脓,或脓净红活的疮面忽然变为㿠白板亮,或肿势散漫不聚,同时伴邪盛热极或正虚邪盛或阴阳两竭的全身证候。此时应抓住疽毒内陷、正虚邪盛的病机进行辨证论治。

1. 火陷 邪盛热极

证候:患肢漫肿,疮色紫滞,疮口干枯无脓,灼热剧痛;壮热口渴,便秘溲赤,烦躁不安,神昏谵语,苔黄腻或黄糙,舌质红绛,脉洪数、滑数或弦数。

治法:清热解毒,凉血开窍。

方药:黄连解毒汤合清营汤加减。黄芩、黄连、黄柏、犀角、生地、玄参、竹叶、麦冬、丹参、金银花、连翘。

加减用药:神昏谵语重者,加服安宫牛黄丸清心开窍;若高热抽搐者,加羚羊角、钩藤,并服紫血丹,以凉肝熄风;若突然发生寒战、高热、厥冷,用桂枝合白虎汤加减,以清泄里热,宣通郁阳。

2. 干陷 正虚邪盛

证候:患肢局部脓腐,疮口中央溃烂,脓少而薄,疮色灰暗,肿势平塌,散漫不聚,闷胀疼痛或微痛;全身出现发热恶寒,神疲,食少,自汗胁痛,神昏谵语,气息粗促,舌苔黄腻或灰腻,舌质淡红,脉象虚数;或体温不高,肢冷,大便溏薄,小便频数,舌苔灰腻,舌质淡,脉沉细。

治法:补气养血,托毒透邪。

方药:托里消毒散合安宫牛黄丸加减。人参、黄芪、白术、茯苓、白芍、川芎、当归、金银花、白芷、皂角刺、桔梗。

加减用药:脾气虚见面白气短体倦者,重用人参;中阳不振者,加附子、炮姜;阳气虚弱、脓水清稀者,加肉桂;中气不和者,加二陈汤;疼痛重者,加乳香、没药。

3. 虚陷 脾肾阳衰

证候:患肢局部肿势已退,疮口腐肉已尽,脓液稀薄色灰,或偶带绿色,新肉不生,状如镜面,光白板亮,不知疼痛;低热不退,形神委顿,纳食日减,或有腹痛便泻,自汗肢冷,气息低促;苔薄白或无苔,舌质淡红,脉沉细或虚大无力。旋即可陷入昏迷厥脱。

治法:温补脾肾。

方药:附子理中汤加减。制附片、人参、干姜、甘草、白术、桂枝。

加减用药:虚寒甚者,人参、干姜一并重用;自汗肢冷,加肉桂;昏迷厥脱,加人参(另煎)、龙骨、牡蛎;伴有呕吐,加生姜、半夏、砂仁和胃降逆。

4. 阴伤胃败

证候:疮口脓腐,脓少而薄,疮色灰暗,肿势散漫,疼痛较轻;口舌生糜,纳少口干,舌质红绛,舌光如镜,脉细数。

治法:益胃生津。

方药:益胃汤加减。生地、沙参、麦冬、玉竹、冰糖、五味子、黄芪。

加减用药:气虚重者,加人参补益元气;食欲差、腹胀者,加陈皮、神曲以理气消食。

第五节 糖尿病足溃疡合并其他疾病的治疗

糖尿病足病程较长,且有些患者病情较重,因此在治疗过程中,不仅会出现整体体质下降而导致其他脏器的感染,如肺部感染、泌尿系感染,甚至诱发心功能不全;而且由于糖尿病足与大血管病变、微血管病变均有密切关系,因此也会导致其他大血管病变如冠心病的症状加重,或伴见其他微血管病变如糖尿病肾病等;此外,长期卧床还会出现便秘;情志上的波动使得患者对疾病抱有消极的态度,不能配合治疗等,都会导致对局部治疗的干扰。此时,要详审病机,根据临床上的主要证候来进行辨证施治。

一、肺系疾病

糖尿病足溃疡局部感染导致整体抵抗能力下降,常常合并肺部感染,甚至诱发心功能不全。轻者,咳嗽、咳痰,可以在原发病的治疗中对症加减用药,但重症则需以肺部表现为主要治疗,以免单纯的针对局部进行治疗导致病情突变。

(一)哮证

1. 寒哮

证候:呼吸急促,喉中哮鸣有声,胸膈满闷如塞。咳不甚,痰少咳吐不爽,或清稀呈泡沫状,口不渴,或渴喜热饮,面色晦暗带青,形寒怕冷,或小便清,天冷或受寒易发,或恶寒、无汗、身痛。舌质淡,苔白滑,脉弦紧或浮紧。

治法:温肺散寒,化痰平喘。

方药:射干麻黄汤。

2. 热哮

证候:气粗息涌,喉中痰鸣如吼,胸高胁胀。咳呛阵作,咳痰色黄或白,黏浊稠厚,咳吐不利,烦闷不安,不恶寒,汗出,面赤,口苦,口渴喜饮。舌质红,苔黄腻,脉滑数或弦滑。

治法:清热宣肺,化痰定喘。

方药:定喘汤。

3. 浊哮

证候：喘咳胸满，但坐不得卧，痰涎壅盛，喉如拽锯，咳痰黏腻难出。呕恶，纳呆，口黏不渴，神倦乏力，或胃脘满闷，或便溏，或胸胁不舒，或唇甲青紫。舌质淡或淡胖，或舌质紫暗或淡紫，苔厚浊，脉滑实或弦、涩。

治法：化浊除痰，降气平喘。

方药：二陈汤合三子养亲汤。

4. 风哮

证候：哮喘反复发作，时发时止，发时喉中哮鸣有声，呼吸急促，不能平卧，止时有如常人。咳嗽痰少或无痰，发前多有鼻痒、咽痒、喷嚏、咳嗽。或精神抑郁，情绪不宁；或伴恶风、汗出；或伴形体消瘦，咽干口燥，面色潮红或萎黄不华。舌质淡或舌质红少津，苔薄白或无苔。

治法：疏风宣肺，化痰平喘。

方药：华盖散。

（二）喘证

1. 风寒闭肺

证候：喘息，呼吸急促，胸部胀闷。咳嗽，痰多稀薄色白，头痛，鼻塞，喷嚏，流清涕，无汗，恶寒，或伴发热，口不渴。舌质淡，舌苔薄白而滑，脉浮紧。

治法：宣肺散寒。

方药：麻黄汤。

2. 表寒里热

证候：喘逆上气，胸胀或痛，息粗，鼻煽。咳而不爽，咳痰黏稠，形寒，身热，烦闷，身痛，有汗或无汗，口渴，溲黄，便干。舌质红，苔薄白或黄，脉浮数或滑。

治法：宣肺泄热。

方药:麻杏石甘汤。

3. 痰热遏肺

证候:喘咳气涌,胸部胀痛。痰多黏稠色黄,或痰中带血,或目睛胀突,胸中烦热,身热,面红,有汗,咽干,渴喜冷饮,尿赤,便秘。舌质红,苔黄或黄腻,脉滑数。

治法:清泄痰热。

方药:桑白皮汤。

4. 痰浊阻肺

证候:喘而胸满窒闷,甚则胸盈仰息。咳嗽痰多黏腻色白,咳吐不利;或脘闷,呕恶,纳呆,口黏不渴。舌质淡,苔厚腻色白,脉滑。

治法:化痰降逆。

方药:二陈汤合三子养亲汤。

5. 肝气乘肺

证候:每遇情志刺激而诱发,突然呼吸短促,息粗气憋。胸闷胸痛,咽中如窒,但喉中痰声不著;平素常多忧思抑郁,或失眠、心悸,或不思饮食、大便不爽,或心烦易怒、面红目赤。舌质淡或红,苔薄白或薄黄,脉弦或弦而数。

治法:开郁降气平喘。

方药:五磨饮子。

6. 水凌心肺

证候:喘咳气逆,倚息难以平卧。咳痰稀白,心悸,面目肢体浮肿,小便量少,怯寒肢冷,或面色晦暗,唇甲青紫。舌淡胖或胖暗或有瘀斑、瘀点,舌下青筋显露,苔白滑,脉沉细或带涩。

治法:温阳利水,泻壅平喘。

方药:真武汤合葶苈大枣泻肺汤。

7. 肺气虚

证候:喘促短气,气怯声低,喉有鼾声。咳声低弱,痰吐稀薄,自汗畏风,极易感冒;或咳呛痰少质黏,烦热口干,咽喉不利,面色潮红;或兼食少,食后腹胀不适,便溏或食后即便,肌肉瘦削,痰多。舌质淡红或舌质红,苔剥,脉弱或细数。

治法:补肺益气。

方药:补肺汤合玉屏风散。

8. 肾气虚

证候:喘促日久,气息短促,呼多吸少,动则尤甚,气不得续。形瘦神惫,小便常因咳甚而失禁,或尿后余沥,面清唇紫,汗出肢冷,跗肿;或干咳,面红烦躁,口咽干燥,足冷,汗出如油。舌质淡,苔薄或黑润,或舌质红少津,脉细或沉弱,或细数。

治法:补肾纳气。

方药:金匮肾气丸合参蛤散。

9. 喘脱

证候:喘逆剧甚,张口抬肩,鼻翼煽动,端坐不能平卧,稍动则喘剧欲绝。心慌动悸,烦躁不安,肢厥,面青唇紫,汗出如珠。舌质淡而无华或干瘦枯萎,少苔或无苔,脉浮大无根,或见歇止。

治法:扶阳固脱,镇摄肾气。

方药:参附汤加紫石英、灵磁石、沉香、蛤蚧等。

二、肾系疾病

由于患者整体防御功能下降,或由于没有对局部感染进行防护,或由于湿热下注等多种原因,均易于合并泌尿系感染。

糖尿病肾病的成因与糖尿病足的成因有其相似的一面,都是微血管病变的并发症。糖尿病足患者有很多合并糖尿病肾病,糖尿病肾病发展至慢性肾功能不全(慢关格)阶段,机体功能下降明显,更给糖尿病足溃疡的治疗带来困难。

水肿的出现是糖尿病肾病常见的症状,但引起水肿的尚有其他疾病,在"水肿"部分中一并论述。

（一）淋证

糖尿病足合并淋证,以热淋、气淋、血淋等实证常见。小便短数,灼热刺痛,尿色黄赤,少腹拘急胀痛,腰痛,寒热起伏,口苦,呕恶,大便秘结,舌红苔黄腻,脉滑数者,为热淋,治当清热利湿通淋,可合用八正散;小便滞涩、淋沥不宣、少腹满痛、舌淡苔薄白、脉沉弦者为气淋,治当利气疏导,可合用沉香散;小便热涩刺痛、尿色深红、疼痛胀满、心烦失眠、口舌生疮、舌红苔黄、脉滑数者为血淋,治当清热通淋、凉血止血,可合用小蓟饮子。

（二）慢关格

1. 肾阴虚损,湿浊内蕴

证候：咽干口燥,五心烦热,小便短赤,纳差,恶心呕吐,腰膝酸软,面色无华,倦怠乏力,头晕眼花,心悸气短,夜寐不安,大便干结,爪甲色淡,舌暗红苔黄腻,脉细数。

治法：滋肾培元,清泄浊毒。

方药：六味地黄丸合升降散。

2. 肾阳虚衰,湿浊内蕴

证候：畏寒肢冷,夜尿频多,或浮肿,尿少,纳差,恶心呕吐清水,腰膝冷痛,面色晦暗,颜面虚浮,心悸气短,腹满便溏,舌淡暗,舌体胖大,苔白腻而滑。

治法：温肾培元,化湿降浊。

方药：真武汤合大黄附子泻心汤。

3. 阴阳俱虚,湿浊内蕴

证候：咽干口燥,腰膝酸冷,浮肿,小便短少,或夜尿频多,纳食不香,呕恶频作,腰膝酸冷,或手足心热,面色无华,颜面虚浮,头晕眼花,心悸气短,心烦失眠,神疲乏力,腹满冷痛,大便时干时稀,舌淡暗苔厚腻,脉沉细无力。

治法:滋阴潜阳,化湿降浊。

方药:金匮肾气丸合黄连汤加减。

三、心　痛

糖尿病周围血管病变、糖尿病合并冠心病都是大血管病变,二者有着密切的关系,而溃疡的出现,在一定程度上会加重冠心病的症状。因此在治疗上应该时时顾护心脏的情况,当心血管的表现为主要表现时,应以心血管疾病的治疗为主。

1. 心血瘀阻

证候:胸部刺痛,固定不移,入夜加重,胸闷心悸,时作时止,舌质紫暗有瘀斑,脉涩或结代。

治法:活血化瘀,通脉止痛。

方药:血府逐瘀汤加减。

2. 痰浊内阻

证候:胸闷痛如窒,痛引肩背,气短神疲,肢体沉重,痰多。舌淡暗,苔腻,脉滑。

治法:通阳泄浊,豁痰开结。

方药:瓜蒌薤白半夏汤加减。

3. 阴寒凝滞

证候:胸痛如绞,时作时止,感寒痛甚,胸闷,心悸气短,面色苍白,四肢不温,舌淡红苔白,脉沉细。

治法:辛温通阳,开痹散寒。

方药:瓜蒌薤白白酒汤加减。

4. 气阴两虚

证候:胸闷隐痛,时作时止,心悸心烦,气短乏力,头晕,手足心热,肢体沉重。

治法:益气养阴,活血通络。

方药:人参养营汤加减。

5. 心肾阴虚

证候:胸闷痛或灼痛,心悸心烦,盗汗,腰膝酸软,头晕耳鸣,舌红或有瘀斑,苔少,脉细数。

治法:滋阴益肾,养心安神。

方药:左归丸加减。

6. 心肾阳虚

证候:胸闷痛,气短,遇寒加重,心悸汗出,腰酸乏力,畏寒肢冷,唇甲淡白;或胸痛彻背,四肢厥冷,唇色紫暗,脉微欲绝;或动则气喘,不能平卧,面目浮肿;舌淡或紫暗,苔白,脉沉细或结代。

治法:益气壮阳,温经止痛。

方药:右归丸加减。

四、水 肿

水肿的出现与多种疾病相关,如糖尿病肾病、心功能不全、哮喘、肝源性等,但究其原因,不外脾、肾、心、肝等病变所致水液代谢障碍。

水肿的形成,对于溃疡的愈合极为不利,会影响局部血液循环、营养物质的输送,以及局部代谢物质的转输,积极干预局部水肿,可能会对溃疡的治疗起到促进作用。

1. 脾虚湿盛

证候:身肿,腰以下为甚,按之凹陷不起,四肢重,尿少,面色不华,纳少便溏,少气神倦,脘腹胀满,舌淡苔白滑,脉沉滑。

治法:健脾益气,利水消肿。

方药:黄芪补中汤加减。

2. 肾虚水泛

证候:面浮身肿,腰以下尤甚,按之凹陷不起,尿量减少或无尿,腰部冷痛,心悸气促,四肢厥冷,畏寒神疲,面色㿠白,舌淡胖苔白滑,脉沉细无力。

治法：温肾助阳，化气行水。

方药：真武汤加减。

3. 脾阳虚衰

证候：身肿，腰以下为甚，按之凹陷不易恢复，脘腹胀闷，纳减便溏，食少，面色不华，神倦肢冷，小便短少，舌质淡，苔白腻或白滑，脉沉缓或沉弱。

治法：温阳健脾，化气利水。

方药：实脾饮加减。

4. 肾阳衰微

证候：面浮身肿，腰以下为甚，按之凹陷不起，心悸，气促，腰部冷痛酸重，尿量减少，四肢厥冷，怯寒神疲，面色灰滞，舌质淡胖，苔白，脉沉细或沉迟无力。

治法：温肾助阳，化气行水。

方药：济生肾气丸合真武汤加减。

5. 心阳不振

证候：全身水肿，下肢为甚，心悸、怔忡、胸闷、胸痛，短气，胁痛不适或有痞块，甚至可出现全身肿甚，大汗不止，四肢逆冷，唇指发绀，舌质淡或舌边有瘀点，脉微细欲绝。

治法：温通心阳，化气行水。

方药：真武汤加减。

6. 气滞血瘀水停

证候：全身水肿，腹部为甚，不能自转侧，胁下腹痛，形体消瘦，纳差，腹胀大嗳气，小便短少，舌质暗，苔白腻，脉弦。

治法：除湿消肿，活血化瘀。

方药：柴胡疏肝散合胃苓散加减。

7. 水瘀互结

证候：浮肿顽固难消，以下肢为主，腰痛如针刺，痛处固定不移，面色黧黑，肌肤甲错，倦怠乏力，少气懒言，自汗，或五心烦热，潮热盗汗,舌淡暗有瘀斑,苔白滑,脉沉涩。

治法:活血化瘀,行气利水。

方药:当归散加减。

五、郁 病

长期患病不能够正常生活,或溃疡不能愈合,或面临截趾、截肢甚至导致生活不能自理,或可能会失去原来收入颇丰的工作或地位、家庭成员不能理解等,都会导致患者心理波动,情志抑郁、性格暴躁等症状临床中时有所见,有些患者甚至选择了轻生。在此情况下,针对患者心理的调整极其重要,因为丧失了战胜疾病的信心就降低了战胜疾病的能力,除药物治疗外,心理干预也是非常重要的。

1. 肝气郁结

证候:精神抑郁,情绪不宁,胸胁胀痛,痛无定处,善太息,脘闷嗳气,不思饮食,或呕吐,大便不调,舌淡红,苔薄腻,脉弦。

治法:疏肝理气解郁。

方药:柴胡疏肝散加减。

2. 气郁化火

证候:情志急躁易怒,胸闷胁胀,嘈杂吞酸,口干口苦,大便秘结,或头痛,目赤耳鸣,舌红苔黄,脉弦数。

治法:清肝泻火,解郁和胃。

方药:丹栀逍遥散加减。

3. 气滞痰郁

证候:精神抑郁,胸中闷窒,咽中异物感,如有物梗阻,咯之不出,咽之不下,或胁痛,或呕恶,口苦,舌淡红,苔白腻或黄腻,脉弦滑。

治法:利气化痰解郁。

方药:半夏厚朴汤加减。

4. 心脾两虚

证候：多思善疑，头晕神疲，心悸胆怯，少寐健忘，神疲纳差，面色无华，少气懒言，食后腹胀，舌淡苔薄白，脉细弱。

治法：健脾养心，补益气血。

方药：人参归脾丸加减。

5. 忧郁伤神

证候：精神恍惚，忧悲善哭，心神不宁，时时欠伸，舌淡苔薄白，脉弦细。

治法：养血宁神，和中缓急。

方药：甘麦大枣汤加减。

6. 气滞阴虚

证候：心烦易怒，胸胁胀痛，口干目涩，胸闷，腰膝酸软，潮热汗出，失眠多梦，善太息，或心悸，或头晕耳鸣，或肢体麻木，舌红苔薄白，脉弦细数。

治法：养阴疏肝。

方药：柴胡疏肝散合左归丸加减。

除上述所提到的合并症外，尚有其他如血虚、便秘等，可根据临床表现在原用药物的基础上随症加减。此外，也可能出现几种合并症同时并见于一个患者的情况，在治疗中可以相互参看。

第六节 糖尿病足常用中成药

糖尿病足具有病程长、变化复杂、病情发展迅速等特点，决定了患者治疗的长期性及紧急性。中成药物的治疗在该病的治疗中占据了重要的地位：患者病情稳定，需长期巩固治疗时，可发挥中成药物服药便捷的优势，长期口服治疗；患者病情危重时，则可选用静脉用药，既便捷又能使药力直达病所，起到救急的作用。需要指出的是中成药的选用同样是在辨证的基础上进行，而不是随意应用。根据用药途径不同,分为内服、外用及静脉应用,现分别介绍如下。

一、口服中成药

(一)活血祛瘀通络药

1. 活血通脉胶囊

【主要成分】水蛭。

【功用主治】破血逐瘀,活血散瘀,通经,通脉止痛。用于癥瘕痞块,血瘀闭经,跌打损伤及高脂血症,见有眩晕、胸闷、心痛、体胖等属于痰瘀凝聚者。

【用法用量】口服,一次2~4粒,一日3次,或遵医嘱。

2. 血塞通片/软胶囊

【主要成分】三七总皂苷。

【功用主治】活血祛瘀、通脉活络,抑制血小板聚集和增加脑血流量。用于脑络瘀阻,中风偏瘫,心脉瘀阻,胸痹心痛;脑血管后遗症,冠心病心绞痛属上述证候者。

【用法用量】口服,一次100mg,一日3次。

3. 灯盏花素片

【主要成分】灯盏花素。

【功用主治】活血化瘀,通络止痛。用于中风后遗症,冠心病,心绞痛。

【用法用量】口服,一次2片,一日3次。

4. 龙血竭胶囊

【主要成分】龙血竭。

【功用主治】活血散瘀,定痛止血,敛疮生肌。用于跌打损伤,瘀血作痛。

【用法用量】口服,一次4~6粒,一日3次;外用,取内容物适量,敷患处或用酒调敷患处。

5. 通塞脉片

【主要成分】当归、牛膝、黄芪、党参、石斛、玄参、金银花、甘草。

【功用主治】活血通络,益气养阴。用于轻中度动脉粥样硬化性血栓性脑梗死(缺血性中风中经络)恢复期气虚血瘀证,症状表现为半身不遂、偏身麻木、口眼㖞斜、言语不利、肢体感觉减退或消失等;用于血栓闭塞性脉管炎(脱疽)的毒热症。

【用法用量】口服。治疗缺血性中风恢复期气虚血瘀证,一次5片,一日3次;治疗血栓性脉管炎,一次5~6片,一日3次。

6. 活血通脉片

【主要成分】冰片、陈皮、赤芍、川芎、丹参、枸杞子、红花、黄精、鸡血藤、降香、麦冬、木香、人参、三七、石菖蒲、桃仁、郁金。

【功用主治】活血通脉,强心镇痛。用于冠状动脉硬化引起的心绞痛,胸闷气短,心气不足,瘀血作痛。

【用法用量】口服,一次5片,一日3~4次,糖衣片一次8片,一日3~4次。

7. 脉络疏通颗粒

【主要成分】黄芪、金银花、黄柏、苍术、薏苡仁、玄参、当归、白芍、甘草、水蛭、蜈蚣、全蝎。

【功用主治】清热解毒,化瘀通络,祛湿消肿。用于湿热瘀阻脉络所致的血栓性浅静脉炎,非急性期深静脉血栓形成所致的下肢肢体肿胀、疼痛、肤色暗红或伴有条索状物。

【用法用量】温开水冲服,一次20g(1袋),一日3次。

8. 消栓通络片

【主要成分】川芎、丹参、黄芪、泽泻、三七、槐花、桂枝、郁金、木香、冰片、山楂。

【功用主治】活血化瘀,温经通络。用于中风(脑血栓)恢复期

(1年内)半身不遂,肢体麻木。

【用法用量】口服,一次6片,一日3次。

9. 脉管复康片(脉管炎片)

【主要成分】丹参、鸡血藤、郁金、乳香、没药。

【功用主治】活血化瘀,通经活络。用于瘀血阻滞,脉管不通引起的脉管炎、硬皮病、动脉硬化性下肢血管闭塞症,对冠心病、脑血栓后遗症也有一定治疗作用。

【用法用量】口服,一次8片,一日3次。

10. 丹七片

【主要成分】丹参、三七。

【功用主治】活血化瘀。用于血瘀气滞,心胸痹痛。眩晕头痛,经期腹痛。

【用法用量】口服,一次3~5片,一日3次。

11. 复方丹参片(滴丸)

【主要成分】丹参、三七、冰片。

【功用主治】活血化瘀,理气止痛。用于气滞血瘀所致的胸痹,症见胸闷、心前区刺痛;冠心病心绞痛见上述证候者。

【用法用量】口服。一次3片,一日3次。

12. 脑心通胶囊

【主要成分】本品为复方制剂,其组分为每粒含维脑路通90mg、二羟丙茶碱120mg、香豆素5mg。

【功用主治】用于治疗缺血性脑血管病,如脑血栓形成引起的脑梗死;也适用于脑动脉硬化和冠心病的治疗。

【用法用量】口服。一次1粒,一日3次,20~30日为一疗程,疗程间隔5~7日,或遵医嘱。

13. 通心络胶囊

【主要成分】人参、水蛭、全蝎、土鳖虫、蜈蚣、蝉蜕、赤芍、冰片等。

【功用主治】益气活血,通络止痛。用于冠心病心绞痛证属心气虚乏、血瘀络阻者。症见胸部憋闷,刺痛、绞痛,固定不移,心悸自汗,气短乏力,舌质紫暗或有瘀斑,脉细涩或结代。亦用于脑梗死恢复期,证属中风中经络,气虚血瘀络阻型。症见半身不遂,偏身麻木,口舌㖞斜,言语不利等。

【用法用量】口服,一次2~4粒,一日3次。4周为一疗程。对轻度、中度心绞痛患者可一次2粒,一日3次;对较重、重度患者以一次4粒、一日3次为优,心绞痛等症状明显减轻或消失、心电图改善后,可改为一次2粒,一日3次。

14. 脑脉泰胶囊

【主要成分】红参、三七、当归、丹参、鸡血藤、红花、银杏叶、山楂、菊花、石决明、何首乌(制)、石菖蒲、葛根。

【功用主治】益气活血,熄风豁痰。用于缺血性中风(脑梗死)恢复期中经络属于气虚血瘀证,风痰瘀血闭阻脉络证者。症见半身不遂,口舌㖞斜,舌强言謇或不语,头晕目眩,偏身麻木,面色㿠白,气短乏力,口角流涎等。也可用于急性期以上病证的轻症。

【用法用量】口服,一次2粒,一日3次。

15. 松龄血脉康胶囊

【主要成分】鲜松叶、葛根、珍珠层粉。

【功用主治】平肝潜阳,镇心安神。用于肝阳上亢所致的头痛,眩晕,急躁易怒,心悸,失眠;高血压病及原发性高脂血症见上述证候者。

16. 活血解毒丸

【主要成分】乳香(醋灸)、没药(醋灸)、蜈蚣、黄米(蒸熟)、石菖蒲清膏、雄黄粉。

【功用主治】解毒消肿,活血止痛。用于肺腑毒热,气血凝结引起的痈毒初起,乳痈乳炎,红肿高大,坚硬疼痛,结核,疔毒恶疮,无名肿毒。

【用法用量】温黄酒或温开水送服,一次3g,一日2次。

17. 桂枝茯苓丸

【主要成分】桂枝、茯苓、牡丹皮、赤芍、桃仁。辅料为蜂蜜。

【功用主治】活血,化瘀,消癥。用于妇人宿有癥块,或血瘀经闭,行经腹痛,产后恶露不尽。

【用法用量】口服。一次1丸,一日2~3次。

(二)清热解毒利湿药

1. 肿节风片

【主要成分】肿节风。

【功用主治】清热解毒,消肿散结。用于肺炎、阑尾炎、蜂窝织炎属热毒壅盛证候者,并可用于癌症辅助治疗。

【用法用量】口服,一次3片,一日3次。

2. 毛冬青片

【主要成分】毛冬青提取物。

【功用主治】扩张血管,抗菌消炎。用于冠心病心绞痛、心肌梗死、血栓闭塞性脉管炎及咽喉炎、扁桃体炎、中心性视网膜炎、烧伤、烫伤、痈肿疮疖。

【用法用量】口服,一次4~5片,一日3次。

3. 二妙丸

【主要成分】苍术(炒)、黄柏(炒)。

【功用主治】燥湿清热。用于湿热下注,白带,阴囊湿痒。

【用法用量】口服。一次6~9g,一日2次。

4. 四妙丸

【主要成分】苍术、牛膝、黄柏(盐炒)、薏苡仁。

【功用主治】清热利湿。用于湿热下注,足膝红肿,筋骨疼痛。

【用法用量】口服,一次6g,一日2次。

5. 新癀片

【主要成分】肿节风、三七、人工牛黄、猪胆粉、肖梵天花、珍珠层粉、水牛角浓缩粉、红曲、吲哚美辛。

【功用主治】清热解毒,活血化瘀,消肿止痛。用于热毒瘀血所致的咽喉肿痛,牙痛,痹痛,胁痛,黄疸,无名肿毒等症。

【用法用量】口服,一次2~4片,一日3次;外用,用冷开水调化,敷患处。

6. 清热解毒片

【主要成分】石膏、金银花、玄参、地黄、连翘、栀子、甜地丁、黄芩、龙胆草、板蓝根、知母、麦冬。

【功用主治】清热解毒。用于热毒壅盛所致的发热面赤,烦躁口渴,咽喉肿痛;流感、上呼吸道感染见上述证候者。

【用法用量】口服,一日3次,一次2~4片。

7. 连翘败毒丸

【主要成分】连翘、金银花、苦地丁、天花粉、黄芩、黄连、黄柏、大黄、苦参、荆芥穗、防风、白芷、羌活、麻黄、薄荷、柴胡、当归、赤芍、甘草。

【功用主治】清热解毒,散风消肿。用于脏腑积热,风热湿毒引起的疮疡初起,红肿疼痛,憎寒发热,风湿疙瘩,遍身刺痒,大便秘结。

【用法用量】口服。一次6g,一日2次。

8. 牛黄化毒片

【主要成分】天南星(制)、连翘、金银花、白芷、甘草、乳香、没药、牛黄。

【功用主治】解毒消肿,散结止痛。用于疮疡、乳痈、红肿疼痛。

【用法用量】口服,一次8片,一日3次,小儿酌减。

9. 茵陈五苓丸

【主要成分】茵陈、泽泻、茯苓、猪苓、白术(炒)、肉桂。

【功用主治】清湿热,利小便。用于肝胆湿热,脾肺郁结引起的湿热黄疸,脘腹胀满,小便不利。

【用法用量】口服一次6g,一日2次。

10. 湿热痹颗粒

【主要成分】苍术、忍冬藤、地龙、连翘、黄柏、薏苡仁、防风、川牛膝、威灵仙、桑枝等。

【功用主治】祛风除湿,清热消肿,通络定痛。用于湿热痹证,重感发热。其症状为肌肉或关节红肿热痛、有沉重感,步履艰难,发热,口渴不欲饮,小便黄。

【用法用量】开水冲服,一次5g,一日3次。

11. 清开灵胶囊

【主要成分】胆酸、黄芩提取物、水牛角粉、珍珠粉。

【功用主治】清热解毒,镇静安神。用于外感风热所致发热,烦躁不安,咽喉肿痛;及上呼吸道感染、病毒性感冒、急性咽炎见上述证候者。

【用法用量】口服,一次2~4粒,一日3次。

(三)补益类

1. 补益气血

(1)八珍丸/颗粒

【主要成分】白芍、白术、川芎、当归、党参、茯苓、甘草、熟地黄。

【功用主治】补气益血。用于气血两亏,面色萎黄,食欲不振,四肢乏力,月经过多。

【用法用量】开水冲服,一次1袋,一日2次。

(2)十全大补丸

【主要成分】党参、白术(炒)、茯苓、炙甘草、当归、川芎、白芍(酒炒)、熟地黄、炙黄芪、肉桂。

【功用主治】温补气血。用于气血两虚,面色苍白,气短心悸,头晕自汗,体倦乏力,四肢不温,月经量多。

【用法用量】口服,浓缩丸一次8～10丸,一日3次。水蜜丸一次6g,一日2次。大蜜丸一次1丸,一日2～3次。

2. 滋养肝肾

六味地黄丸

【主要成分】熟地黄、山茱萸(制)、牡丹皮、山药、茯苓、泽泻。

【功用主治】滋阴补肾。用于头晕耳鸣,腰膝酸软,遗精盗汗。

【用法用量】口服,大蜜丸一次1丸,一日2次。小蜜丸一次9g,一日2次。水蜜丸一次6g,一日2次。浓缩丸一次8丸,一日3次。

3. 温补脾肾

金匮肾气丸

【主要成分】地黄、茯苓、山药、山茱萸(酒炙)、牡丹皮、泽泻、桂枝、牛膝(去头)、车前子(盐炙)、附子(炙)。

【功用主治】温补肾阳,化气行水。用于肾虚水肿,腰膝酸软,小便不利,畏寒肢冷。

【用法用量】口服,水蜜丸一次4～5g(20～25粒),大蜜丸一次1丸,一日2次。

二、外用中成药

(一)清热解毒消肿类

1. 如意金黄散

【主要成分】姜黄、大黄、黄柏、苍术、厚朴、陈皮、甘草、生天南星、白芷、天花粉。

【功用主治】清热解毒,消肿止痛。用于热毒瘀滞肌肤所致疮疖肿痛,症见肌肤红、肿、热、痛,亦可用于跌打损伤。

【用法用量】外用。红肿、烦热、疼痛,用清茶调敷;漫肿无头,用醋或葱酒调敷;亦可用植物油或蜂蜜调敷。一日数次。

2. 龙珠软膏

【主要成分】人工麝香、人工牛黄、珍珠、琥珀、硼砂、冰片、炉甘石、硇砂。辅料:凡士林、羊毛脂。

【功用主治】清热解毒,消肿止痛,祛腐生肌。适用于疮疖红、肿、热、痛及轻度烫伤。

【用法用量】外用。取适量膏药涂抹患处或摊于纱布上贴患处,一日1次,溃前涂药宜厚,溃后涂药宜薄。

3. 解毒烧伤膏

【主要成分】生地黄、大黄、黄柏、地榆、丹皮等十二味药。

【功用主治】凉血解毒,活血止痛,祛腐生肌。用于轻度烧伤、烫伤。浅Ⅱ度、深Ⅱ度烧伤。

【用法用量】外用,清洁疮面后,将药膏均匀涂敷于疮面,一日1~2次。采用湿润暴露疗法。

4. 京万红软膏

【主要成分】地榆、地黄、罂粟壳、当归、桃仁、黄连、木鳖子、血余炭、棕榈、半边莲、土鳖虫、白蔹、黄柏、紫草、金银花、红花、大黄、苦参、五倍子、槐米、木瓜、苍术、白芷、赤芍、黄芩、胡黄连、川芎、栀子、乌梅、冰片、血竭、乳香、没药等。

【功用主治】活血解毒,消肿止痛,祛腐生肌。用于轻度水、火烫伤,疮疡肿痛,创面溃烂。

【用法用量】用生理盐水清理创面,涂敷本品或将本品涂于消毒纱布上,敷盖创面,消毒纱布包扎,每日换药1次。

5. 五妙水仙膏

【主要成分】黄柏、紫草、五倍子、碳酸钠、生石灰。

【功用主治】本品具有祛腐生新,清热解毒的作用。主治毛囊炎、结节性痒疹、寻常疣、神经性皮炎等。

【用法用量】外用药。由医生掌握使用。

6. 消炎生肌膏(玉红膏)

【主要成分】当归、白芷、紫草、甘草、轻粉、血竭。

【功用主治】清热凉血,去腐生新。用于各种慢性溃疡,久不收口。

【用法用量】外用,摊于纱布上贴敷患处,每隔1～2日换药1次。

7. 湿润烧伤膏

【主要成分】黄芩、黄柏、黄连等。

【功用主治】清热解毒,止痛,生肌。用于各种烧、烫、灼伤。

【用法用量】外用,涂于烧、烫、灼伤等创面(厚度薄于1mm),每4～6小时更换新药。换药前,须将残留在创面上的药物及液化物拭去。

8. 肤痔清软膏

【主要成分】金果榄、土大黄、黄柏、朱砂根、野菊花、紫花地丁、雪胆、苦参、冰片、重楼、黄药子、姜黄、地榆、南苦丁茶、薄荷脑、山梨醇、瓜耳胶、倍他环糊精、硬脂酸、单甘酯、聚山梨酯80、司盘80、石蜡油、月桂氮䓬酮、苯甲酸、羟苯乙酯、十八醇。

【功用主治】清热解毒,化瘀消肿,除湿止痒,用于湿热蕴结所致手足癣、体癣、腹癣、浸淫疮、内痔、外痔肿痛出血、带下病。

【用法用量】外用。先用温开水洗净患处,取本品适量直接涂擦于患处或注入患处。轻症每日1次,重症早晚各1次。

9. 六神丸

【主要成分】天然麝香等6味组成。

【功用主治】清凉解毒,消炎止痛。用于烂喉丹痧,咽喉肿痛,喉风喉痈,单双乳蛾,小儿热疖,痈疡疔疮,乳痈发背,无名肿毒。

【用法用量】口服。一日3次,温开水吞服;成人每次服10粒。另可外敷在皮肤红肿处,取丸十数粒,用冷开水或米醋少许,盛食匙中化散，敷搽四周，每日数次常保潮润，直至肿退为止。如红肿已将出脓或已穿烂，切勿再敷。

(二)活血养血生肌类

1. 康复新液

【主要成分】康复新提取物。

【功用主治】通利血脉、养阴生肌。外用：用于金疮、外伤、溃疡、瘘管、烧伤、烫伤、压疮之创面。

【用法用量】外用。用医用纱布浸透药液后敷患处，感染创面先清创后再用本品冲洗，并用浸透本品的纱布填塞或敷用。

2. 橡皮生肌膏

【主要成分】象皮(制)、血余、龟甲、地黄、当归、石膏、炉甘石、蜂蜡。

【功用主治】去痛生肌，消炎长皮。用于压疮、烧伤及大面积创面感染的后期治疗。

【用法用量】外用，摊于脱脂棉上敷患处。

3. 生肌散

【主要成分】象皮(滑石烫)、龙骨(煅)、没药(醋炙)、儿茶、血竭、冰片、赤石脂、乳香(醋炙)。

【功用主治】解毒，生肌。用于疮疖久溃，肌肉不生，久不收口。

【用法用量】适量外用。

三、静脉用中成药

(一)活血化瘀类

1. 葛根素注射液

【主要成分】葛根素。

【功用主治】用于辅助治疗冠心病,心绞痛,心肌梗死,视网膜动、静脉阻塞,突发性耳聋及缺血性脑血管病,小儿病毒性心肌炎,糖尿病等。

【用法用量】静脉滴注:每次 200~400mg,加入葡萄糖液或生理盐水 500ml 中滴注,一日 1 次,15 天为一疗程,可连续使用 2~3 个疗程。

2. 灯盏花素注射液

【主要成分】本品为灯盏花素的灭菌水溶液。辅料为依地酸二钠、精氨酸。

【功用主治】活血化瘀,通络止痛。用于中风后遗症,冠心病,心绞痛。

【用法用量】肌内注射,一次 5mg,一日 2 次;静脉滴注,一次 10~20mg,用 500ml 10%葡萄糖注射液稀释后使用,一日 1 次。

3. 川芎嗪注射液

【主要成分】盐酸川芎嗪。

【功用主治】用于闭塞性脑血管疾病如脑供血不全,脑血栓形成,脑栓塞及其他缺血性血管疾病,如冠心病、脉管炎等。

【用法用量】①缺血性脑血管病急性期及其他缺血性血管疾病,一般用静脉点滴。以本品注射液 40~80mg(1~2 支),稀释于 5%葡萄糖注射液或氯化钠注射液 250~500ml 中静脉点滴。速度不宜过快,一日 1 次,10 日为一疗程,一般使用 1~2 个疗程。②缺血性脑血管疾病恢复期及后遗症一般穴位注射。每次选 3~4 个穴位,每穴注射 10~20mg(1/4~1/2 支),隔日 1 次,15 次为一疗程,一般使用 1~2 个疗程,在给药间隔日可配合头皮针治疗。

4. 舒血宁注射液

【主要成分】本品为银杏叶经提取制成的灭菌水溶液。

【功用主治】扩张血管,改善微循环。用于缺血性心脑血管疾病,冠心病,心绞痛,脑栓塞,脑血管痉挛等。

【用法用量】肌内注射,一次10ml,一日1~2次。静脉滴注,每日20ml,用5%葡萄糖注射液稀释250ml或500ml后使用,或遵医嘱。

5. 复方丹参注射液

【主要成分】丹参、降香。

【功用主治】祛瘀止痛,活血通经,清心除烦。主治胸中憋闷,心绞痛,慢性肝炎和肾功能不全等。主要用于冠心病心绞痛和心肌梗死、脑血管意外、慢性肝炎、流行性出血热和肾功能衰竭等疾病。

6. 血塞通注射液/血栓通注射液/路路通注射液

【主要成分】三七总皂苷。

【功用主治】活血祛瘀,通脉活络。用于中风偏瘫、瘀血阻络证;动脉粥样硬化性血栓性脑梗死、脑栓塞、视网膜中央静脉阻塞见瘀血阻络证者。

【用法用量】肌内注射:一次100mg,一日1~2次;静脉滴注:一次200~400mg,以5%~10%葡萄糖注射液250~500ml稀释后缓缓滴注,一日1次。

7. 苦碟子注射液

【主要成分】抱茎苦荬菜。

【功用主治】活血止痛,清热祛瘀。用于瘀血闭阻的胸痹,症见胸闷、心痛,口苦,舌暗红或有瘀斑等。适用于冠心病,心绞痛见上述病状者。亦可用于脑梗死者。

【用法用量】静脉滴注,一次10~40ml,一日1次;用0.9%氯化钠或5%葡萄糖注射液稀释至250~500ml后应用。14天为一疗程;或遵医嘱。

8. 疏血通注射液

【主要成分】水蛭、地龙。

【功用主治】活血化瘀,通经活络,用于瘀血阻络所致的缺血性中风病中经络急性期,症见半身不遂、口舌㖞斜、语言謇涩。适用于急性期脑梗死见上述表现者。

【用法用量】静脉滴注,每日 6ml,加于 5%葡萄糖注射液(或 0.9%氯化钠注射液)250～500ml 中缓缓滴入。

9. 银杏达莫注射液

【主要成分】本品为复方制剂,每 5ml(支)含银杏总黄酮 4.5～5.5mg、双嘧达莫 1.8～2.2mg;每 10ml(支)含银杏总黄酮 9.0～11.0mg、双嘧达莫 3.6～4.4mg。

【功用主治】本品适用于预防和治疗冠心病、血栓栓塞性疾病。

【用法用量】静脉滴注。成人一次 10～25ml,加入 0.9%氯化钠注射液或 5%～10%葡萄糖注射液 500ml 中,一日 2 次。

10. 灯盏细辛注射液

【主要成分】灯盏花、细辛。

【功用主治】活血祛瘀,通络止痛。用于瘀血阻滞,中风偏瘫,肢体麻木,口眼㖞斜,语言謇涩及胸痹心痛;缺血性中风、冠心病、心绞痛见上述证候者。

【用法用量】肌内注射,一次 4ml,一日 2～3 次。穴位注射,每穴 0.5～1.0ml,多穴总量 6～10ml。静脉注射,一次 20～40ml,一日 1 次,用 0.9%氯化钠注射液 500ml 稀释后缓慢滴注。静脉滴注时,稀释后的本品应尽早使用。如出现沉淀,请勿继续使用。

11. 丹参酮ⅡA 磺酸钠注射液

【主要成分】丹参酮ⅡA 磺酸钠。

【功用主治】可用于冠心病、心绞痛、心肌梗死,也可用于室性早搏。

【用法用量】肌内注射:40～80mg/次,一日 1 次;静脉注射:40～80mg/次,以 25%葡萄糖注射液 20ml 稀释;静脉滴注:40～80mg,以 5%葡萄糖注射液 250～500ml 稀释,一日 1 次。

（二）清热解毒类

1. 肿节风注射液

【主要成分】肿节风。

【功用主治】清热解毒，消肿散结。用于热毒壅盛所致肺炎、阑尾炎、蜂窝织炎、菌痢、脓肿，与肿节风片联合用于消化道癌、胰腺癌、肝癌等肿瘤。

【用法用量】肌内注射。抗菌消炎：一次 2～4ml，一日 1～2 次。抗肿瘤：一次 3～4ml，一日 2 次。

2. 脉络宁注射液

【主要成分】牛膝、玄参、石斛、金银花。

【功用主治】清热养阴，活血化瘀。适用于血栓闭塞性脉管炎，脑血栓形成及后遗症，多发性大动脉炎，四肢急性动脉栓塞症，糖尿病性坏疽，静脉血栓形成及血栓性静脉炎等。

【用法用量】静脉滴注，成人每次 10～20ml，加入 5% 或 10% 葡萄糖注射液或 0.9% 氯化钠注射液 250～500ml 中，每日滴注 1 次，10～14 天为一疗程。根据病情需要，本品可使用 3～4 个疗程，每个疗程之间可间隔 5～7 天，重症患者必要时可连续使用 2 个疗程。

3. 清开灵注射液

【主要成分】胆酸、珍珠母、猪去氧胆酸、栀子、水牛角、板蓝根、黄芩苷、金银花。

【功用主治】清热解毒，化痰通络，醒神开窍。用于热病神昏，中风偏瘫，神志不清，亦可用于急、慢性肝炎，乙型肝炎，上呼吸道感染，肺炎，高热，以及脑血栓形成、脑出血见上述证候者。

【用法用量】肌内注射：一日 2～4ml。重症患者静脉滴注：一日 20～40ml，以 10% 葡萄糖注射液 200ml 或生理盐水注射液 100ml 稀释后使用。

4. 穿琥宁注射液

【主要成分】本品主要成分为穿琥宁,化学名称为:14-脱羟-11,12-二脱氢穿心莲内酯-3,19-二琥珀酸半酯钾钠盐。

【功用主治】本品有清热解毒及抗病毒作用,主要用于病毒性肺炎和病毒性上呼吸道感染。

【用法用量】肌内注射,成人一次40～80mg,一日1～2次,小儿酌减或遵医嘱。静脉滴注,一日400～800mg,用适量氯化钠注射液分2次稀释后滴注,每次不得超过400mg。

(三)利湿消肿类

注射用七叶皂苷钠

【主要成分】七叶皂苷钠。

【功用主治】抗渗出及增加静脉张力药,具有消肿、抗炎和改善血液循环的作用,用于脑水肿、创伤或手术所致肿胀,也用于静脉回流障碍性疾病。

【用法用量】临用前,加灭菌注射用水适量使之溶解,静脉注射,按体重一日0.1～0.4mg/kg;儿童3岁以下按体重一日0.05～0.1mg/kg;3～10岁按体重一日0.1～0.2mg/kg。

(四)补益类

1. 刺五加注射液

【主要成分】刺五加。

【功用主治】平补肝肾,益精壮骨。用于肝肾不足所致的短暂性脑缺血发作,脑动脉硬化,脑血栓形成,脑栓塞等。亦用于冠心病,心绞痛合并神经衰弱和更年期综合征等。

【用法用量】静脉滴注,一次300～500mg,一日1～2次,20ml规格的注射液可按每次千克体重7mg,加入生理盐水或5%～10%葡萄糖注射液中。

2. 黄芪注射液

【主要成分】黄芪。

【功用主治】益气养元,扶正祛邪,养心通脉,健脾利湿。用于心气虚损、血脉瘀阻之病毒性心肌炎、心功能不全及脾虚湿困之肝炎。

【用法用量】肌内注射,一次2～4ml,一日1～2次。静脉滴注,一次10～20ml,一日1次,或遵医嘱。

3. 参麦注射液

【主要成分】红参、麦冬。

【功用主治】益气固脱,养阴生津,生脉。用于治疗气阴两虚型之休克、冠心病、病毒性心肌炎、慢性肺心病、粒细胞减少症。能提高肿瘤病人的免疫功能,与化疗药物合用时,有一定增效作用,并能减少化疗药物所引起的毒副反应。

【用法用量】肌内注射,一次2～4ml,一日1次。静脉滴注,一次10～60ml(用5%葡萄糖注射液250～500ml稀释后应用)或遵医嘱。

4. 生脉注射液

【主要成分】红参、麦冬、五味子。

【功用主治】益气养阴,复脉固脱。用于气阴两亏,脉虚欲脱的心悸、气短、四肢厥冷、汗出、脉欲绝及心肌梗死、心源性休克、感染性休克等具有上述证候者。

【用法用量】肌内注射:一次2～4ml,一日1～2次。静脉滴注:一次20～60ml,用5%葡萄糖注射液250～500ml稀释后使用,或遵医嘱。

5. 参附注射液

【主要成分】红参、附片。

【功用主治】回阳救逆,益气固脱。主要用于阳气暴脱的厥脱症(感染性、失血性、失液性休克等),也可用于阳虚(气虚)所致的惊悸、怔忡、喘咳、胃疼、泄泻、痹症等。

【用法用量】肌内注射，一次2～4ml，一日1～2次；静脉滴注，一次20～100ml（用5%～10%葡萄糖注射液250～500ml稀释后使用）；静脉推注，一次5～20ml（用5%～10%葡萄糖注射液20ml稀释后使用）。

应该注意的问题：

1. 有些药物可以应用生理盐水注射液，有些需要应用葡萄糖注射液。在应用葡萄糖注射液时要加入与之匹配的胰岛素，以免引起高血糖。在应用药物之前应该详细看药物说明书，如果不能与胰岛素同用，也不能用生理盐水注射液时，则不能选用这种药物。

2. 上述药物尤其是静脉用药，在临床中有较好的治疗效果，但因医保药物所限，如果非常必要应用，则需要与家属讲明情况，以免因适应证不同而引发不必要的纠纷。

第七节 糖尿病足的针灸治疗

针灸疗法对于糖尿病足引起的局部麻木、疼痛等症状有着较好的效果，在主穴的基础上可以根据全身辨证进行灵活配穴以调节全身症状。

适宜人群：针灸适宜人群较广，但一些特殊患者在施行针灸治疗时应谨慎，如孕妇腰部、骶部及活血通经的穴位不宜针刺；过于紧张、饥饿、疲劳的患者不宜进行针刺。

穴位选择：实际应用中，取穴应根据基本的选穴原则和配穴方法，包括近部选穴、远部选穴和辨证对症选穴。近部选穴是在病变局部或比较接近的范围进行选穴，如糖尿病足麻木疼痛可选择下肢的井穴、八风、阿是穴等。远部选穴是在病变相关经络上进行选穴，如糖尿病足可按"痿证"辨证论治，根据"治痿独取阳明"的理论在阳明经上选择足三里、丰隆。辨证对症选穴是根据疾病的证候特点进行选穴,糖尿病足尽管主要症状是下肢麻木疼痛,但不同患者不同体质所表现出来的全身症状不同,因此,根据全身辨证将病症归于某一脏腑或经脉,按经选穴,如脾肾阳虚归于足太阴脾、足少阴肾二经。临床治疗糖尿病足常用的穴位是足三里、阳陵泉、阴陵泉,根据辨证论治结果进行加减。

疗法选择:包括毫针刺法、灸法、梅花针叩刺法等,针对患者的病情选择治疗手段。通常情况选择毫针刺法,可以选用梅花针沿患部经络进行叩刺。若患者存在周围血管病变要慎用灸法。

1. 阴虚血燥,脉络痹阻

证候:下肢麻木、疼痛,形体消瘦,手足心热或五心烦热,口渴不欲饮,头晕目眩,舌红少苔,脉细。

治法:滋阴清热,养血通络。

主穴:太溪、太冲、足三里、三阴交、阴陵泉、阳陵泉。

操作:毫针刺,按虚补实泻法进行操作。每日1次,每次20～30分钟。

方义:太溪、太冲分别为足少阴肾经、足厥阴肝经输(原)穴,滋肝肾之阴以固其本、清其虚热;三阴交为足太阴脾经穴,可调脾经之气,可健脾助运、化痰祛浊,其为足三阴之交会穴,还通肝、肾二经之气,可起到益后天并利先天之效,有助于滋补肾阴;足三里可调胃中热,解肢热身烦。

2. 气阴两虚,络脉失养

证候:下肢麻木、疼痛,足温异常,灼热,皮肤干燥,毛发脱落,神疲乏力,少气懒言,五心烦热,盗汗,舌淡暗,脉细。

治法:益气养阴,通络止痛。

主穴:气海、关元、太溪、三阴交、足三里、阴陵泉、阳陵泉等。

操作:毫针刺,按虚补实泻法进行操作。每日1次,每次20～30分钟。

方义：气海、关元可培补肾气、鼓舞元气，寓"阴中求阳"之意；太溪滋阴清热；三阴交为肝脾肾三经交会穴，配合应用有滋肝、健脾、补肾之功；足三里温补脾胃，以防"久病必虚"，和三阴交合用调脾胃生津液；阳陵泉清阳经燥热；阴陵泉、阳陵泉配伍可起散瘀定痛的作用。

3. 气滞血瘀，脉络不通

证候：下肢麻木、疼痛，兼有局部触压痛，皮肤发紫，舌质紫暗有瘀斑，脉涩。

治法：活血通络，化瘀止痛。

主穴：下肢末端井穴、足三里、内庭、丰隆、阳陵泉等。

操作：毫针刺，按虚补实泻法进行操作。每日1次，每次20～30分钟。四肢井穴可点刺出血。

方义：井穴为近部取穴；足三里可扶正祛邪、舒筋通络，是治疗下肢痿痹的要穴；内庭可治足背肿痛；丰隆是足阳明胃经的络穴，多气多血，取其疏通气血阻滞之功，消除下肢痿痹肿痛，血旺则气足，气行则血畅；阳陵泉为八会穴之筋会，能舒筋活络、活血除湿、通痹止痛。

4. 脾肾阳虚，寒凝经脉

证候：下肢麻木、疼痛，周身畏寒，手足发冷、色青，遇寒则疼痛甚，或面色苍白，舌淡少苔，脉细缓涩。

治法：温经助阳，散寒通络。

主穴：八风、悬钟、脾俞、肾俞、太溪、足三里、三阴交等。

操作：毫针刺，按虚补实泻法进行操作。每日1次，每次20～30分钟。

方义：八风为下肢末端近部取穴；悬钟为八会穴之髓会，能够补益精髓；肾俞、太溪俞原相配，补肾益精，培元固本；足三里属足阳明胃经，内联脾胃，脾胃为五脏六腑之海，为水谷之海，和脾俞相配，可调阴阳、行气血；三阴交为足三阴经交会穴，能健脾益肾，标本兼治。

配穴：有上肢症状者，加八风、曲池、合谷；血瘀重者，加血海、膈俞；多尿、盗汗者，加复溜、关元；口干舌燥者，加廉泉、承浆；多食善饥者，加合谷、上巨虚、丰隆、中脘；便秘者，加天枢、腹结、阳陵泉、大敦；头晕者，加上星；皮肤瘙痒者，加曲池、风池、大椎、血海、照海。

注意事项：糖尿病足患者易发生感染，故用穴宜少而精，无论是毫针刺、梅花针叩刺、围刺都应严格消毒。皮肤感染、破溃处禁止进行针刺。糖尿病足患者肢端对于痛觉、温度的感觉较为迟钝，故在进行灸法操作时应密切注意，防止烧伤。患者若存在肢端发凉、间歇性跛行、静息痛等症状，则可能存在糖尿病周围血管病变，这类患者若采取灸法易出现水疱进而发生感染，故应慎用灸法。辨证为实热以及阴虚发热的糖尿病足患者不宜用灸法，以免助热。

第十章 糖尿病足的中医外科治疗

外科治疗是糖尿病足治疗的一种重要手段,在糖尿病足0期通过浸泡等外洗方法,可以明显改变患者局部症状,减缓病情发展;在Ⅰ～Ⅴ期出现红肿热痛、溃疡等症状时,外治法更是凸显了其独特的治疗效果,外用药物可以将脓肿消灭于无形之中,而及时的清创更是使创面引流通畅的最佳选择。因此,外科治疗在糖尿病足的治疗中占有独特的地位。

中医外科治疗有局部清创、药物治疗的不同,而药物治疗中因为病情分期不同、临床表现不同,选用的剂型也不同。

第一节 外科清创

一、清创的目的和作用

清创是对局部溃疡创面进行直接处理的一种方法,可以去除溃疡伤口腐烂的组织,减少其进一步扩散的可能性,对于感染的创面是最直接的治疗方法。及时清创不仅可以减少创面感染的扩散,而且还有利于外用药物的应用,同时可以促进新生组织的生长。

糖尿病足临床表现多样,清创的时机、方法、范围、目的也不尽相同。如当脓腔已经形成而尚未破溃时,切开脓腔,或扩大创面,暴露伤口,有利于脓液的充分引流,起到减少局部压力的作用,也使得深部创面易于换药,破坏厌氧菌生长的环境;去除腐烂坏死组织(包括肌肉、肌腱、坏死骨组织),以利于外用药物的应用;消除感染严重的组织,以降低细菌蛋白酶阻止伤口愈合的作用。

在感染性糖尿病足的治疗中,任何抗生素都不能代替有效得当的清创术所起到的作用。应当注意的是,并非遇见感染就急于清创,感染性糖尿病足清创时机是需要根据感染程度择期进行的。

二、清创的原则

糖尿病溃疡清创与非糖尿病溃疡清创最大的不同点在于前者有糖尿病作为基础病,易于感染、扩散、干性湿性同时并存等多方面表现,操作过程稍有误差,则可能导致病变加重,难于治疗。

1. 清创的范围 很多人认为,在清创时应该"除恶务尽",这样才能减少坏死组织对于正常组织的影响。由于糖尿病特殊的体质条件,大幅度的清创反而会将溃疡局部的病邪引入到正常组织内,导致溃疡面扩大,使得感染更加难以控制。因此,在清创时一定要在溃疡的底部或周边保留一部分有感染倾向的组织,避免直接清到正常组织。

2. 窦道清创 因为各种原因,在形成表面溃疡、脓腔等临床表现之外,还会形成窦道,而窦道的形成对于清创无疑是一个难题:药线是否能够到达窦道的底部?能否将药物直接送达到底部?不切开愈合过程中是否会形成死腔,当达到一定程度时死灰复燃?切开是否会导致创面扩大而不易于愈合?

上面的问题在临床中都能见到。如果窦道不是很深,能够用金属镊子或刮勺触及到底部,且能够清创或探知其生长的是否正常,可以暂不切开;如果已经应用器械或从外面触摸到可能新生组织不是从窦道的最底部生长,就要切开引流,以免新生组织生长的同时新的脓腔或窦道又形成。但是,窦道切开时,一定要在血糖、感染相对稳定的情况下进行。

3. 紧急清创与择期清创 紧急清创还是择期清创的选择,与感染的严重程度密切相关。当溃疡感染严重,病情发展迅速,如果不及时清创会导致进一步发展,可能会导致截肢,甚则影响到生命安全,如出现脓毒血症、败血症,就要果断地采取清创手术。如果虽然有严重的感染,但是感染范围很局限,没有全身中毒反应,溃疡面也没有扩大趋势,可以以蚕食清创的方法对于局部进行处理,而在感染进一步控制后再进行大的清创手术,这样能够较好地保护肢体功能。

干性坏疽的清创手术,一般都是在局部血液循环得以改善后择期进行。

4. 神经性溃疡的清创 足底的胼胝是神经性溃疡形成的重要原因之一。有些很厚的胼胝表面虽然没有明显的渗出,但是,在其下可能存在着压力性出血,而在这种出血的基础上,容易发生溃疡,故应该及时彻底清除胼胝,及早发现胼胝下的压力性出血。

三、清创的时机

清创虽然在糖尿病足的治疗中具有药物治疗不能取代的作用,但是,如果清创时机选择不当,不仅不能达到有效的治疗效果,反而可能事倍功半或导致感染扩散、创面逐渐加大。

根据糖尿病足分级不同、干湿性溃疡不同,清创的时机有所不同。

湿性坏疽:与感染关系密切。若局部红肿热痛明显,但按之无波动感,为脓尚未成熟时,不宜切开;若脓已形成,按之有波动感,虽未破溃,但已经出现表皮较薄甚则已经有脓点透出,或虽已破溃但脓液排出不畅,应及时切开以助脓液排出;不及时切开引流,可能会出现因压力而导致感染向周边扩散的情况或疼痛加重;如果同时伴有正气亏虚,不能鼓舞脓液外泄则脓毒易于内陷,或成走黄,沿疏松的皮下组织或筋膜迅速向周围蔓延,导致周围组织的进一步坏死;或沿肌间隙蔓延扩大形成窦道;溃疡表面坏死组织较多,或有恶臭,应及时清创。

干性坏疽:即缺血性坏疽,纯粹的干性坏疽如果没有进一步发展的趋势,可以暂不做处理,静观其变,而采用内科治法或采取其他的外科治疗方法,如干细胞移植、血管内支架等多种方法改善其血液循环。有时坏疽可以自行脱落,也有需要在局部循环得以改善的时候进行切除缝合等处理。

混合性坏疽:清创应主要针对其中的湿性坏疽进行处理,目的是使干性坏疽与正常组织之间界限清晰,使其变成单纯的干性坏疽。如果在干、湿性坏疽界限尚不能完全分开时,针对干性坏疽进行清创处理,有可能会造成清创术后创面继续缺血坏死,反而扩大坏死范围。

四、清创的方法

根据局部表现不同,采用的清创方法不同。

一般而言,糖尿病溃疡清创采用的方法为蚕食清创法,即分次逐步清除坏死组织,其特点是少量多次地清除坏死组织,不触及正常组织,尽量减少对正常组织的刺激,因而不会扩大创面。在清创时,要及时评估创面情况,调整每次的清创方案。

除此之外,对于坏死面积过大、发展迅速甚至出现脓毒血症倾向者,可以采用鲸吞清创法,即一次性将坏死组织尽可能彻底清除的方法。其特点是能够将坏死组织尽量清除,保护患者性命。

创面较深者如蜂窝织炎出现脓腔或有多个脓腔形成,要及时减少局部的张力,以免脓液向局部张力较小的正常部位蔓延,但在清创时不要人为地将脓腔之间连通,破坏肌膜,使感染扩散。

溃疡创面较为干净但生长缓慢时,可采用每次换药时对溃疡表面进行搔抓至出血的清创方法,以促进溃疡的愈合。

骨髓炎：骨髓炎的诊断以X线片或以探针触及骨即能成立，如果出现骨坏死，将坏死骨清除，如果没有出现坏死，可以采取姑息疗法，待炎症得以控制后根据骨的变化再进一步处理。

肌腱：很多糖尿病足出现肌腱的变化。但是在临床中，我们看到虽然肌腱已经变性，但是随着治疗的好转，肌腱的性质也发生变化，可以恢复到有功能的状态。因此在出现肌腱变化时不要急于将其清除，因为清除了局部的肌腱，必将导致肢体功能的改变，而功能的改变则意味着再次出现溃疡的机会增多。

五、脓液引流

脓液排出通畅，不但能防止毒邪郁闭、毒邪内攻，还能达到腐祛新生的效果。而清创的目的之一即为使脓液引流通畅，而要达到此目的，不仅需要选择切开的位置，还要选择合适的引流方式。

(一)部位的选择

最低点清创：对于局部小的创面，可能外面窦道很小而里面洞穴很大（即"蚁穴"），其腔内脓液多而不易引出，故应该探清其深度、上下左右潜行的范围，选择脓腔最低点与溃疡窦道相连切开清创，一则脓液易于排出；二则若为厌氧菌感染，切开后使创面暴露也利于感染的控制。但是应该注意，切开的范围不应该超过最低点，否则会造成感染面积的扩大。

张力最高点切开：一般情况下，窦道小而感染严重、分泌物多时，腔内张力较大，严重时可以出现穿透性溃疡，如足底胼胀样溃疡，可以反应到足背，形成足背局部变黑、红、紫、白等多种病理性色泽变化，整只脚肿胀变大。此时，如果不切开引流，则由于压力和重力的双重作用，分泌物沿着肌间隙、筋膜间隙向足跟部、小腿蔓延，且由于肌肉肌筋腐烂，或伴有糖尿病血管病变，局部血供减少，药物难达病所。无论局部还是整体应用抗生素，控制感染都收效甚微。故应该积极地切开引流,切开部位选择在最薄弱的地方,也就是张力最高的部位。

避开足底承重摩擦部位:若需在足底切开引流,应该尽量避免承重摩擦的部位,因为伤口愈合后,在行走的过程中,容易因过度摩擦而再次形成溃疡,尤其是瘢痕体质的患者,且一旦形成溃疡,则较前次更难愈合。

(二)引流方法

1. 扩创引流 扩创引流是采用手术切开扩大创口的方法来进行引流。对于外面窦道很小而里面洞穴很大的"蚁穴",应该切开扩大创面外表面积,保持脓液排出通畅。但是,扩创之前要对局部情况进行评估。首先,辨清脓成熟的程度;其次,扩创深浅必须适度,不要人为地加深溃疡深度;第三,切开时要注意保护周围的正常组织。

2. 药线引流 药线俗称药捻,即将带有药物的纱条插入溃疡疮孔或窦道中,借着药物及物理作用,使脓水外流,同时利用药线之线形,能使坏死组织附着于药线而使之外出。目前临床常用的有五一丹、八二丹。但是,因这些药物中含汞,中病即止。适用于不能切开引流或患者拒绝切开引流、局部有腐烂组织但不易机械清创者。注意在药线插入疮口时,松紧应适度,过紧则易导致溃疡内部创面循环不良,引流不畅;过松也会导致内部脓液积聚而引流不畅。引流时应留出一小部分药线在疮口之外,并应将留出的药线末端向疮口侧方、下方折放固定。

3. 开放引流 分泌物较多,或脓腔上下贯通等均可以采用开放式引流的方式,以保证脓液能够很好地排出,减少脓液对局部的浸渍。但要保证创面不被污染,引流出来的脓液不被传播到其他部位,减少再次感染和对其他部位的感染。

4. 冲洗引流 一些部位比较深或脓液较稠厚不易排出者,可以用生理盐水冲洗或灌洗,使脓液得以稀释而易于排出;或应用注射器对于深部的溃疡进行灌洗,但不要加压,只是慢慢地将盐水注入即可,加压冲洗或灌洗虽然能够将一些不易清除的脓液冲掉,但也可能在冲洗深部脓液的同时使脓液向更深部浸润。

六、创面的要求

创面的形状与引流是否通畅、溃疡能否愈合、愈后是否会复发有密切的关系;创面皮缘的形状对于创面愈合后是否平整、外表形状有很大关系。

(一)创面的形状

1. 表浅溃疡 将创口的坏死组织清除干净,脓液引流通畅,保持创面清洁,周边皮缘平整,则创面容易愈合,愈后瘢痕平整,不易复发。

2. 蜂窝织炎 易形成多个脓腔,在清创时不要人为地将脓腔之间连通,破坏肌膜,使感染扩散。

3. 窦道 清创宜深至窦道最低部位,创面应该外面大里面小,一则容易清除坏死组织;二则可保持引流通畅;三则可避免出现厌氧菌的繁殖,防止感染加重或出现混合感染。如果形成外面小里面大的创面,则很难做到彻底清除坏死组织,引流亦不通畅,且"洞穴"的环境还易导致厌氧菌的繁殖,甚至有时表面看来创面已经愈合,而实际形成死腔,导致愈后复发。

(二)创面的干与湿

"干"的创面表明局部分泌物较少,感染程度低,但是过"干"的创面不利于组织的修复。"湿"的创面说明局部有分泌物,存在感染或严重感染,如果创面周围红肿,感染存在无疑;如果已经没有了红肿,只有些分泌物,且肉芽生长良好、溃疡面积在逐步缩小,则标志着感染程度很轻,已经不能影响到创面的生长愈合,此时,不用急于在创面应用一些"祛湿拔干"的药物,"煨脓生肌"是中医传统的认识,创面保持相对湿的环境反而更有利于创面的愈合。现代医学研究也表明,在烧伤中应用湿敷的方法可使炎症细胞减少,成纤维细胞及内皮细胞增殖增快,而成纤维细胞可形成新的结缔组织,内皮细胞可形成新的血管,均利于组织修复和创面愈合,相比之下,干燥的创面则不易愈合。

七、换药的频率

创面分泌物的多寡决定了换药的频率。当分泌物较多时,适当增加换药频率如每日2～3次,甚至开放引流,以使分泌物能够畅通地排出;当分泌物减少后,则可每天换药1次;分泌物较少且创面正处于肉芽组织生长阶段时,则可以每2天换药1次,以减少对局部的刺激。

八、敷料的应用

敷料的用途:敷料用来包扎创面,可以充分吸收创面的渗液,辅助清除坏死组织;还可以减少外界对创面的机械刺激,阻隔外界细菌对创面的侵袭,对创面起到保护作用。

敷料包扎注意事项:包扎松紧应适度,过松则敷料容易脱落,且不利于坏死组织的充分清除;但也不能过紧,内部填塞过紧则不利于脓液的引流和新生肉芽组织的生长,外面的包扎过紧可能导致局部血流不通而出现坏死。

对于有窦道的创面,在应用药线引流时,注意将药线的尾部保持向下的位置,而不要把药线的尾部向上,影响脓液的引流,然后将药线固定,外敷以纱布。

脓液排出不畅的创面,尤其是脓液位于创面底部时,需要应用垫棉法。垫棉法是用棉花或纱布折叠成块以衬垫疮部的一种辅助疗法,它借着加压的力量,能使溃疡的脓液不致下坠而潴留,或使过大的溃疡空腔皮肤与新肉得以黏合而愈合。垫棉法适用于溃疡脓出不畅有袋脓现象者；或疮孔窦道形成脓水不易排尽者；或溃疡脓腐已尽，新肉已生，而皮肤与肌肉一时不能黏合者。袋脓现象者，使用时将棉花或纱布垫衬在创口下方空隙处，并用绷带绷住。窦道深而脓水不易排尽者，使用时用棉垫压迫整个窦道空腔，并用绷带扎紧。溃疡空腔的皮肤与新肉一时不能黏合者，使用时可将棉垫按空腔的范围，稍微放大，满垫在疮口之上，再用绷带绷紧。但应注意，使用垫棉法时，不要压力过大或应用绷带缠得过紧，以免因为压力过大导致局部血脉不通，出现坏死。

除了传统的纱布以外，现代出现一些新型敷料对于糖尿病足的治疗也有一定的作用(参见第十二章第五节)。

九、换药应该注意的事项

换药有两大目的：一是为创面提供一个相对无菌的环境，以免再次感染；二是为创面提供一个相对利于愈合、生长的环境，使其尽早愈合。因此换药时需要观察伤口变化，去除坏死组织，以清洁创面，并保持引流通畅，促进组织生长。

换药应严格遵守无菌操作原则，即使是感染创口也应如此，否则将造成创口感染或原有感染加重甚至混合感染。持镊应在上1/3处，并勿使镊碰及非换药区，应掌握并使用双手持镊，保持一"脏"一"净"，即一镊接触创面、一镊接触药碗和消毒敷料。使用过的棉球和纱布等物不可再置入消毒的换药碗内，而应置于另一个药碗中，两碗要严格区分。多个创口换药时，应遵循先无菌创口、后污染创口、再感染创口的顺序。如果同一个病人不同溃疡面的细菌培养结果不同，则应该采取多个换药盘的方式，而不应一个人"一盘到底"，否则会增加交互感染的机会。多人换药时，每换一人后必须重新洗手，以防交叉感染。

换药时，物品准备要齐全，嘱病人取合理体位，暴露伤口，垫治疗巾。动作要准确、轻巧、细致,切忌粗暴。如果最内层的敷料难于取下时,要轻柔的慢慢进行,尽量不用盐水浸润后再揭下的方法;但若干结严重,可以稍以生理盐水浸润片刻再取下,以免损伤肉芽组织和新生上皮。对原来的药物、纱布、纱条保证清除干净,防止遗留在窦道或创面,形成局部异物刺激造成创面难以愈合,甚至进一步感染。注意应用棉球清洁创面时是"蘸"而不是"揩"、"擦"的动作,对创面不可应用带刺激性的药物,动作要迅速,尽量缩短时间,勿使创面暴露时间过长。然后根据创面的性质选择用药,药物需均匀置在创面上,敷布范围要大于病变部位1~2cm,覆盖伤口,胶布固定,酌情包扎。最后整理用物,分类放置。

第二节 外用中药治疗

在清创的基础上应用外用中药治疗,不仅能够直达病所,而且能够弥补内治法之不足,正如清·吴尚先《理瀹骈文·略言》"外治必如内治,先求其本……所以与内治并行,而能补内治之不及者此也。"尤其在整体与局部相分离的情况下,外治法更能够发挥局部治疗的作用。

外用药物的原则与内服中药的原则是一致的。《理瀹骈文·略言》还说到"外治之理,即内治之理;外治之药,亦即内治之药,所异者,法耳。"外用药物是在局部辨证的基础上进行的,外用药物剂型是根据局部分泌物的多寡、皮肤的颜色等确定的。因此,局部的辨证对于外用药物治疗至关重要。

一、局部辨证的依据

糖尿病足分期从0～Ⅴ期不同,临床表现不同。在0期没有破溃,Ⅱ～Ⅴ期出现不同程度的破溃,有脓性分泌物、创面愈合阶段或创面不愈合阶段,而分泌物又有多寡、清稀或浓稠、有味儿无味儿等不同,针对局部进行辨证,首先要掌握局部不同分期的辨证依据。

(一)0期

1. 阴虚 四肢麻木,灼热或灼痛,行走如踩棉,汗毛脱落,皮肤干燥,肌肉萎缩,足温异常,喜凉怕热,或肌肉颤抖,筋惕肉瞤,步履踉跄。

2. 阳虚 患肢发凉、麻木、疼痛,间歇性跛行,痛势和缓,喜按,劳则加剧,局部漫肿,肤色不红,触之冰凉,怕冷喜温,肢端皮色苍白,甚则出现静息痛,夜间尤甚,跌阳脉搏动微弱或消失。

3. 血瘀 初起隐痛,微胀,微热,皮肤暗褐,继则皮肤青紫,刺痛,痛有定处,痛势较剧,入夜更甚,触之感觉减退甚或消失。

4. 痰瘀 初起疼痛轻微,或隐隐作痛,皮色不变,压之酸痛,继则局部皮肤色淡暗,或部分足趾甚至患足局部发黑,跌阳脉搏动微弱或消失。

(二)溃疡期

1. 热毒 患肢疼痛剧烈,灼痛或跳痛,遇冷痛减,局部皮肤漫肿焮红灼热,皮薄光泽,肿势急剧,或破溃糜烂,分泌物黄稠、恶臭,或同时伴有部分组织发黑,或趾端坏疽,发黑组织周围红肿,有脓性分泌物。

2. 湿毒 患肢红肿溃烂,局部皮温高,疼痛剧烈,皮肉重垂胀急,深按凹陷,如烂棉不起,浅则光亮如水疱,破流黄水,创面界限不清,腐肉不脱。

3. 血瘀 肢体刺痛,痛有定处,入夜更甚,局部溃疡,缠绵难愈,肢端皮色苍白或紫绀,甚至部分足趾发黑脱落,肌肤甲错,跌阳脉搏动微弱或消失。

4. 痰浊 肢体疼痛轻微,或压之酸痛,皮色不变,肿势或软如棉馒,或硬如结核,或不红不肿,趺阳脉搏动微弱或消失,分泌物不多,质稠厚,无明显臭秽气味。

5. 正虚 局部皮肤肿胀,颜色淡暗或发白,肿势散漫,疼痛较轻,趺阳脉搏动减弱或消失,疮色灰暗,分泌物稀薄,无明显臭秽气味;或患肢局部肿势已退,疮口腐肉已尽,脓液稀薄色灰,或偶带绿色,新肉不生,状如镜面,光白板亮,不知疼痛。

6. 阴证 溃疡面色泽灰暗,脓液清稀,或时流血水,腐肉不脱,或腐肉已脱,新肉不生,疮口经久难敛,疮面不知痛痒。

7. 阳证 溃疡面色泽红活鲜润,脓液稠厚,色鲜或黄或白,不臭,腐肉易脱,新肉易生,疮口易敛,知觉正常。

(三)愈合期

1. 气复邪尽 脓液逐渐减少,溃疡周围的颜色由红而渐淡或淡暗,热势减轻,腐肉渐脱,脓水逐渐变清变少,新肉渐生,色红润,四周起白膜而创口日小,渐至敛合,是气血较旺,邪气渐尽的表现。

2. 阳虚 溃疡面色紫滞,脓液清稀淡薄或脓水较少,肉芽淡暗,疮口不敛。

3. 阴虚 溃疡面色微红,热势不高,脓少,肉芽干瘪,或新肉不生,疮口日久不敛。

二、局部常见的证型

糖尿病足由于从 0～Ⅴ 期跨度较大,临床表现也纷繁复杂。为了临床用药方便,我们从以下几个方面来阐述糖尿病足局部的证型。

(一)0 期

1. 阴虚内热,脉络瘀阻

证候:四肢麻木,灼热或灼痛,行走如踩棉,汗毛脱落,皮肤干燥,肌肉萎缩,足温异常,喜凉怕热,或肌肉颤抖,筋惕肉瞤,步履跟跄。

治法:养阴清热,活血通络。

常用药物:生地、桃仁、红花、川芎、鸡血藤、路路通、忍冬藤。

2. 阳气亏虚,寒凝经脉

证候:患肢发凉、麻木、疼痛,间歇性跛行,痛势和缓,喜按,劳则加剧,局部漫肿,肤色不红,触之冰凉,怕冷喜温,肢端皮色苍白,甚则出现静息痛,夜间尤甚,跌阳脉搏动微弱或消失。

治法:温阳散寒,活血通络。

常用药物:制川乌、制草乌、伸筋草、透骨草、路路通、苏木、红花、制附片、川椒、吴茱萸、川芎、桂枝等。

3. 气滞血瘀,脉络瘀阻

证候:四肢麻木、疼痛,疼痛性质为胀痛或刺痛,或疼痛走窜不定,或痛有定处,入夜尤甚,肌肤甲错。

治法:理气活血通络。

常用药物:元胡、白芍、红花、川芎、水蛭、鸡血藤、路路通等。

4. 气阴两虚,痰瘀互阻

证候:肢体麻木、乏力,皮肤干燥,初起疼痛轻微,或隐隐作痛,皮色不变,压之酸痛,继则局部皮肤色淡暗,或部分足趾甚至患足局部发黑,跌阳脉搏动微弱或消失。

治法:益气养阴,化痰通络。

常用药物:黄芪、白芥子、细辛、红花、川芎、地龙、鸡血藤、威灵仙、忍冬藤、路路通等。

0期常用的外治方法以浸泡法为多见,但在浸泡时要注意水温,如果应用恒温的足浴桶则应注意不要在加温的时候浸泡,一定要在停止加热时再行浸泡。水温<40℃。如果应用药物浸泡后出现皮疹则应暂停应用。

血得温则行,即使阳虚症状不是很明显,也可以增加一些温阳的药物以助血运。

因为泡洗药物应用剂量较大,常在30~60g甚至更大一些,且细辛、附子等药物均有一定的毒性,一定要把应用方法向患者讲明,切不可内服。

(二)溃疡期

1. 热毒炽盛

证候:患肢疼痛剧烈,灼痛或跳痛,遇冷痛减,局部皮肤漫肿焮红灼热,皮薄光泽,肿势急剧,或破溃糜烂,分泌物黄稠、恶臭,或同时伴有部分组织发黑,或趾端坏疽,发黑组织周围红肿,有脓性分泌物。

治法:清热解毒。

常用药物:金银花、连翘、蒲公英、牡丹皮、紫草、生大黄、土茯苓、芦荟、鱼腥草、马齿苋、败酱草等。

2. 湿热内蕴

证候:患肢红肿溃烂,局部皮温高,疼痛剧烈,皮肉重垂胀急,深按凹陷,如烂棉不起,浅则光亮如水疱,破后流黄水,创面界限不清,腐肉不脱。

治法:祛湿解毒,活血通络。

常用药物:蒲公英、土茯苓、黄柏、青风藤、络石藤、伸筋草、红花、路路通、马勃等。

3. 寒湿流注

证候:患肢局部皮肤肿胀,颜色淡暗或发白,趺阳脉搏动减弱或消失,分泌物稀薄,无明显臭秽气味,或部分组织发黑,呈湿性坏疽。

治法:散寒祛湿。

常用药物:桂枝、川椒、制附片、独活、威灵仙、徐长卿、海风藤等。

4. 阳虚血瘀

证候:患肢局部皮温下降,发凉喜暖,间歇性跛行,甚则休息时也有肢体疼痛,夜间尤重,趺阳脉搏动减弱或消失,肢体皮色苍白或紫绀,局部破溃处缠绵难愈,部分足趾甚至患足局部发黑,肌肤甲错。

治法:温阳通络。

常用药物:制川乌、制草乌、伸筋草、透骨草、路路通、苏木、红花、制附片、川椒、吴茱萸、桃仁、丹参、川芎、乳香、没药、桂枝等。

已经破溃形成或深或浅的溃疡面,如果没同时伴有干性坏疽,都可以采用浸泡、湿敷、箍围的方法。应该注意以下几点:以煎药原液进行浸泡;以消毒纱布进行湿敷;无论浸泡药物还是湿敷药物均应多次过滤,以防药物残渣残留在溃疡面内成为异物造成新的感染;箍围药物不可敷在溃疡表面,每次换药时要注意先将上一次的箍围药物用清水湿润后再用棉球擦拭,以免生硬剥取导致局部疼痛或皮肤损害。如果在泡洗、湿敷或箍围过程中出现皮疹,应暂停使用。

(三)愈合期

1. 正盛邪尽

证候:脓液逐渐减少,溃疡周围的颜色由红而渐淡或淡暗,热势减轻,腐肉渐脱,脓水逐渐变清变少,新肉渐生,色红润,四周起白膜而创口日小,渐至敛合。

治法:益气养血,生肌收口。

常用药物:黄芪、党参、白术、当归、白芍、山药、熟地、首乌、鸡血藤、川芎、炉甘石、象皮等。

2. 正虚邪恋

证候:溃疡面色紫滞,脓液清稀淡薄或脓水较少,肉芽淡暗,或溃疡面色微红,热势不高,脓少,肉芽干瘪,或新肉不生,疮口日久不敛。

治法:扶正祛邪,生肌收口。

常用药物:黄芪、党参、白芷、穿山甲、当归、川芎、皂角刺、白矾、滑石粉等。

此期的外用方法与注意事项同溃疡期。

三、局部不同表现的不同用药方法

糖尿病足临床表现的多样性,需要不同的用药方法来进行针对性治疗。而中医外用药物多种多样的给药途径,恰恰满足了糖尿病足外治的需要。

(一)浸泡法

浸泡法是中医外治中最常用的方法之一,在糖尿病足的早期治疗中被广泛运用。通过浸泡,洗剂的药力借助热势熏洗患足,使血管扩张、血流加速,有利于药物的运转吸收,减轻肢凉麻木、肿胀疼痛、肤色晦暗等症状,达到患肢活血化瘀、温通经脉、清热解毒、促进愈合的目的。可适用于糖尿病足0期患者,严格掌握湿性坏疽的适应证也可以应用,干性坏疽者一般不用。

糖尿病足0期:根据局部辨证,选用不同的药物,利用药物以及温度达到改善局部血液供应的作用。存在糖尿病周围神经病变的患者本身就存在着感觉障碍,极易因为水温过高而导致烫伤,因此要严格控制水温,以37~40℃为宜。进行治疗时,应由患者家属先试水温,若无家属陪伴,则应配备水温计。

湿性坏疽:使用浸泡法治疗湿性坏疽,对创面具有清热解毒、疏通血脉、活血化瘀、敛疮防腐等功效,浸泡时也应如上控制水温,水面应达创面10cm以上,以使创面充分泡洗;药液要用原液,不要加兑生水,以免诱发感染。

(二)创面表面用药

创面表面用药是外治法中最常见的用药方法,但根据局部不同的临床表现,同是在创面表面用药,也可选择不同的剂型。

1. 消散药 肿疡初起,肿势尚局限者,可选用消散药。掺药古代称散剂,现代称粉剂,即将各种不同的药物研成粉末,根据制方规律,并按药物不同的作用,配伍成方,用时掺布于膏药或油膏上,或直接掺布于病变部位,其中具有渗透和消散作用的为消散药。消散药具有使疮疡蕴结之毒移深居浅、肿消毒散的作用,若病变部肿势不局限者,不宜选用。

2. 提脓去腐药 溃疡初期,脓栓未溶,腐肉未脱,新肉未生者,可选用掺药之提脓去腐药。其具有提脓去腐的作用,能使疮疡内蓄之脓毒早日排出,腐肉迅速脱落。

提脓去腐常用有九一丹、八二丹、七三丹、五五丹等,在腐肉已脱、脓水已少的情况下,更宜减少升丹含量。

需要注意的是,升丹属有毒刺激药品,对升丹过敏者应禁用;对大面积疮面应慎用,以防过多地吸收而发生汞中毒;见不明原因的高热、乏力、口有金属味等汞中毒症状时,应立即停用;升丹为汞制剂,宜用黑瓶贮藏,以免氧化变质。

3. 药线 溃疡脓液较多难出者,可选用药线引流。药线是借着药物及物理作用,插入溃疡疮孔中,使脓水外流,同时利用药线之线形,能使坏死组织附着于药线而使之外出,对于糖尿病足溃疡疮口过深过小,脓水不易排出,或已成窦道,而患者不希望扩大创口者,可以选用此种方法。

药线插入疮口时,松紧应适度,过紧易导致溃疡内部创面循环不良,引流不畅;过松则会导致内部脓液积聚而引流不畅。引流时应留出一小部分药线在疮口之外,并应将留出的药线末端向疮口侧方、下方折放,再以膏药或油膏盖贴固定。如脓水已尽,见流出淡黄色黏稠液体时,表明脓水已尽,应及时换用生肌收口药,即使脓腔尚深,也不可再插药线,否则影响收口时间。

4. 油膏 油膏现代称软膏,具有柔软、滑润、无板硬黏着不舒感觉的优点。临床常用的有金黄膏、生肌玉红膏等。

需要注意的是,若凡皮肤湿烂、疮口腐化已尽时摊贴使用油膏,应薄而勤换,以免脓水浸淫皮肤,不易干燥;若新肉生长之时使用油膏,摊贴宜薄,若过于厚涂则使肉芽生长过剩而影响疮口愈合。因目前调制油膏大多应用凡士林调制,凡士林系矿物油,易刺激皮肤引起皮炎,如见此现象应改用植物油或动物油;若皮肤对药物本身过敏者,则改用其他药。

5. 膏药 溃疡脓液较少者,可选用膏药。其富有黏性,敷贴患处能固定患部,使之减少活动;还能保护溃疡疮面,避免外来刺激和细菌感染。

使用膏药有时可能会引起皮肤焮红,或起丘疹,或发生水疱,瘙痒异常,甚则溃烂,此为膏药风,应及时停用;由于膏药不能吸收脓水,溃疡脓水过多时会淹及疮口,浸淫皮肤,而引起湿疮,故脓水较多时一般不选用膏药。

6. 生肌收口药 溃疡腐肉已脱,脓水将尽,尚未收口者,可选用掺药之生肌收口药。其具有解毒、收涩、收敛、促进新肉生长的作用,掺布疮面能使疮口加速愈合。常用的如生肌散。但需要注意的是,脓culating未清、腐肉未净时,若早用生肌收口药,不仅无益,反增溃烂,延缓治愈,甚至引起迫毒内攻之变。

7. 湿敷剂 肉芽组织生长阶段,可选用湿敷剂。湿敷剂是水煎剂的一种,能为伤口提供较适合的平衡湿润的环境,对肉芽生长较为有利。其又包括水性湿敷剂和油性湿敷剂。水性湿敷剂经过一定时间后易干燥,换药时应手法轻巧,或在患处浸透生理盐水后轻轻分离;油性湿敷则不会黏附伤口,但制备工艺稍讲究。

(三)创面周围用药

创面周围用药的方法主要是指箍围法,其具有箍集围聚、收束疮毒的作用,在肿疡的各阶段均可选用。用于肿疡初起轻者,可以促其消散;用于毒已结聚者,可促使疮形缩小,趋于局限,早日成脓和破溃;用于已破溃、余肿未消者,可消肿,截其余毒。凡糖尿病足肿疡不论初起、成脓及溃后,肿势散漫不聚,而无集中之硬块者,均可使用本法。

肿疡局部辨证不同,选择的箍围药不同,所使用的调制方法也不同。阳证不能用热性药箍围,以免助长火毒;阴证不能用寒性药箍围,以免寒湿痰瘀凝滞不化。阳证多用菊花汁、银花露或冷茶汁调制,阴证多用醋、酒调敷。临床上常用的箍围药有金黄散,也可以鱼腥草、败酱草、车前草等鲜品捣烂箍围。

使用箍围药时,外围必大于肿势范围,宜厚敷,如用于肿疡初起,宜满摊;如用于毒势已聚或溃后余毒未清,皆宜空出中央,四周摊药围敷箍毒消肿。箍围药敷后干燥之时,宜时时用液体湿润,以免药物剥落及干板不舒。如果皮肤出现红疹等表现,宜暂停箍围,待皮肤修复后再使用。

四、不同外用方法之间的相互联合应用

糖尿病足的各种不同的中医外治方法不是孤立的,可以根据其在不同时期的不同作用,先后应用或联合应用,各种方法相互补充,减少糖尿病足的治疗时间。

局部清创的前提下,与药物进行配合治疗,相得益彰。如疮痈成脓阶段,虽然已经有脓液的形成,但距离皮表位置尚深,此时切开,可能会使感染的范围加大。应用箍围药物箍围,使脓液形成加快,不仅能够缩小痈肿的范围,还可以使脓液移深就浅,皮表出现脓头,有明显的切开标志。箍围法和局部切开清创引流方法相互

配合,减少切开范围,对创面的愈合有利,而切开又有助于脓液的排出,减少箍围药物应用时间,且不至于因为单纯依靠箍围方法,脓液积聚到一定程度,局部张力较高,而脓无出处,导致患者局部剧烈疼痛。

1. 箍围法和拔毒药物敷贴法 箍围法适用于创面局部红肿未溃或已溃期,控制局部感染,或使创面感染范围缩小;敷贴法将药物敷贴患处,拔毒外出。两者联合应用,增强对创面感染的控制和对脓液的排出作用。

2. 箍围法和祛腐药线法 箍围药物应用于创面周围,对于深部的窦道作用较小,此时配合九一丹等祛腐药线,能够将深部的腐肉腐蚀,脓液排出体外。两种方法联合应用,可以使深部与皮表的感染都得到控制,缩短治疗时间。

3. 箍围法与生肌法 糖尿病足创面的形状、深浅、大小、部位各不相同,有时在一个创面上可以看到多种情况存在,有些部位已经在生长新的组织,有些部位还有感染存在,有时虽然已经没有感染,但创面新生组织生长缓慢,此时可以局部应用生肌药物,而感染严重的地方应用箍围药物。因为每一部分创面的愈合都对机体完整性、减少外来感染有利。

4. 箍围法、祛腐药线法、生肌法同时应用 当创面局部情况复杂、生长态势不一致,应用一种或两种药物难于达到治疗目的时,可以采用联合用药的方法,对同一创面的不同表现,针对性地用药,各个突破,分期愈合,尽量减少创面暴露时间。

5. 浸泡法与箍围法 当糖尿病足局部有感染存在,或虽已溃破但局部感染范围仍未局限者,可以采用清热解毒药物对创面进行浸泡,以达清热解毒排脓的目的。针对糖尿病足创面的感染进行治疗,在浸泡后,以清热解毒药物箍围,促进脓液形成,以利浸泡法发挥最大作用,同时能缩小感染范围,缩短创面感染控制的时间。

6. 熏洗法与生肌法 应用温阳活血药物进行熏洗,能够改善糖尿病足患者局部的血液供应,促进血液循环,在熏洗后再以生肌药物敷于创面,更能够促进创面的生长,缩短愈合时间。

糖尿病足溃疡在其发生、发展过程中,虚、热、毒、湿、瘀、痰等多种病理因素相互作用并不断变化,创面的情况也较为复杂,难于治疗。同时由于存在高血糖的特点,使其清创等局部处理也较无糖尿病的患者更为棘手。外用药物之间的序列应用或联合应用、外用药物治疗和清创有机地结合,相得益彰。

糖尿病足的局部创面、溃疡和坏疽处理是治疗糖尿病足的重要手段,也是能否保存肢体的关键。局部处理的优势又体现在中医辨证应用外用药物和外治方法方面。外治法合理、有效地应用,使药物直达病所而不伤正气,弥补内治法的不足。共同达到保护患者肢体功能,尽量减少截肢的目的。

第十一章 糖尿病足溃疡的危险因素、预防和护理

糖尿病足治疗的重点在于预防,欧洲的防治经验证明,采取有效的防治措施,可以使糖尿病足患者截肢率下降50%以上。防治糖尿病足并不需要高深的技术和先进的设备,需要的是医务人员的耐心、认真、细致,在给糖尿病人查体时,如果都能让病人脱掉鞋和袜子,就可以发现许多糖尿病足的危险因素,早期给予针对性的干预,可避免或延缓糖尿病足的发生。

第一节 糖尿病足溃疡及截肢的危险因素

一、糖尿病足溃疡的危险因素

糖尿病患者如果出现下列情况,则是可能发生糖尿病足的危险信号:

1. 既往有反复发作的足溃疡史及截肢史。
2. 糖尿病控制不理想,血糖水平较高,或血糖高低波动较大。
3. 糖尿病患者仍然保持不良生活方式 吸烟、饮酒、暴饮暴食,或嗜食肥甘厚味、煎炸食品。
4. 糖尿病病程超过10年。
5. 并发周围病神经病变 周围神经病变包括运动神经、感觉

神经、自主神经病变,病变侧重不同,临床表现不同;运动神经病变;肌肉萎缩、足部畸形、足底或足趾的压力异常、胼胝体形成;感觉神经病变:对于痛温觉的感知下降,丧失保护机制;自主神经:皮肤干燥少汗,甚至干裂病变;溃疡出现夏科足。

6. 并发下肢血管病变　有大血管病变、微血管病变,临床常见的表现以大血管病变为主,动脉粥样硬化,管腔闭塞,局部缺血,皮温下降,足部动脉减弱或消失,出现间歇性跛行、静息痛。

7. 糖尿病周围神经病变和周围血管病变同时存在,兼有以上症状和体征。

8. 并发高血压　且血压控制不达标。

9. 并发高血脂　血脂控制不达标。

10. 并发皮肤病变　糖尿病合并皮肤病变及老年皮肤瘙痒症(脓包破溃及瘙痒抓破后),足部皮肤变薄、发亮,颜色发红,水肿,或皮肤干燥开裂,趾间皮肤变软,皮肤不完整。

11. 并发糖尿病肾病　下肢水肿,皮肤易于损伤。

12. 并发冠心病　尤其冠状动脉粥样硬化性心脏病或支架术后。

13. 并发视网膜病变　不能及时发现对自己的足部有伤害的危险。

14. 并发脑血管病变　尤其遗有一侧肢体活动不利,健侧肢体承重者。

15. 其他疾病导致关节畸形　下肢关节畸形,异常步态,导致足部压力改变;严重的足畸形或骨性突起,趾或趾甲畸形,局部压力增加。

16. 合并足癣　或破溃,或皮屑,治疗不当,合并感染。

17. 修甲过度　修甲过深伤及皮肤。

18. 各种慢性病引起的免疫力低下　易于合并感染。

19. 高龄　糖尿病高龄患者合并症相对较多,免疫力低下。

20. 合并其他疾病　肾功能不全、心功能不全、肝功能合成蛋白能力下降等，都可以导致下肢水肿，易于出现破溃或感染。

21. 个人及社会因素　社会经济条件差、医疗卫生条件差、没有接受过糖尿病足部护理的教育，老年或独自生活，孤独，没有人照顾、护理。

22. 没有保健意识　长期疏于对疾病的正确认识，或虽得到过指导，但满不在乎，长期不做足部检查。

二、截肢的危险因素

导致截肢的原因与上面导致溃疡的原因大部分是一致的，只是还要增加以下几项。

1. 创面大、深。
2. 难于控制的严重感染，不及时截肢甚至会影响生命安全。
3. 多脏器功能较差，不能进行血管再通等手术，血液供应很差，导致不能愈合，甚至需要高位截肢。
4. 原来曾出现溃疡的部位再次出现溃疡。
5. 原来有截肢史。

第二节　糖尿病足溃疡的预防

如果在糖尿病阶段进行较好的血糖控制，预防并发症的出现；或在糖尿病已经出现并发症时积极治疗，延缓并发症的进一步发展，大部分的糖尿病足溃疡是可以预防的。但是，也有一些足部溃疡难于避免出现，如并发了多种并发症，或合并了多个脏器病变，或遭遇外伤等。但是，如果积极地进行干预，可以降低其发生率，或在其发生之后降低截肢率。

糖尿病足溃疡发病率的降低，有赖于医生、护士、患者、社会的共同参与。

一、糖尿病患者预防并发症出现

糖尿病一经确诊,则应进行相应的糖尿病相关知识的教育。

当患者确诊为糖尿病即应对其进行相关知识的教育,包括合理的饮食搭配、适度的运动、协调饮食与运动的关系,按时服药,保持血糖达到正常水平而又不发生低血糖,监测血糖、糖化血红蛋白、尿微量白蛋白,保持血糖及糖化血红蛋白达标,减少并发症的出现。

二、糖尿病足预防

当明确糖尿病已经发展至 0 期时,在上述的要求下,更应该注意一些生活细节。

(一)生活中的注意事项

患者要充分了解自己的疾病状态,积极治疗,防止病变进一步发展,戒烟、限酒,保持乐观的生活态度。并要注意以下生活细节:

1. 选鞋的技巧 糖尿病患者买鞋应选在下午,因下午脚胀,此时买鞋不致过瘦,鞋的大小以后跟部能插进一指为宜。鞋要合脚,鞋头要宽大,使脚趾能完全伸直,并稍可活动。选择鞋时要注意柔软透气,以软质皮鞋为佳,鞋底要柔软,以牛筋底为宜。要有一定的足跟,以低坡跟为宜、鞋底不宜过薄,以免走路时身体的压力对足跟造成压伤。女士的鞋应选圆头的,避免尖头的鞋对足趾挤压伤。

足部有畸形的患者可订制鞋。

足部有溃疡者,选择能够减轻局部压力、具有治疗作用的鞋。

2. 穿鞋时应该注意的事项

(1)穿新鞋的第一天行走最好不要超过 1 小时,注意检查足部有无疼痛、红、肿、挤压,若无问题可每日增加行走时间至完全适应。

(2) 每日穿鞋前要检查鞋内是否平整、干燥,有无沙粒、裂缝、裸露的钉头等;穿鞋时要注意将脚踝固定,方法是脚后跟磕地两下,使后跟紧贴鞋跟后将鞋扣紧,最好选择尼龙搭扣的鞋,如为鞋带应系紧;任何时候应避免赤足行走,以免受伤。

3. 选袜子的原则 袜子应吸水性、透气性好,最好选择白色或浅色的毛袜或线袜,以便观察足部有无破溃、渗出。袜子要柔软、合脚、不松不紧,不穿有松紧口的袜子以免影响足部的血液循环。袜子要平整,不穿有破洞或缝补不平的袜子。每日换洗袜子,汗湿后及时更换。

4. 洗脚的方法 每晚用温水洗脚,洗脚水温应在 35～38℃。洗前可用手腕测试水温,感觉障碍者可由家人协助或自备水温计。洗脚时间不宜超过 30 分钟。洗后用柔软、吸水性好的毛巾轻轻将脚擦干,特别注意擦干趾缝,不要用力,以防任何微小的创伤。洗脚后可用油脂涂抹并轻轻按摩皮肤以保护皮肤防止干燥、皲裂,但不要用于趾缝。如脚易出汗可用滑石粉扑在脚上及脚趾间,多余的粉要拂掉。

5. 修剪趾甲的注意事项

(1) 修剪趾甲最好在洗脚后趾甲较软时进行。修剪时要平剪,不要剪得太短,也不要将趾甲的边缘修成圆形或有角度,否则容易损伤甲沟皮肤造成感染。

(2) 如果趾甲坚硬,需要用修甲专用的锉慢慢锉平,而不要硬性地用剪刀修剪,以免因为用力过大而导致趾甲根部损伤,甚至出现瘀血红肿。

(3) 有视力障碍者可请家人帮助修剪。

6. 避免两腿交叉 坐姿时尽量不要双腿相叠(俗称跷二郎腿),这样会使腿部麻木,影响血液循环。

卧位时也要注意,尽量不要两腿交叉,以免出现局部的压伤,而压伤的出现可能会导致局部皮肤变红、变黑,变红者可能会进一步发展出现溃疡,而变黑者有可能会出现坏死。

7. 避免热水袋等直接接触皮肤 有些患者足部甚至下肢冷凉,喜用热水袋等来取暖或温暖肢体,因为糖尿病足0期的患者都存在不同程度的周围血管病变或周围神经病变,前者末梢循环较差,易于出现水疱;后者感觉障碍,不能很好地感知局部温度的变化,温度过高时也会出现烫伤而不自知。如果需要应用时应该在暖水袋外面裹以薄棉被或双层毛巾,或水温在45℃以下。此外,如果足冷时可加穿袜子,夜间睡觉可穿护脚套或宽口的袜子。

夏季应避免阳光暴晒灼伤皮肤。

8. 常规的足部检查 常规的检查能够早期发现病变的先兆。有些患者因为周围神经病变的存在,导致对局部的损伤不敏感,每日进行常规检查,能及时发现足部红肿、破损、胼胝、鸡眼、擦伤、水疱、青肿、皮疹、变色、温度改变等。如果不能看到足底,可以应用镜子反射帮助检查。如本人不能检查可请家人协助检查。

定期做足部筛查,低危人群至少1次/年,高危人群每次随诊或1次/3月,足部有溃疡者1次/1~3周或根据病情随时就诊。

(二)运动注意事项

糖尿病足病的患者是否能进行运动,很多人对此有疑问。我们认为糖尿病足病患者还是可以运动的,如果不运动,不能消耗能量不利于控制血糖。应在足病不同阶段指导患者选择适合的运动方式。

0期:糖尿病足0期时的运动可与未发生糖尿病足时相同,但应减少运动量,根据自己的承受能力间断进行运动。运动时间应选择在饭后1小时开始,每周坚持3~5次,每次运动前检查鞋内有无异物以防出现血疱、水疱、鸡眼等。

1~5级:尽量避免有溃疡倾向和溃疡的部位受力,加重皮肤溃疡进而造成感染;但也不能健侧过度负重,以免引起健侧的肢体损害。

患者在运动时应注意运动时间、强度应相对固定,避免引起身体不适;运动中注意心率的变化及有无不适感觉以便掌握运动强度;运动中如出现乏力、头晕、心慌、汗出、胸闷、憋气等症状应立即停止运动,休息后仍不缓解应立即通知医生。

(三)定期进行相关检查

1. 有高危足的患者进行相关的周围神经、周围血管病变的检查,每半年~1年都要进行交感神经感觉测定、下肢动脉 B 超、足部 X 线片检查,针对检查结果采取相关的预防措施。有下肢血管问题者,及早进行血管再通手术。

2. 如已经出现过溃疡的患者,应加大检查频率,3 个月~半年 1 次。

第三节　糖尿病足患者的护理

一、忌下肢输液

因于抗感染治疗或改善神经、血管病变,常常会采用输液的方式进行。糖尿病 0 期患者不同程度存在血管病变、血流变的改变,下肢输液如果出现漏液,局部吸收不良,会导致溃疡的出现。

二、病房巡视应注意的事项

对于卧床不起或不便的患者,要在巡视时常规检查其双下肢是否有经常交叉叠放的习惯,有无压痕,家属协助翻身时是否有身体擦伤、水疱的情况,如发现上述情况要及时的与医生进行沟通。

用心和患者交流,及早发现问题进行疏导,并及时与医生沟通,医护同时针对相应的问题进行干预。

三、对于高危足的处理

1. 有些患者没有糖尿病感染不易于控制的意识,常常自行进行鸡眼、胼胝的处理,导致继发感染,因此在发现患者存在这些疾病时,要在无菌条件下进行局部处理,嘱患者不要用鸡眼膏、刀片自己处理。如果疼痛或周边出现渗出要及时与医生进行沟通。

2. 消毒液的选择　很多患者在出现破溃之后会选择一些"拔干"的紫药水等药物,这种药物能够使局部的渗出减少,快速结痂。但是,有时溃疡的面积较大,或溃疡面较深,表面一层虽然"干涸",但其下面依旧有分泌物,反而造成脓液排出不畅,向内发展。曾经有患者应用紫药水后表面结了一层硬痂,在清创时发现其下面肌肉已经腐烂,气味臭秽,溃疡面深。

不要应用颜色较深的药水,以免遮盖了局部的真实颜色,不能及时发现病情变化。

酒精、碘酒虽然有杀菌作用,但对于局部的肉芽也是一种刺激,因此在消毒时尽量避免使用有刺激的消毒液。

如果足部有干裂、没有感染情况存在,可以应用一些柔润药膏或护肤霜,使局部的皮肤柔软;如果有起皮现象,不要硬性地撕掉死皮,以免伤及正常的皮肤;可以用剪刀进行修理,同样注意不要伤到正常的皮肤。

四、对于溃疡患者的护理

糖尿病足底溃疡的患者,如果行走过多会导致足底压力增加,而活动能够促进下肢的循环,长期不活动导致肌容量下降,两个方面互相矛盾。要适时地为患者指导运动的方法和注意事项。

1. 能够活动的患者　糖尿病足2～3期的患者,应该适当活动。长期限制患者活动对其日后的恢复及肢体功能不利。但活动时除疼痛较为明显的患者能够注意到避免局部的负重外,很多患者很难一直注意患处受压,因此在换药时经常发现局部渗出较多,其后果或感染扩散,或创面的肉芽水肿,这样会影响创面的愈合。而且在患者注意到避免溃疡面受压的同时,可能会出现相对健康的一侧或对侧的足负重增加,也可能会导致新的压伤或溃疡出现。因此,要经常观察患者的步态,提醒患者走路时要避免压迫局部,还要经常检查足跟部,以免出现压伤。

2. 卧床的患者 足底病变4～5期的患者应限制活动,以免压力导致感染扩散,但可以在床铺上进行简单的腿部运动,帮助血液循环。有时需要对患者进行指导和辅助。

3. 绝对卧床的患者 这些患者可能存在着脑血管病或其他导致生活不能自理的疾病,除了足部病变外,还要防止出现褥疮、肺部感染、泌尿系感染,经常进行翻身、拍背、尿道口护理。

4. 及时更换污染的床单 溃疡渗出物多时有时会污染床单、被罩,要及时对被污染的用具进行更换,以免污染物影响及患者的其他部位或波及其他患者,必要时要进行消毒。

五、适度的按摩

按摩,不仅能够帮助血液循环,还能够帮助胃肠蠕动。

1. 肢体按摩 不能活动的患者,要指导患者家属或陪护人员进行下肢的按摩,以疏通血脉。按摩时要注意力度,不要用力过大。

2. 胃肠按摩 便秘是卧床的患者经常出现的症状,可能与运动少、糖尿病胃肠神经病变、粗纤维食物进食过少、药物影响等多种原因相关,应用通便药物有时不能取效。以顺时针方向按摩腹部常常能取得一定的效果。

六、饮食指导

长期的控制饮食,可能会使患者产生心理变化。曾经有糖尿病足的患者为了达到满足进食水果、糕点等的欲望,隐瞒自己注射胰岛素后不进食的情况,出现低血糖后进食甜食;一些患者因为疾病治疗困难,觉得控制饮食疾病也不能好转,因此放开饮食,甚至有意的暴饮暴食、喝酒。

这些均需要在巡视病房以及和同病房患者的交谈中了解到真实情况,进行饮食指导。

在患者进餐时进行检查,看其饮食搭配是否合理,进行相应的指导。如溃疡面积大、分泌物多,或伴有发热等全身中毒的患者,消耗的能量、蛋白质相对多一些,要及时帮助患者进行调整。既不升高血糖、又营养充分,帮助溃疡愈合。

没有任何并发症,单纯的有糖尿病足溃疡且有大量分泌物者,适当增加蛋白质的摄入;便秘者适当增加富含纤维素食物,如白菜、芹菜、油菜、魔芋等高纤维的饮食;蛋白尿或肾功能不全的应减少植物蛋白质的摄入,在保证血糖平稳的前提下,以优质低蛋白高热量饮食为主;贫血者增加含铁的食品如菠菜等;高血压者减少食盐的摄入;伴有高尿酸血症者减少嘌呤的摄入。

七、心理疏导

当糖尿病患者处于足病的0~1级时,他可能意识不到足病的严重性或满不在乎,继续保持不良的生活习惯;当患者对足病有所认识或处于足病1~2级时因担心预后不佳,可能会产生恐惧心理;当足病进展到3~5级时,局部的疼痛、麻木、溃疡不愈合,感染发热、周身乏力等一系列症状,影响患者的睡眠、精神状态;同时患者生活不能自理,丧失了自理生活和工作的能力,给家庭带来经济及人力负担,患者看不到希望,认为自己成了"废人",此时患者可能开始会拒绝接受事实,悲观、孤独、绝望、忧郁或焦虑等心理变化,甚至有轻生的事件发生,这些都给疾病的治疗带来一定的困难,或破罐破摔、无所顾忌、暴饮暴食;或拒绝治疗;或稍有不适则跟家人或护士发脾气。

这些情况在患者平时的言行中都有体现,或同病房的患者也有所发现。在巡视病房时要注意发现这些情绪变化,寻找其发生的原因。经常和患者交谈,察言观色,及时发现患者的心理变化,及时进行疏导,能够帮助患者调整心态,正确的对待疾病,乐观生活。

八、帮助患者自己管理自己

吕仁和教授提出患者自己管理自己的观点,并创立了自己测、自己查、自己调的"三自如意表"。自己测即自己监测血糖,自己查即自己查找血糖波动的原因,自己调则是通过检测血糖的结果,了解自己的生活起居是否规律,饮食控制是否合理,运动是否起到消耗能量的作用,从中找出问题、摸索规律,自己进行调整以使血糖保持较为平稳的状态。我们在此基础上建议患者在测血糖的同时,记录饮食、运动日记,了解在用药不变的情况下,饮食结构改变对于血糖的影响、运动强度对于血糖的影响,从而学会饮食的合理搭配,变换食物种类,使饮食不再单一,满足饮食营养结构;根据饮食量来安排每日的活动,自己将饮食、运动和药物有机的结合起来,当一切因素都在相对固定的前提下,血糖仍然波动较大,则应该及时把这些记录交给大夫以得到更好的指导。不建议患者自己根据检测血糖的结果进行下一餐降糖药物或胰岛素的调整,以免增加血糖不稳定因素,使血糖的调整更加困难。

(一)监测血糖时的注意事项

仪器的选择:选择正规厂家的血糖仪,定期对血糖仪进行校正。注意血糖试纸的有效期,在有效期内使用。检测时应检查校正卡上号码是否与试纸上的号码一致。尽量固定使用一种品牌的血糖仪,打开包装的试纸最好在1个月内用完,以保证检测结果的准确性。

监测次数:《中国糖尿病指南》推荐注射胰岛素或使用促胰岛素分泌剂的患者应每日监测血糖1~4次;血糖控制良好或稳定的患者应每周监测1日或2日;血糖控制差、不稳定的患者或患其他急性病者,应每日监测直到血糖得到控制。

监测时间:餐前(应在用餐前口服药或注射胰岛素之前)、餐后2小时(从吃第一口饭算起)、睡前,如有早晨空腹高血糖应监测夜间血糖,如有不适时应即时监测。

消毒:测血糖时用酒精消毒皮肤,不能使用碘酒,以免影响检测结果。酒精消毒应待干后采血,否则血滴中可能混有酒精影响结果的准确性。

采血量:一次采血量要满足测试,采血不足时,应该重新采血,不能在试纸上追加滴血,以免影响血糖结果。在采血前可将手指下垂或从手掌向指尖部轻轻挤压数次,或使手部温暖都可以使指尖毛细血管血液充盈便于取血。不要过于用力挤捏,避免血滴中混有组织液而影响结果的准确。

采血部位:血糖监测的部位一般在指尖的两侧采血。反复穿刺指腹部会因指腹部皮肤较厚、神经比较丰富使患者痛感加重。患者指尖活动及接触物品较多,穿刺点易发生感染。

自我血糖监测的注意事项:血糖仪监测结果如出现Hi时,表示血糖$\geq$33.3mmol/L(600mg/dl),如出现Lo时,表示血糖$\leq$0.6mmol/L(10mg/dl),此时应立即就医。每年应由医务人员检查1~2次患者的自我监测技术。

医院内的血糖监测形式包括静脉采血及快速血糖仪检测,患者的自我监测主要是使用快速血糖仪进行血糖监测。患者经常质疑自测血糖结果与医院静脉采血结果不一致。这是因为血糖仪检测多为末梢全血葡萄糖水平,而静脉采血检测为血浆葡萄糖水平,血浆葡萄糖水平比全血葡萄糖水平要高10%～15%,所以血糖仪检测结果常比静脉采血检测结果低。当然,使用血糖仪检测时还会因用力挤压、血量过少、消毒后未待干血滴中混有酒精等原因使结果偏低。

(二)记好饮食运动日记

饮食、运动,是糖尿病预防与治疗中首先要注意的问题。

饮食结构对于血糖具有重要的影响,因此患者通过记录饮食日记,再结合血糖监测结果,可以了解哪类食物对血糖升高影响大,而哪类食物影响小,从而学会合理搭配饮食,既有利于控制血糖,又保证了营养的丰富。如患者餐后血糖很高,则要注意是否食用了粥类食物,因为粥能很快升高血糖;或者是脂肪摄入过多而导致产生的热量过多等多种因素;如患者出现餐后血糖偏低,没进饮食而下餐前的血糖又高起来了,从饮食方面就要考虑是否进食的蛋白质含量过多,导致消化吸收推迟等。

运动对血糖的影响更不容忽视,但患者需结合自身具体情况选择不同的运动强度,运动不足起不到降低血糖的作用,但运动过度,尤其是饭前运动可能会导致低血糖。每次活动前后都要数数自己的脉搏,出汗没有,出汗的多少,这些都能在一定程度上反映您的运动量。当然,季节不同,反映的活动量也不同。

饮食、运动相互配合才能起到很好的血糖调节作用,如果进食量少了,但活动量大了,可能会出低血糖;进食多活动量少了,就可能出现血糖升高。

记录好饮食和运动日记,能够更好地掌握自己的生活、运动,不仅为调整血糖提供了依据,也使自己的饮食、运动多样化,生活更加丰富多彩。

(三)了解正确的用药方式

1. 准确服用口服降糖药

(1) 按时服用降糖药:在饮食、运动的基础上,按时服用降糖药物才能够达到较好的血糖控制。如果经常漏服降糖药物,则不能达到很好的控制血糖的目的,血糖波动较大。

(2) 准确服用降糖药:不同类的口服降糖药,服用时间不同,即使同为胰岛素促泌剂,磺脲类一般要求饭前半小时服用,而格列奈类在餐前15分钟服用即可。还有些药物需要在进餐时与第一口主食一同嚼服,才能发挥最好的降糖效果,阿卡波糖类的药物,第一口主食是指馒头、米饭等碳水化合物,而不是牛奶、鸡蛋等,如果在饭后补服,则于事无补。

2. 不同部位胰岛素注射效果不同 胰岛素注射部位可选择上臂三角肌下缘外侧、臀部、大腿前侧及外侧、腹部脐周5~10cm处等部位。注射时应避开皮肤破损及瘢痕,注射部位要轮换避免注射单一部位局部产生硬结、皮下脂肪萎缩影响药物吸收及美观。部位轮换可采用大轮换或局部网格划分轮换。注射胰岛素最安全的部位是腹部,注射后进行运动的患者应避免选择四肢部位,以免运动加速胰岛素吸收、使胰岛素作用增强出现低血糖。肌肉注射比皮下注射吸收速度快8倍,所以注射胰岛素时应捏起皮肤,避免针头刺入肌肉,应根据生活需要灵活选择胰岛素的注射部位。

第十二章 糖尿病足的临床研究进展

糖尿病足的病因不同,临床表现不同,因此在研究进展中,我们依旧按周围神经病变、周围血管病变、糖尿病足溃疡进行分别整理,但考虑到外治法是糖尿病足的重要治疗手段,并且从0~5期都有应用,因此把外治法单独进行了整理。在病因病机之间因为文献来源不同,采用的治疗方法不同,可能会有些不同认识,可以互相参看。

敷料除传统的纱布、纱条、药线外,目前的研究有了很大的进展;清创方法也由单纯的手术刀、刮勺、探针等工具发展到负压吸引清创、生物清创等,在此一并进行介绍。

第一节 糖尿病周围神经病变中医研究进展

糖尿病周围神经病变是糖尿病足的重要原因之一,针对周围神经病变的治疗对于糖尿病足的治疗具有很重要的作用。糖尿病周围神经病变是在糖尿病的基础上逐渐形成的。糖尿病的基本病机为"阴虚燥热",在此基础上逐渐出现气虚、阴虚、阳虚、血虚,进而导致内生痰浊、瘀血,外感风寒湿邪,形成正虚邪实胶着的病理机制。本文就近年临床中中医对本病病因病机的认识、临床用药治疗以及针灸等进行综述如下。

一、病因病机

1. 气阴两虚,瘀血内阻　吕仁和教授认为本病的发生属于消渴病并发症期,气阴两伤,血液运行受阻,经络失养,血脉失和,经脉不通,则致肢体麻木疼痛,病属消渴病痹痿。

屠庆祝等认为消渴久病入络,络脉瘀阻,虚损并见,变证丛生。消渴日久,阴亏气损,气损则推动无力而血行不畅,津亏液耗,血涩不畅,从而瘀血内生。以上病理因素均可导致脉络受损、血瘀、络脉瘀滞。气血运行不畅,则肌肤不仁、麻木、疼痛。

2. 气阴两虚夹瘀,外感寒湿　祝谌予教授认为糖尿病周围神经病变系糖尿病日久,气阴两伤兼血瘀之体复感寒湿或郁久化热而形成,所以提倡糖尿病周围神经病变治宜益气养阴,活血通络,散寒除湿。

3. 气阴两虚,痰瘀互阻　佟剑等认为本病的病机为气阴两虚,痰瘀交阻。糖尿病气阴两虚、阴虚燥热逐渐影响致肺燥、胃热、肾虚,进而导致水液代谢失调,停积成痰;消渴病阴虚内热,耗津灼液,可致瘀血内阻,炼液成痰,痰瘀由此相互转化,最终导致了痰瘀交阻,络道闭塞而成本病。

4. 气阴两虚,浊毒内生　胡晓灵从本于脾胃受损来论治糖尿病周围神经病变,认为消渴病患者阴虚热淫,日久失治,阴损及阳,气阴两虚,继之因虚敛实,津血同病,血脉瘀阻,聚湿成痰,痰浊互结,变生为毒,痹阻肢体关节,形成麻木、疼痛等症。

5. 卫外不固,邪入营血　王萍以糖尿病周围神经病变属于中医"血痹"病范畴为依据,将其病机定为糖尿病日久阳气不足,营卫失和,腠理不固,抗邪无力,感受阴邪,邪入营血而为血痹。

6. 阴虚风动　丁学屏等则认为本病属"周痹",以内风伤络而成,其发病机制为消渴日久,由肺胃津液之伤,渐及肝肾精血之损,精血既亏,厥阳化风,旁走四肢而发病。

由此可见，糖尿病患者周围神经病变的发生，大多与糖尿病日久，气血脏腑虚损，痰浊瘀血等病理产物内生，阻滞经脉血络所致。但血瘀的产生尚与肝气不舒有密切关系，屠庆祝等认为在消渴病的发展过程中，初期肝气郁结，脾郁不畅，气滞则血瘀。其实，消渴病日久同样存在情志不畅、肝气郁结、气滞血瘀的情况，正气亏虚，外感风寒湿邪，也是本病的常见发病原因。

二、临床分型论治研究

1. 补益肝肾,活血化瘀 吕仁和教授把糖尿病周围神经病变分为早、中、晚三期，认为本病为脏腑亏损，尤以肝肾不足多见，而且在早、中、晚三期中均表现出不同程度血脉不畅，瘀血阻络征象，治以补益肝肾、活血通络，创制活络止消方：狗脊、续断、川芎、鬼箭羽、丹参、牛膝、木瓜、土鳖虫、水蛭、蜈蚣、生甘草。在活络止消方基本方的基础上，证型属气阴两虚选加太子参、麦冬、五味子、黄精；肝肾阴虚选加熟地黄、山药、桑寄生、黄精；脾肾阳虚选加生黄芪、党参、肉桂、制附子；精亏髓乏选加鹿角胶、龟甲胶、枸杞、紫河车、熟地黄。证候为肺胃燥热选加麦冬、天冬、石膏、知母、沙参、石斛、酒大黄；肝郁气滞选加柴胡、枳壳、白芍、木香、陈皮、香附、乌药；脾胃湿热选加苍术、黄柏、薏苡仁、藿香；胃肠积滞选加大黄、芒硝、郁李仁、桃仁；痰湿阻滞选加陈皮、半夏、茯苓、白芥子、菖蒲；湿热下注选加苍术、黄柏、防己、萆薢；肝胆湿热选加龙胆、黄芩、栀子、柴胡、车前子；瘀血内阻加大基本方中活血通络之品药量，还可选加桃仁、红花、炮山甲、地龙、僵蚕。

孟洪亮自拟补肾活血汤治疗本病，药用山药、熟地、川芎、地龙、丹皮，肢冷重者加桂枝、鹿角霜，阴虚肢痛灼热者加女贞子、知母，口干咽燥者加黄芩、栀子，便秘者加决明子。结果治疗组总有效率76.9%，高于用维生素B_1及维生素B_6的对照组(60.5%)($P<0.05$)。

窦红等从肾论治,用益肾活血汤治疗本病45例。药物组成:黄芪、丹参、葛根、茯苓、水蛭、淫羊藿、乌梢蛇、骨碎补、桑枝、山药、苍术、附子、威灵仙。结果显效22例,有效18例,无效5例,总有效率88.9%。

2. 益气养阴,活血通络 初中等观察益气养阴活血汤(黄芪、白术、茯苓、山药、葛根、麦冬、天花粉、玄参、川芎、当归、赤芍、丹皮)治疗糖尿病周围神经病变,将80例患者随机分为治疗组和对照组,在控制饮食、血糖及口服弥可保(500g,每日3次)的基础上,治疗组加用益气养阴活血汤口服,结果显示治疗组神经传导速度与治疗前比较$P<0.01$,与对照组治疗后比较$P<0.01$,说明益气养阴活血汤对糖尿病周围神经病变有明显疗效,能缓解和解除肢体症状,并能改善神经传导速度。

3. 益气养阴,散寒除湿 祝谌予教授以益气养阴,活血通络,散寒除湿立法,用降糖对药方(生黄芪、生地、苍术、元参、葛根、丹参)合四藤一仙汤(鸡血藤、钩藤、络石藤、海风藤、威灵仙)治疗本病,若郁久化热,加银花藤、黄柏、丹皮、赤芍等凉血清热。

4. 温阳活血通络 孙洪宽等将134例患者随机分为治疗组78例和对照组56例。两组均予常规治疗,治疗组加补阳还五汤加味汤剂口服;对照组加肌肉注射维生素B_1、维生素B_{12}。结果治疗组治疗前后主症、次症以及舌脉评分比较,差异均有统计学意义($P<0.01$)。治疗组双侧肱二头肌、肱三头肌反射以及踝反射的改善率与对照组比较,差异有统计学意义($P<0.05,P<0.01$)。两组治疗前后正中神经、腓总神经传导速度比较,差异均有统计学意义($P<0.05,P<0.01$),其中治疗组感觉神经传导速度(SCV)与对照组比较,差异均有统计学意义($P<0.01$),治疗组腓总神经运动神经传导速度(MCV)与对照组比较,差异有统计学意义($P<0.05$)。治疗组患者中医证候总有效率为84.6%,对照组为67.8%,两组比较,差异有统计学意义($P<0.01$)。

5. 活血化瘀 牛巧云等观察复方丹参滴丸治疗血瘀型糖尿病周围神经病的疗效及其作用机制。将血瘀型 DPN 患者分成治疗组(糖尿病基础治疗+复方丹参滴丸)和对照组(糖尿病基础治疗),治疗剂量为一次 10 丸,口服或舌下含服,一日 3 次,4 周为 1 个疗程。治疗 3 个月后结果显示:与对照组比较,治疗组治疗后中医症候疗效优,症状积分低($P<0.01$)。两组治疗后组间比较尺神经、腓总神经、腓肠神经和胫后神经的 SCV 均有统计学差异($P<0.01$),对照组治疗后感觉传导速度明显低于治疗前($P<0.01$)。对照组治疗后 3 条神经(正中、尺、腓总)运动传导速度(MCV)均低于治疗前($P<0.01$);治疗组治疗后 MCV 均明显高于对照组($P<0.01$)。两组治疗前后 MCV、SCV 的差值比较有统计学意义($P<0.01$)。结论说明复方丹参滴丸可以改善血瘀型 DPN 的血瘀症状,提高周围神经传导速度,有治疗和延缓其发展的作用。

陈济洲等将 60 例糖尿病周围神经病变患者分为基础治疗组和治疗组,治疗组除基础治疗外加用丹红注射液干预,结果证明治疗组优于基础治疗组,说明丹红注射液治疗糖尿病周围神经病变有效。

王丽伟等应用川芎嗪注射液治疗 80 例糖尿病周围神经病变患者,其总有效率为 95.77%,说明川芎嗪注射液能有效改善临床症状,加快感觉神经的传导速度。

熊木清等选用治疗组 45 例对照组 40 例进行灯盏花素配合疏血通辅助治疗糖尿病周围神经病变的临床观察,在正规糖尿病饮食、胰岛素及维生素 B_1、B_2 治疗的同时,对照组加予灯盏花素和疏血通治疗。结果治疗组总有效率 93.3%,对照组为 64.4%,与对照组比较 $P<0.05$。结论说明在西医治疗的基础上,加用灯盏花素和疏血通注射液治疗糖尿病周围神经病变,疗效优于单纯西医治疗。

王芬等用银杏注射液联合甲钴胺注射液治疗糖尿病周围神经病变患者46例,发现应用银杏叶注射液能明显改善临床症状,加快患者正中神经与腓总神经传导速度;同时与甲钴胺合用能明显提高疗效,值得推广。

三、针灸治疗

在糖尿病周围神经病变的治疗中,针灸治疗在临床上取得了良好的疗效。目前单纯针灸治疗、梅花针循经叩刺、穴位注射等治疗手段已有较多的临床试验证明其疗效明显,且操作简单,安全性高,是值得临床推广的治疗措施。

李瑾等针刺大椎、脾俞、肾俞、曲池、足三里、内关、合谷、阳陵泉等穴位治疗糖尿病周围神经病变患者60例,结果总有效率为83.3%,对照组仅应用弥可保治疗,总有效率为40.0%。

王玉中等观察针刺治疗糖尿病周围神经病变的临床疗效,将70例糖尿病周围神经病变患者随机分为治疗组36例、对照组34例。治疗组采用针刺治疗,取穴以四肢井穴、少商、商阳、少冲、中冲、少泽、关冲、涌泉、厉兑、隐白、足窍阴、大敦、至阴等为主,手足背病变取三阳经五输穴,手掌足底病变取三阴经五输穴,对照组单纯用维生素B_{12}治疗。结果表明治疗组总有效率非常明显高于对照组($P<0.01$),治疗后的神经传导速度也明显高于治疗前($P<0.01$)。

王俊卿等给予对照组糖尿病常规治疗及对症治疗,治疗组加予针刺治疗,上肢取穴合谷、内关、阳池、曲池,下肢取穴太冲、解溪、足三里、阳陵泉,每日针刺1次,每次40分钟,中间行针1次。经30天治疗后,治疗组神经症状及体征均有改善($P<0.01$),治疗后正中神经、胫神经MCV、SCV均有改善($P<0.01$)。

孙远征等将患者随机分为基础治疗+针刺组(Ⅰ组)、基础治疗+穴位注射弥可保组(Ⅱ组)、基础治疗+梅花针叩刺组(Ⅲ组)3

组进行比较观察。针刺组选用气海、关元、丰隆、三阴交、脾俞、肾俞、环跳、飞扬等穴位为主穴。穴位注射组取足三里、三阴交、太溪、承山、太冲、曲池、合谷为主穴注射甲钴胺。梅花针叩刺则是沿患部的络脉叩刺至皮肤微红或微出血,阴经和阳经交替使用,隔日1次。结果显示Ⅲ组有效率86.59%,Ⅱ组有效率77.39%,Ⅰ组有效率52.18%;三组治疗后运动和感觉神经传导速度有明显改善。结果说明与另外两种方法相比梅花针叩刺对糖尿病周围神经病变有比较好的疗效。

张苏婉等观察针刺结合神经生长因子、尿激酶治疗糖尿病周围神经病变的疗效。对照组仅采用针刺治疗,治疗组用针刺结合神经生长因子、尿激酶治疗。主穴为脾俞、肺俞、肝俞、胰俞、肾俞、足三里、三阴交;配穴按照瘀血较重者加血海、地机,痰浊明显者加阴陵泉、丰隆,下肢麻木疼痛加承山、承筋、委中、阳陵泉,上肢麻木疼痛加曲池、手三里、外关,腹泻或便秘加天枢、大肠俞,尿频、小便不畅加气海、膀胱俞选用;总有效率对照组为60%,治疗组为90%,两组比较差异有显著意义($P<0.01$)。说明针灸治疗糖尿病周围神经病变疗效肯定,加用西药治疗疗效更佳。

四、结　语

糖尿病神经病变的主要病因病机为正虚、邪实,虚实夹杂,治疗方法有多种多样,都取得了较好的治疗效果,多种方法联合治疗能够明显改善患者的临床症状。

第二节　糖尿病周围血管病变中医研究进展

糖尿病周围血管病变属中医学"脉痹"、"脱疽"等范畴。糖尿病发展至并发症阶段,阴阳气血耗损,肝脾肾功能损伤,正气逐渐虚衰、瘀血、痰湿等邪实开始加重,综观病情经过及临床表现,以正虚邪实为基本病因病机,在治疗上,对于正虚和邪实予以同样的重视。

一、病因病机

1. 阴虚内热,复感寒邪,瘀血化热 陈淑长认为消渴病阴虚内热,日久不愈,复感六淫之邪,寒湿侵袭,正不胜邪,寒滞经脉,阻遏脉道,血泣不行,经脉肌肤失养,瘀久化热,热盛肉腐,热毒内蕴,发为"脱疽"。

2. 阳虚寒凝血瘀 消渴耗气伤津,阴阳互根,久病阴损及阳,阳虚寒凝,血液流通不畅,瘀血阻滞脉络,导致坏疽。黄秀琴认为糖尿病周围血管病变的病机为气阴两伤,阳气不足,寒湿入络,血瘀不畅。杨国伟认为糖尿病血管病变的发生与瘀血密切相关,而阳虚失于温煦使血液凝滞是瘀血产生的一个方面。

3. 气阴两虚,瘀血阻络 于文霞认为糖尿病性周围血管病变的基本病机为气阴两虚、瘀血阻络。蔡大润等认为糖尿病周围血管病变是糖尿病的变证之一,是久病必瘀的结果,其基本病机多为气阴两虚血瘀。

4. 气血阴阳俱虚,瘀血阻络 袁锡林等认为糖尿病阴虚日久及阳致气血阴阳俱虚,气虚则无以运血导致血行不畅,血液瘀滞,不能到达四末,肌肉筋脉失于濡养,脉络不通则痛,阳虚则寒,因而出现下肢疼痛怕凉,足背动脉搏动减弱,间歇性跛行血管病变等症状。

5. 肝脾肾虚损,痰瘀互阻 梁苹茂等认为脾肾肝功能受损,脾失健运、肾开阖失司、肝气不疏、三焦气化失常,均可导致湿浊内蕴、闭阻络脉,是2型糖尿病血管并发症的主要病机。湿浊阻于下肢,可发为脱疽。

可以看到,糖尿病周围血管病变的病机主要为正虚、邪实,在正气亏虚的基础上产生血瘀、痰浊等病理产物,阻滞脉道;寒邪内侵,寒凝血瘀,阻滞脉络,而发本病。

二、临床分型论治研究

1. 滋阴清热活血 赵梅萍等在控制血糖前提下应用自拟凉润通络汤(生地黄、百合、白芍、木瓜、生石膏、川芎、蒲黄、五灵脂、延胡索、瓜蒌、女贞子、墨旱莲、枳实)治疗糖尿病下肢血管病变24例,并与应用丹参注射液治疗24例对照观察,2组总有效率比较差异有统计学意义($P<0.05$),治疗组优于对照组。

2. 温阳散寒 唐祖宣认为阳虚型患者,治宜温阳散寒,益气通络。常用方药:炮附子、白芍、白术、茯苓、党参、干姜、炙甘草、黄芪。

3. 益气养阴,活血化痰 季长春等认为气阴两虚、痰瘀互阻型治宜益气养阴,化痰散结,活血化瘀,方用祝谌予降糖对药方(黄芪、生地黄、玄参、苍术、丹参、葛根)。徐亚君将确诊为糖尿病周围血管病变的78例患者随机分为2组,治疗组48例,对照组30例,前者以益气养阴、活血化瘀、化痰散结为法,应用自拟降糖活血化浊汤加减(生黄芪、山药、太子参、元参、苍术、生地、川芎、丹参、土鳖虫、地龙、桃红、胆星、浙贝母、白芥子、半夏、甘草);后者给予血管扩张剂,根据病人情况加用活血化瘀药物、降糖、降脂及降低血黏度改善微循环药物。结果治疗组总有效率为83%,对照组总有效率为77%,两组差异有统计学意义。董志等将已确诊的114例气阴两虚型糖尿病血管病变患者随机抽取,分为化痰散结、活血化瘀的糖管停胶囊(生黄芪、太子参、生地、元参、苍术、丹参、葛根、地鳖虫、水蛭、白芥子、制南星、半夏、贝母等组成)治疗组78例;活血化瘀的糖复康胶囊(黄芪、太子参、生地、元参、苍术、丹参、葛根、地鳖虫、水蛭等组成)对照组36例,于治疗前后观察临床症状并检测空腹及餐后2小时血糖、糖化血红蛋白、血脂、血液流变学指标。

结果治疗组78例,显效29例,有效41例,无效8例,总有效率89.74%;对照组中显效9例,有效18例,无效9例,总有效率75.00%,两组显效率有显著差异($P<0.05$)。谢明映将40例糖尿病周围血管病变患者,在常规西医治疗的基础上予以黄芪桂枝五物汤(黄芪、桂枝、地龙、桑枝、水蛭、赤芍、银花藤、丹参、川芎),观察2个月,结果40例中,临床治愈22例,显效8例,有效6例,无效4例,总有效率为90%。

4. 益气活血,凉血止血 余绍清用顾步汤(黄芪、当归、怀牛膝、石斛、玄参、金银花、蒲公英、紫花地丁、地龙、水蛭、甘草)为基本方,益气活血、凉血止血,治疗糖尿病周围血管病变30例,8周为1个疗程,治疗8周后进行自身前后对照,并观察患者血糖、血脂、血流变学、血管内径等的改善情况,结果30例患者近期治愈18例,显效6例,有效3例,无效3例,总效率90.0%。

5. 温阳育阴,活血化瘀 季长春等治疗阴阳两虚型糖尿病周围血管病变患者,予以温阳育阴,化痰散结,活血化瘀。方用桂附地黄汤(肉桂、制附片、熟地黄、山药、山茱萸、茯苓、牡丹皮、泽泻)。

6. 活血化瘀 陈沈敏等将90例糖尿病周围血管病变患者随机分为2组,对照组采用西洛他唑口服,100mg/次,2次/天,治疗组在此基础上加用桃红饮(桃仁、红花、川芎、当归尾、威灵仙),12周后,观察2组患者治疗前后周围血管病变的临床表现、踝/肱指数(ABI)和血液流变学等指标的变化情况,结果治疗组总有效率为91.1%,明显高于对照组的73.3%($P<0.05$);治疗组ABI和血液流变学均明显增加($P<0.05$)。

吴冬波将50例2型糖尿病周围血管病变患者随机分为对照组20例,治疗组30例。两组均常规饮食控制及应用降糖药物治疗,治疗组使用生理盐250ml+红花注射液20ml静脉滴注,1次/天,连用14天,低分子肝素钙5 000u,脐周皮下注射,1次/天,连用7天。治疗前后行双下肢动脉彩超检查。结果治疗组在治后股动脉、腘动脉、足背动脉管径及血流量均较治疗前有明显改善,与治疗前及对照组比较差异有显著性($P<0.05$)。

唐春林将60例2型糖尿病周围血管病变患者随机分为治疗组(30例)和对照组(30例),对照组在糖尿病基础治疗上加用前列腺素 E_1 注射液 $60\mu g$ 加入生理盐水 250ml 中静脉滴注;治疗组在对照组治疗的基础上加用丹参粉针 0.8g 加入生理盐水 250ml 中静脉滴注。疗程4周,结果治疗组总有效率86.7%,对照组总有效率为60.0%,两组疗效比较,治疗组优于对照组($P<0.05$)。

何伟铜等将49例2型糖尿病周围血管病变患者,在应用饮食控制及口服降糖药或注射胰岛素基础上,用脉栓通 600mg+生理盐水 500ml 静脉滴注,1次/天,连续14天,同时用低分子肝素钙 0.4ml,每12小时脐周交替注射1次,共用7天。治疗前后行双下肢动脉彩色多普勒超声检查。结果治疗后股动脉、足背动脉管径和血流量均较治疗前有明显改善,两组治疗前后比较,有明显差异($P<0.01$)。

黄明炜等将100例老年2型糖尿病周围血管病变患者随机分为疏血通注射液A组(50例)和丹参注射液B组(50例),治疗1个疗程后,观察患者临床症状、血液流变学、ABI和足背动脉血流量等指标的变化情况。结果A组临床总有效率为96%,B组总有效率为84%,A组与B组相比差异有显著性($P<0.05$)。

张洪雷等将患者72例随机分为治疗组与对照组各36例,均予西洛他唑口服,每次100mg,每日2次。治疗组另予血塞通注射液 400mg 兑入 0.9%氯化钠注射液 500ml 静滴,每日1次;每静滴15天则停药3天后继用。两组均治疗3个月。结果治疗组总有效率为94.4%,对照组总有效率为80.56%。

三、结 语

综上所述,糖尿病周围血管病变的中医病因病机多认为是正虚邪实、虚实夹杂。治疗上,根据辨证以及病情标本缓急的不同或针对正虚,或针对邪实,或二者兼治,取得了较好的临床疗效。

第三节 糖尿病足溃疡中医内治法研究进展

糖尿病足属于糖尿病的并发症阶段,其病因病机已经由糖尿病期的阴虚燥热为主逐渐演变为气虚、阳虚、阴阳两虚,并由于正气亏虚而出现血瘀、痰浊、湿热毒邪等,正如邓铁涛所述:糖尿病足是在心、脾、肾功能虚衰基础上,因不同的外来伤害作用如烫火伤、冻伤、异物损伤等致气滞、血瘀、痰阻、热毒等积聚而形成本病。现就其中医研究进展总结如下。

一、病因病机

1. 脾虚失运,湿热内生,瘀血阻络 唐汉钧注重从脾虚湿热论治糖尿病足,脾虚失运、湿热内生为糖尿病足溃疡的主要病机,而久病必虚,久病必瘀,并认为溃疡难以愈合之原因在于"虚瘀并存,互为标本"。

2. 气阴两虚,湿侵毒蕴 王璐等认为本病的发生多由于消渴日久气血亏虚,气阴两虚,肌肤失养,复感六淫之邪、外伤所损,湿侵毒蕴,郁久化热,湿毒下注于足发为本病。亓鲁光认为糖尿病足的主要病机以正气不足、气阴两虚为其根本,气血瘀滞、脉络痹阻、湿热火毒炽盛为其标,以脉络痹阻、血行不畅为病机关键。

3. 五脏柔弱,瘀塞毒壅 栗德林提出"五脏柔弱,内热熏蒸,伤津耗气,血稠液浓,瘀塞毒壅"的病机理论,认为糖尿病足属本虚标实之证,气阴两虚是其基本病机,脾肾虚弱为主要病理变化,瘀塞毒壅是糖尿病足的中心环节。高如宏等也认为其发病为患者禀赋不足,五脏柔弱,消渴日久,气阴两虚,血行不畅,脉络瘀滞有关,即"血气虚,脉不通"。

4. 阴阳俱虚,湿热血瘀 崔公让认为此病早期病机以阴虚为本,燥热为标;而坏疽发生的病机则为阴愈虚,燥愈热,耗气损阳,终致阴阳俱虚,湿热血瘀。

5. 因邪致瘀 奚九一提出"因邪致瘀"的发病观点,认为气阴两虚、痰浊瘀血痹阻脉络"致瘀之邪"(旧瘀);外来伤害(烫火伤、冻伤、异物损伤)的作用,即感染湿热毒邪,即"诱因之邪"(新瘀),新瘀、旧瘀相互作用,而致本病;且急性坏死溃烂期,多以湿热毒邪为主,稳定恢复以及疾病早期多以气阴两虚、痰浊瘀血痹阻脉络为主。因邪致瘀的基础依然是正虚。

可见,各医家普遍认为,糖尿病足的主要病机为本虚标实,本虚为气虚、阴虚、血虚、气阴两虚、脏腑亏虚等,邪实为瘀血、痰浊、湿热、火毒、瘀毒等,同时,正虚与邪实相互促进,相互影响。

二、治疗方法

糖尿病足的临床表现和病因病机不同,治疗方法各异。根据个人的临床实践,有进行分期辨证的,也有进行分型论治的。在分期辨证中有根据溃疡从发生到愈合的不同时期进行分期论治的,也有根据疾病糖尿病足0~5期病情轻重进行不同的程度分期论治的,临床均取得了较好的治疗效果。

(一)分期辨证论治

糖尿病足的分期,临床医家意见不一致,大致有两种。

1. 根据糖尿病足分级分期辨证 吕仁和将西医诊断为糖尿病足0期、1期的患者归于早期;将2期、3期的患者归于中期;将4期、5期的患者归于晚期。其中医证候分型采用中国中医药学会消渴病专业委员会辨证诊断标准。其临床治疗方法为 ①早期:气阴两虚、脉络不和型选用增液汤,药用生黄芪、生地黄、麦冬、党参、牡丹皮、赤芍、桃仁、白芍；阴虚血瘀型选用四逆散,药用桂枝、细辛、制川乌、制草乌、当归、赤芍、丹参、木瓜。②中期：气血亏虚、湿毒内蕴型选用当归补血汤,药用生黄芪、当归、党参、土茯苓、土贝母、黄柏、生苡仁、天花粉、皂角刺；热毒炽盛、胃肠结热型选用四妙勇安汤,药用金银花、玄参、白芷、黄柏、生大黄、枳实、知母、蒲公英、败酱草；肝胆湿热型选用龙胆泻肝汤,药用柴胡、黄芩、栀子、龙胆草、土茯苓、青黛、枳实、泽泻。③晚期：肝肾阴虚、痰阻血瘀型选用六味地黄丸,药用熟地黄、淮山药、山茱萸、土茯苓、生苡仁、土贝母、水蛭粉、三七粉；脾肾阳虚、经脉不通型,选用右归丸,药用杜仲、菟丝子、枸杞子、狗脊、川续断、制附子、白芷、木瓜、血竭粉、穿山甲。

2. 按溃疡发展分期论治　奚九一对糖尿病足的治疗分为急性发作期与缓解恢复期行分期论治。他认为在急性发作期为湿热内蕴,局部漫肿灼热,或破溃、筋腐不去,或大疱,滋液浸淫,或组织坏死,分泌物较多且秽臭,伴发热,舌红、苔黄腻,脉象滑数。以清解湿热、湿毒为主,以陈兰花冲剂(茵陈、泽兰、苦参、黄连、黄柏、山栀等)达清解湿热、湿毒的目的；好转缓解、恢复期辨证属气阴两虚,气血不足证,局部肿退,坏死肌腱已脱净,肉芽上皮生长,热退,舌嫩、苔花剥,脉象细数或弦数。予以益气养阴,调补气血,涤痰活血通脉,可选用黄芪、制首乌、当归、生地、党参、白术、鸡血藤等为主,痰瘀阻滞脉道重者,可加僵蚕、蜈蚣、全蝎、土鳖虫、水蛭、山甲等虫类药物。

樊建开、韩冰等均是将本病按其溃疡的临床表现不同分为三期进行治疗。樊建开将糖尿病足分为：①感染期邪毒壅盛,治以清热解毒、和营利湿、凉血止痛,方用犀角地黄汤、萆薢渗湿汤、四妙勇安汤加减；②感染控制期,治以益气扶正、活血通络,佐以清热化湿,方用顾步汤,托里消毒散加减,若有气血两亏,佐以当归补血汤,若热毒偏盛,佐以四妙勇安汤加减,若痰湿壅盛,佐以甘露消毒丹；③创面愈合期，治以益气健脾、养血活血、托疮生肌，方以人参养荣汤、桃红四物汤、八珍汤加减，若有肝肾阴虚，佐以六味地黄汤加减，若有脾肾阳虚，佐以附桂地黄汤加减。

韩冰等将该病分为三期进行辨证施治。急性进展期：症见患趾腐黑湿烂，脓水色败臭秽，坏疽有蔓延趋势，足部肿胀疼痛，皮肤颜色紫黯，边界不清，甚至肿及小腿，可伴有发热。舌质黯红或淡，苔黄腻。治以清热利湿，和营消肿。常选用的药物有：黄芪、苍术、黄柏、萆薢、赤芍、丹皮、银花、皂角刺、生地、白花蛇舌草、蒲公英、黄连、红花、忍冬藤、丹参等。缓解期：症见患足红肿消退，蔓延之势得到控制，脓水减少，臭秽之气渐消，疼痛缓解。治以祛瘀托毒，行气消滞。常用的药物有：生黄芪、太子参、丹参、白花蛇舌草、鹿衔草、白术、桃仁、红花、地龙、川芎、丝瓜络、忍冬藤；恢复期：症见创面脓腐已去，新生肉芽红润，上皮爬生，疮面渐收，足部无红肿疼痛，全身情况平稳。治以益气扶正，和营活血。常选用的药物有：生黄芪、太子参、丹参、鹿衔草、党参、鸡血藤、白术、黄精、茯苓、山萸肉、红花、当归、地龙、川芎、丝瓜络等。

阙华发、亓鲁光均将本病分为急性发作期与好转缓解期分别论治。阙华发认为：①急性发作期，治疗以祛邪为先，用大剂清热利湿解毒之品祛邪保津养阴，并兼顾凉血活血、扶正托毒。其祛邪用苍术、黄柏、薏苡仁、土茯苓、牛膝、萆薢、泽兰、泽泻、忍冬藤、鹿衔草、白花蛇舌草等；活血选用生地黄、赤芍药、牡丹皮、玄参、虎杖、大黄等活血清热药物；扶正重用生黄芪以益气托毒。②好转缓解期，治以清热利湿解毒等祛邪之品递减并渐停，扶正活血之品渐增，治以益气健脾、活血生肌为主，"扶正以善后"。扶正常用生黄芪、太子参、白术、茯苓、熟地黄、山茱萸、熟附子、黄精、仙灵脾、补骨脂等；祛邪则用皂角刺、白芷、穿山甲、天花粉、生黄芪、桔梗等托毒之品；活血则用当归、川芎、丹参等养血活血之品，以及桃仁、红花、水蛭、地龙等化瘀通络之品，以扶正不恋邪、化瘀不助邪为基本治疗原则。

亓鲁光将糖尿病足溃疡分为急性期和缓解期。急性期分为三型：①阴虚燥热，络脉瘀阻：症见口干口苦，多饮，足部红肿热痛，或足趾发黑、溃烂、消瘦，小便频数，舌红绛无苔，或有裂纹，脉细数。治以益气养阴，活血养血。方选：黄芪生脉散或沙参麦冬汤加活血化瘀药加减。②毒热内蕴，络脉瘀阻：症见患肢黯红微肿，皮肤灼热，甚或溃烂腐臭，疼痛剧烈，口干渴，发热，小便短赤，舌红苔白，脉濡数。治以清热解毒，活血化瘀，通络止痛。方选五味消毒饮和活血化瘀药加减。③湿热下注，络脉瘀阻：症见筋骨疼痛，或足膝红肿热痛、麻木、痿软无力，或下部湿疮、湿疹，小便短赤，舌苔黄腻，脉滑数。治以清热利湿，活血通络，方选四妙散或四妙勇安汤加减。缓解期证型多为气血两虚，络脉瘀阻型，患者局部肿痛消退，分泌物消失或有清稀分泌物，坏死组织脱落干净，或肉芽上皮组织开始生长，臭味消失，全身神疲乏力，少气懒言，肢体疼痛或肢冷肢麻，肌肤甲错，舌质紫黯或舌体瘀斑瘀点，脉细涩，治疗上以益气活血、托疮生肌为主，方以黄芪桂枝五物汤、托里消毒散等加减。

(二) 分型辨证论治

1. 清热解毒利湿 王璐等从湿毒论治糖尿病足，以清热利湿解毒法贯穿该病治疗始终，以自拟中药茵莲汤（茵陈、半枝莲、泽泻、车前子、生苡米、茯苓、苍术、黄柏、怀牛膝、蒲公英、虎杖）加减内服加中药外洗方治疗1～3级糖尿病足（根据Wagner分级标准）；曹建春等治疗湿热壅盛型糖尿病肢端坏疽，以茵栀汤为基础方，药用茵陈、山栀、黄连、黄芩、制川军、泽兰、陈皮、甘草，均取得了明显的治疗效果。

唐咸玉等以清利下焦湿热为主，以四妙散加减，治疗湿热下注、瘀毒阻络型糖尿病足，患肢皮肤色泽红，灼热，伴有肿胀疼痛，溃疡脓性分泌物较多或可见疹痒流水。

2. 清热祛湿,活血化瘀 崔公让治疗湿热血瘀型(感染型)糖尿病足坏疽,临床表现为患足局部漫肿,灼热疼痛,皮色潮红或紫红,皮温高,溃疡面渗出物秽臭、量多,病变迅速,严重时可见全足及小腿皮肤发黑发暗。舌质红绛,苔黄腻或黄燥,脉滑数或弦数。治以清热祛湿、活血化瘀,内服药用四妙勇安汤加减;王殿荣、林兰等均以四妙勇安汤加减,史奎钧以四妙勇安汤合仙方活命饮加减,治疗糖尿病足溃疡局部红、肿、热、痛,脓液恶臭,趾端坏疽,取得较好的效果。

3. 益气养血,清化湿毒 唐咸玉等认为神疲乏力,面色苍白,少气懒言,局部红肿,间歇性跛行,或见疮口脓汁清稀较多,经久不愈,趺阳脉搏动减弱或消失者,为气血亏虚、湿毒内蕴,治以益气养血、清化湿毒,方以当归补血汤加味,药用黄芪、当归、党参、白术、土茯苓、黄柏、薏苡仁、土贝母、白芷、天花粉、皂刺等。

4. 益气养阴清热,活血解毒 赵进喜认为本病最多见为气阴两虚、血瘀热毒壅郁者,肢体麻木疼痛,神疲乏力,气短懒言,口干咽燥,肢端干枯色黑,或溃烂流水,治宜以益气养阴、活血解毒,用顾步汤、五神汤等方加减。

王殿荣以益气养阴、清热和营、活血化瘀为法,以顾步汤加减(黄芪、石斛、玄参、党参、蒲公英、紫花地丁、丹参、穿山甲等),配合中药局部外用。

穆绪超等以益气养阴、活血化瘀为法,以内补黄芪汤加减,治疗气阴两虚、津伤血瘀型糖尿病足溃疡患者,症见患肢皮肤干燥,局部黯黑,肌肉萎缩,肢端坏疽溃烂,久久不愈者。

5. 活血化瘀 还有一些医者在常规治疗的基础上加用具有活血化瘀作用的中药注射液进行治疗,也取得了较好的疗效。余伍中等认为疏血通注射液配合常规疗法治疗糖尿病足可改善微循环,营养神经,提高抵抗力,促进溃疡面愈合;罗鹏等认为银杏达莫注射液静滴可有效改善微循环障碍及神经病变,提高糖尿病足治愈率;刘政光等应用川芎嗪注射液静脉滴注治疗糖尿病足,使大部分患者症状明显改善,治愈率明显提高。

6. 益气活血,化瘀通络 史奎钧对患肢发凉,麻木不仁,酸楚疼痛,痛有定处,间歇性跛行,足部皮肤黯红或青紫的糖尿病足患者,认为上述症状的出现,是气虚血瘀、脉络不通所致,治以益气通络、活血散瘀,方用补阳还五汤合丹参饮加减。

7. 温阳散寒,活血化瘀 崔公让对阴寒血瘀型(缺血型)糖尿病足,溃疡面脓水量少,肉芽色淡,生长缓慢,患肢畏寒怕冷,皮温偏低,肢端苍白、舌质淡或暗,可有瘀点,苔薄白,脉沉涩或迟缓。治以温阳散寒、活血化瘀。内服药用自拟通脉活血汤加减。

刘学勤以阳和汤加味治疗糖尿病足恢复期,患肢疼痛减轻,疮口脓液清稀,疮面经久不愈,溲清便溏;穆绪超等以黄芪桂枝五物汤合阳和汤加减治疗患肢发凉怕冷,感觉迟钝、麻木疼痛,肢端坏疽,颜色紫黯,创面渗出物较少患者;胡光勇等用阳和汤或桃红四物汤加减治疗寒凝血瘀型糖尿病足,史奎钧以阳和汤合当归黄芪汤加减,治疗阳虚毒陷型糖尿病足,均取得良好疗效。

8. 滋阴清热,托毒生肌 胡光勇等以滋阴清热,托毒生肌立法,以糖尿病坏疽Ⅰ号方(黄芪、当归、生地、白芍、麦冬、黄芩、石膏)治疗阴虚毒蕴型糖尿病足,临床表现为患足肿胀,皮色暗红或鲜红,叩之灼热,溃后脓少而薄,腐肉较多,味臭秽,伴有发热恶寒,口渴喜饮,舌质红,苔黄燥或黄腻,脉细数者。

9. 补气养血,托毒生肌 胡光勇等认为疮口经久不愈,腐肉难脱,脓水稀少,新肉不生,伴有食欲不振,消瘦,乏力,舌质淡,苔薄白,脉沉细无力,是气血亏虚,不能托毒外出,治以补养气血,托毒生肌,方用糖尿病坏疽Ⅱ号方(人参、白术、黄芪、熟地、当归、黄芩、穿山甲、皂刺等)。

赵进喜认为糖尿病足坏疽气血亏虚不能托毒外出、脓水清稀、久不收口者,可用当归补血汤加天冬、麦冬、阿胶等,甚至可加五味子、山茱萸、芡实、金樱子等收敛之品。

尹德海治疗气血不足,余邪未清型糖尿病足,治以益气活血,托毒生肌。方用托里消毒汤或十全大补丸加减。药用黄芪、党参、白术、云苓、熟地、当归、川芎、花粉、穿山甲、双花藤、连翘。

林兰治疗糖尿病足气阴两虚型患者,临床表现为患肢疼痛较轻,疮口脓汁清稀,经久不愈合,神疲倦怠,面色苍白或萎黄,治宜补养气血,托里生肌,予八珍汤加味。

三、结　语

糖尿病足溃疡的临床表现不同,治法各异,无论分期辨证论治还是分型辨证论治,都取得了较好的临床效果。糖尿病足溃疡虽以痰浊、瘀血、湿热等瘀毒实邪等表现在外,然则"治病必求于本",邪实必因于正虚而发,因此在治疗上扶正与祛邪常常同时应用。同时,中药注射液的广泛应用为糖尿病足的治疗增添了新的力量,随着对糖尿病足溃疡研究及认识的深入,各种新的防治理念及方法必将为广大患者带来福音。

第四节　糖尿病足中医外治法研究进展

外治法即运用药物、手术、物理方法或使用一定的器械等,直接作用于患者病变部位而祛除局部病灶为目的的一种治疗方法。除常用的清创等方法外,外用药物的治疗对于外科疾病有重要的作用,而外用药物的选择也是在辨证论治的基础上进行的,正如吴师机在《理瀹骈文》中说到的"外治之理,即内治之理,外治之药,即内治之药,所异者法耳","外治非谓能见脏腑,皮肤隔而毛窍通,不见脏腑恰直达脏腑也";"外治必如内治,先求其本……所以与内治并行,而能补内治之不及者",指出了中医外治法与内治法治疗机理相同,但给药途径不同,临床治疗上,内治法、外治法优势互补,内外相合,共同发挥治疗疾病的作用。

中医的外治法用药方式多种多样,根据糖尿病足的临床表现不同,采用不同的用药方法,如中药熏洗、膏药、散剂、箍围药、掺药等。中医根据糖尿病足临床分期的不同,采用的外治方法也不同,这些方法中可以单独应用,也可以联合应用,均取得了较好的疗效。现就其临床应用综述如下:

一、熏洗泡足法

熏洗泡足法就是利用中药煎汤热熏和浸洗患肢,根据糖尿病足溃疡的不同时期及不同证型,选择不同的药物,从而达到不同的治疗目的。

(一)糖尿病足 0 期

1. 散寒止痛,温经活络　刘学勤治疗糖尿病足发病初期,症见趾端发凉、麻木疼痛、肤色变暗,感觉障碍,以自拟糖痛外洗方以散寒止痛、温经活络,药用生川乌、生草乌、鸡血藤、苏木、罂粟壳、全当归、透骨草、皂角刺、土元、水蛭、赤芍、细辛、川芎、花椒、白芥子。王自辉以川乌、草乌、桂枝、细辛、川椒、黄芪、当归、干地龙、水蛭治疗,也取得较好疗效。

2. 祛风除湿,散寒通络　邓铁涛采用拂痛外洗方(海桐皮、细辛、荆芥、艾叶、吴茱萸、川红花、独活、川断、当归尾、羌活、防风、生川乌、生葱(全株)、米酒、米醋)治疗糖尿病足因血脉瘀阻导致的严重的疼痛,临床疗效显著;张颖以鸡血藤、水蛭、皂刺、乳香、苏木、桂枝、忍冬藤、伸筋草、威仙灵、泽兰煎汤熏洗治疗足部皮肤紫红或紫黯,肢体发凉麻木、疼痛剧烈,趺阳脉减弱患者;赵晋康等以消瘀通络汤加味(桑枝、伸筋草、透骨草、桂枝、红花、桃仁、丹参)治疗糖尿病周围神经病变,症见肢体刺痛、发冷患者。

3. 益气补血,活血化瘀,通利血脉 吴刚花等以补阳还五汤加味熏洗治疗糖尿病足趾端皮肤发凉、颜色紫褐、下肢麻木或疼痛,感觉迟钝或丧失;刘大芳以丹参、忍冬藤、生黄芪、乳香、没药、薄荷治疗热壅血瘀型糖尿病足,症见患足肢端疼痛,多为灼痛、刺痛,遇热加重,皮色黯红而肿,获得满意疗效。

杨正庆以黄芪、当归、乳香、没药、桃仁、红花、川牛膝、甘草煎汤泡洗。治疗肢体皮肤麻木、发凉者。

(二)糖尿病足溃疡期

1. 清热解毒 史奎钧对于局部溃破症见疮口大量流脓,气味恶臭,疼痛剧烈者,选用清热解毒之剂桉叶地丁合剂:大叶桉叶、银花、紫花地丁、蒲公英、延胡索、赤芍、丹皮。黄金莲等用毛冬青根煎液浸泡以治疗 1~4 级糖尿病足,用药开始 3~5 天,有溃疡的患肢溃疡面发黑且感剧痛,但以后疼痛逐渐减轻而致消失,发黑坏死部分渐次脱落,然后肉芽逐渐生长,上皮组织也自行修复而使伤口愈合。

2. 清热解毒,敛疮生肌 蔡炳勤以筋疽外洗方(大黄、乌梅、五倍子)对患足肿胀,脓未成、脓已成或已破溃腥臭脓液溢出,或肌腱变性者,尤其对发生于足底组织坚韧部位高糖、多水的病灶,有渗透、吸湿、荡涤、清洁之功,可有效减少局部渗液,促进肉芽生长。

3. 清热解毒,活血化瘀 关秀军用七叶一枝花、蒲公英、黄芪、皂角刺、桂枝、生甘草、乳香、没药、大枣、海螵蛸、紫花地丁、柴胡、芒硝组方治疗 Wanger 分级 1~2 级糖尿病足患者,治疗 1 个月后溃疡内没有渗液,均有新生肉芽生长。

杨一丁等对糖尿病足 Wanger 分级 1~3 级患者,临床症状为足部凉麻、肿痛、坏死,足背动脉减弱或消失者,以苦参、金银花、黄连、黄柏、白鲜皮、白及、乳香、没药、白芷、当归、甘草治疗,疗效明显。

王自辉以双花、公英、夏枯草、虎杖、蚤休、黄柏、苦参、桃仁、红花、干地龙、赤芍、硼砂外洗治疗糖尿病足坏疽,症见患肢红肿较剧,皮肤溃烂,大量脓水臭秽,腐烂坏死组织过多,并常常损及筋骨,形成大脓腔,炎症可延及整个足部及下肢,取得较好的效果。

4. 清化湿毒 赵进喜以清化湿毒立法,药用土茯苓、马齿苋、苦参、明矾、黄连、蚤休等中药浸泡熏洗法治疗糖尿病足脓液多而臭秽重、引流通畅者,煎汤待温浸泡患足。

5. 益气补血,托毒生肌 王自辉以益气活血立法,药用鸡血藤、当归、黄芪、党参、益母草、首乌、蛇床子熏洗治疗后期糖尿病足坏疽,见腐烂组织大部分已清除,伤口脓水清稀,肉芽灰淡,生长缓慢,久不愈合者。

二、外敷法

外敷法为以中药膏剂、油剂、散剂、湿敷剂等不同剂型中药敷于患病部位,以达到不同治疗目的的方法,根据不同剂型,其适应证各异。如膏剂一般用于肿疡、溃疡皮肤糜烂渗液不多者;散剂适应于溃疡初期,脓栓未溶,腐肉未脱,或脓水不净,新肉未生的阶段。

(一)中药膏剂外敷

缠双鸾等以释迦宝山留传方芷黄十味生肌膏(血竭、白及、黄柏、生大黄、龟板、乳香、白芷、全蝎)治疗缺血性糖尿病足瘀阻脉络、湿热蕴毒型患足的愈合具有促进作用。

丁雄飞等以马应龙痔疮膏联合京万红软膏治疗糖尿病足坏疽,有清热解毒排脓、活血化瘀、去腐生肌的效果,治疗干性坏疽(湿性坏疽需先将其转化为干性坏疽)在清创后直接涂抹,治疗后再行清创涂抹。

付留俊等用象皮生肌膏(象皮、龟板、当归、石膏、生地黄等)治疗糖尿病足溃疡以清热解毒、排脓消炎、活血化瘀、去腐生肌,并认为其能加速创面愈合,提高治愈率。

娄素平等认为湿润烧伤膏(黄芩、黄连、黄柏)治疗糖尿病足溃疡,可清热解毒,化腐生肌,止痛,对糖尿病足创面既有良好的保护作用,又能改善创面微循环,促进溃疡愈合。王鑫以湿润烧伤膏治疗糖尿病足溃疡(Wanger 分级 1~5 级)患者亦取得良好疗效。

何春红等对糖尿病坏疽溃疡创口腐肉未脱阶段,外用二味膏掺用八二丹、九一丹祛腐化瘀,待脓腐脱净,改为硬膏(何氏黑膏药)热贴敷或生肌愈皮油纱条掺生肌散。

(二)中药油剂外敷

缪东初以加味黄连油膏(黄连、当归、黄柏、生地、姜黄、大黄、白及、地榆、山栀子、黄芪,麻油、黄蜡等)治疗糖尿病足合并感染,流脓淌水,质稀,有臭味患者。

薛英凯用炎敌油(紫草、黄芪、当归)活血、解毒、消肿、止痛、生肌、敛口,治疗糖尿病足溃疡 Wanger 各级患者,能促进疮口较快愈合。

张雅兰等外用三黄纱条(黄连、黄柏、姜黄、当归、生地黄、黄蜡、麻油,浸泡纱条)治疗糖尿病足溃疡,具有抗溃疡和修复溃疡的作用。

齐海燕等用具有清热解毒,凉血祛瘀,益气通脉,消肿止痛的复方紫草油膏纱布(紫草、忍冬藤、白芷、黄芩、黄连、冰片、香油),治疗糖尿病足溃疡能提高局部抗炎,抗溃疡、抗应激能力,促进疮面愈合。

(三)中药散剂外敷

张红英等用乳没生肌散(乳香、没药、血竭、赤芍药、白芷、龙骨、冰片等)外敷治疗糖尿病足 2 级坏疽,达到祛腐生肌敛疮的作用；张琳钧亦以乳没生肌散清创后外敷治疗干、湿性及混合型坏疽，取得较好的效果。

姜虹等以滋阴通络生肌散（沙参、山药、生地、人参、黄芪、山萸、红花、川芎、赤芍、黄连、当归、麦冬、薏苡仁、桂枝、桑枝、白及、洋火叶）治疗干、湿性坏疽及合并血管、神经病变糖尿病足患者，总有效率93.1%。

白崇用一效散（朱砂、炙炉甘石、滑石粉、片粟粉、冰片、血竭、乳香、没药）外敷，治疗糖尿病足溃疡肢端局部皮肤变黑、溃疡、感染、坏疽，严重者指（趾）骨坏死，以达收敛生肌、活血消肿止痛功效。

崔九一用抗绿生肌散和仲景药霜外用治疗糖尿病足溃疡感染控制后，溃疡面渗出量少，溃疡面脓水量少，有新生肉芽组织生长，肉芽色淡，生长缓慢者。

(四)中药湿敷剂

肖正华等以黄芪注射液联合贝复济（重组牛碱性成纤维细胞生长因子）外敷治疗1~2级糖尿病足部溃疡，能缩短溃疡愈合时间，提高治愈率，降低截肢率。

宁锂以黄芪提取液湿敷Wanger 1~4级糖尿病足溃疡局部，能显著缩短溃疡愈合时间，提高溃疡的治愈率，且溃疡病变轻、血浆白蛋白水平高、血浆肌酐水平低，甚至近于正常者，溃疡容易愈合。

(五)单味中药外敷

邓铁涛临床上采用单味白糖外敷，应用于糖尿病足辨证为气血亏虚证型且局部处于生肌长肉阶段，以促进局部组织生长，促进创面愈合。

刘彦等以芒硝外敷治疗Wanger分级1~4级糖尿病足溃疡

患者,使治疗有效率提高,足背动脉血流速度改善。

三、箍围法

箍围法古称敷贴,是一种具有箍集围聚、收束疮毒作用的粉剂,使用时以液体、蜜、油、醋等调成糊状敷于创面周围,达到围箍集聚、消肿或促进脓液形成的作用。

于秀辰等应用清热解毒药物(大黄、黄柏等)治疗糖尿病足溃疡属湿热内蕴如局部红肿热痛,分泌物稠厚,臭秽;或热毒壅盛见局部红肿热痛,分泌物稠秽,伴有高热者,达到局限溃疡进一步发展、减轻局部红肿现象、促进创面愈合的目的,取得较好的疗效。

赵进喜应用大黄、蒲公英、生石膏、土茯苓、明矾研末箍围以清热解毒祛湿,用于糖尿病足感染,分泌物较多的患者,能够明显局限疮口红肿趋势。

四、外治法多法联合

糖尿病足的各种中医外治法不是孤立的,可以根据其在不同时期的不同作用,按时期、证型的不同,或先后使用,或联合使用,以达到优劣互补,事半功倍的效果。

(一)根据疮疡不同时期选择用药

刘媛越治疗糖尿病足湿性坏疽,初期局部红肿者,首先以金黄膏箍围,清创后予黄连膏纱条外敷换药,若疮面腐肉仍多,予外用祛腐散祛除腐肉,经清创脱腐后的疮面可外敷生肌象皮膏纱条,应用此法取得满意疗效。

阙华发主张根据糖尿病足坏疽发展不同时期,细化创面的局部辨证,遵循内治疗法相同的治疗原则,分阶段综合有序联合应用祛腐、化瘀、生肌外治诸法。急性发作期,邪毒炽盛,可选用掺药敷贴法、冲洗疗法、浸渍疗法、湿敷疗法、中药熏洗疗法、箍围疗法,以达到箍聚疮毒、消肿定痛、清热解毒的作用。好转缓解期,根据创面变化,选用掺药敷贴法、药捻引流法、蚕食疗法、灌注疗法、垫棉疗法、缠缚疗法等促进创面愈合,缩短疗程。

(二)膏散剂联用

冯俊以丁桂散(丁香、肉桂、山奈)撒于疮面,外敷黄连膏,疮面脓腐净后,肉芽组织生长给予黄连膏冰石散,或Ⅱ号纱条,或康复新纱条外敷,治疗糖尿病足 Wanger2～4 级溃疡以理气消肿、煨脓去腐,临床疗效显著。

王殿荣对于糖尿病足溃疡破损较深、坏死组织较厚,甚则肌腱、骨质外露者,在伤口表面薄薄掸一层祛腐散,再在上方敷一层生肌象皮膏,以促进坏死组织脱落、新生肉芽生长;若破损相对较浅,或经用祛腐散后坏死组织基本脱落,破损创面上肉芽较新鲜时,改在伤口表面掸一层生肌散,再在上方敷生肌象皮膏,以加速新生肉芽生长、创面愈合;患足局部没破处,若皮温较高、红肿热痛等阳热症状明显者,外敷金黄膏以清热除湿、散瘀化痰、消肿止痛;若皮温降低、红肿渐消、皮色转黯红或青紫者,外敷冲和膏以疏风活血、消肿软坚。

(三)熏洗法与掺药、膏药联合应用

杨焕杰等以外治多法联合治疗糖尿病足坏疽。①热盛肉腐型:症见疮周红肿压痛,疮面有黄脓或脓苔,较多坏死组织,腐肉不脱,对该型病变界限较清晰,疮周组织活性尚好者,尽可能一次清除腐筋及穿透性溃疡深部的失活肌腱,包括清除坏死的足趾,充分引流;选取溻渍Ⅰ号(马齿苋、公英、黄柏、苦参等)煎汤熏洗;掺药选取朱红膏纱条(朱砂、京红粉等)以化腐生肌;膏药以复方化毒膏。②气虚血瘀型:症见疮周紫暗刺痛,疮面色淡暗或紫暗,少脓,腐肉少许,新肉不生。选取溻渍Ⅱ号(红花、苏木、伸筋草、桂枝等)

熏洗；选用紫甘纱条（红粉、琥珀、血竭、珍珠等）以活血生肌；膏药予紫色消肿膏。③脾肾阳虚型：症见疮周和疮面色淡暗，平塌无肉芽，分泌物清稀或干枯，选取溻渍Ⅱ号熏洗；选用回阳生肌纱条（肉桂、人参、鹿茸、血竭等）以回阳生肌；以回阳生肌膏贴敷疮周。

五、结　语

糖尿病足的中医外治法多种多样，从针对0期开始，直至5期，根据临床表现不同，可以灵活选择用药、用药方法，多种方法的搭配，更是充分发挥了中医的治疗优势。

第五节　糖尿病足溃疡的清创技术及敷料研究进展

随着现代科学技术日新月异的迅猛发展，糖尿病足溃疡的清创技术及创面敷料有了进一步的提高，这给糖尿病足患者溃疡的加速愈合带来了希望。

一、糖尿病足新型敷料

1962年Winter首次报道了略湿润的表浅创口愈合较快，提出了"伤口湿性愈合学说"，从而奠定了采用新型敷料处理创面的理论基础。湿性愈合理论的提出，使得医用创面敷料发生了迅速的发展。传统的伤口敷料是在传统干性愈合理念的基础上建立起来的，其认为伤口愈合需干燥环境，需要氧气的作用。传统敷料具有保护创面，吸收渗液，原料来源广泛，操作简单和价格便宜的优点。但是它提供的愈合环境差，无法保持伤口的温度和湿度；渗漏快速，需要频繁更换敷料；粘连伤口，易形成结痂；更换敷料的同时会再次损伤和破坏创面，导致伤口愈合速度缓慢。传统敷料已不能满足现代糖尿病足溃疡的临床需求，继而出现了异体组织敷料、生物敷料、组织工程覆盖物、人工合成敷料及纳米敷料等新型材料,其不仅可以充分保护创面,还能促进组织修复、抗菌灭菌及加速创面愈合。

与传统敷料相比,湿性愈合具有如下优点:①调节创面氧张力,促进毛细血管的形成;②有利于坏死组织和纤维蛋白的溶解;③促进多种生长因子释放,这些生长因子在创面愈合过程中起着非常重要的作用;④保持创面恒温,利于组织生长,无结痂形成,避免新生肉芽组织的再次机械性损伤;⑤保护创面神经末梢,减轻疼痛。

临床上用于糖尿病足的新型敷料,根据其功能的不同,主要分为以下几类(后附各种新型敷料的基本特征比较表):

(一)吸收渗液类

吸收渗液的敷料一般根据伤口渗液量的多少作为选择这类敷料的标准。临床上,对于大量渗出液的伤口,适合选择藻酸盐敷料;对于中等渗液量的伤口,可以选择泡沫类敷料;对于渗出液较少的伤口,我们可以选择水胶体敷料。各类吸收渗液类敷料的研究进展如下:

1. 藻酸盐敷料 藻酸盐敷料是从海藻中提炼的柔软无纺织纤维,它含有85%天然藻酸盐纤维,15%的羧甲基纤维素钠。该敷料适用于术后需促进止血的伤口及高渗出的慢性创面,如压疮、溃疡。它的主要功能是吸收渗出液,形成凝胶,可吸收自身质量20倍的渗液量(为纱布的5~7倍);还可与渗液发生 Na^+/Ca^{2+} 离子交换,发挥止血功效。藻酸盐敷料具有以下特点:①透气性良好,无毒、无刺激、无抗原性。②兼具机械压迫止血和促进凝血的功效。③可减少创面水、盐与营养物质的丢失。④限制细菌在创面上生长繁殖。⑤使创面保持湿润环境,有利于上皮生长。⑥携带和使用方便。与传统敷料比较,藻酸盐敷料感染率较低。其原因在于:①密闭性好,与外界隔绝;②可促进局部血管增生,增加血液供应,治疗效果显著提高;③潮湿、微酸环境有利于中性粒细胞发挥作用,增强局部杀菌能力,降低感染发生率。同时,藻酸盐敷料存在以下缺点:无黏性,需要外层敷料固定;有异味,敷料本身有脓液样外观,易与伤口感染混淆;如伤口没有足够的渗液,表面会形成硬痂,易导致伤口再损伤。有研究用藻酸盐敷料和标准型溃疡贴局部进行换药治疗糖尿病足,结果显示藻酸盐组疗效明显优于传统敷料。

2. 泡沫类敷料 泡沫类敷料由聚氨基甲酸乙酯和聚氧乙烯乙二醇多孔泡沫组成,内层为亲水性材料,外层为疏水性材料,具有多孔结构,故有较强的吸收功能,可以吸收伤口脓血等渗出液。加有薄膜敷层的泡沫性敷料,通过薄膜敷层蒸发部分水分,进一步增加敷料的吸收能力,还可以解决在有压力状态下,液体外渗的问题。适用于压迫绷带,特别是用于受体质量压迫的部位,如骶骨和足跟。可以维持湿润环境的同时而不引起组织浸渍。还可以起填充作用,对于洞穴型伤口,可以避免伤口的两壁黏合。但该类敷料无黏性,需要外层敷料来固定;其不透明,故不利于观察伤口情况;且因吸收功能较强,故至少每3天更换1次敷料,以防止伤口与敷料粘连,且不能用于干性伤口,以防组织长入孔径带来再次创伤,而且会遗留残屑于创面。

3. 水胶体类敷料 水胶体类敷料是由水溶性高分子物质的颗粒与橡胶黏性物混合加工而成。最常见的凝胶为羧甲基纤维素。水胶体含内源性的酶,能促进纤维蛋白和坏死组织的溶解,有效地发挥清创作用。其适用于少到中等渗液量的伤口,维持创面的湿性环境。这类敷料种类相对较多,包含了透明贴、减压贴、溃疡贴、溃疡糊、溃疡粉、水胶体油纱等,在临床上要根据伤口的具体情况来选择。溃疡贴一般用于新鲜的浅平肉芽伤口,根据渗液吸收的情况每3～7天更换1次;透明贴适用于表浅、渗液少或无渗液的伤口；减压贴主要用于骨隆突部位压疮的预防及治疗，并减少摩擦；溃疡糊对于黄色期的伤口、有腐烂组织、基底有一定深度的伤口更适用。填塞伤口的深度以 1/2～1/3 为宜，不可过满。因为水胶体在吸收伤口渗液后会膨胀，同时它需要二级敷料给予固定；溃疡粉适用于红色期任何粘贴困难部位的伤口，能促进肉芽生长和上皮爬行，需要二级敷料固定；水胶体油纱敷料不会粘连伤口表面及周围皮肤，不会锁住肉芽，不会引起换药损伤和疼痛，可以将渗液有效地引流至第二层吸收性敷料上。该型敷料有黏性，高度密闭创面，可以根据伤口的形状任意裁减，使用方便。该产品缺点在于：应用于大量渗出液的伤口时，需要经常更换敷料，否则渗出液外漏；与藻酸盐类敷料一样，敷料本身有异味并呈现出脓液样外观，故使用前需对患者作必要的解释和指导。

根据渗液情况来选择敷料的种类，湿性愈合敷料的选择主要是根据渗液量、颜色、味道、性状来判断，选择合适的敷料使创面达到湿润平衡才能更有利于创面的愈合。当创面渗液突然增加、有恶臭味、创面变得疼痛（在排除异物或缺血后）的情况时，要考虑有没有感染的存在，如果有感染需要更换抗菌敷料。任何一个创面并不是只需一种敷料就能解决所有问题。如果某种敷料使用 1 周后效果不明显，就需要考虑更换敷料。

（二）清创类

伤口在愈合过程中，有些伤口会出现坏死组织，坏死组织意味着大量细胞的死亡，这些坏死组织若不及时清除，死亡细胞以及其产生的毒素向周围释放将阻碍伤口的愈合。如果坏死组织为较厚的黑色焦痂，应采取外科清创为主，自体清创为辅的方式；如果坏死组织为较薄的黄色腐肉组织，此时可单独使用自体清创敷料。清创类敷料属于自体清创，而目前主要常规使用的自体清创类敷料主要为水凝胶敷料。

水凝胶体是一种能够在水或生理液体中溶胀,吸收并保持大量水分而又不溶解于水的亲水性的网状高分子溶胀体,被用作药物的载体以及用在肌体组织的修复上。水凝胶有杀菌、促进组织生长和生物活性特质的作用,其主要作用机制为水凝胶敷料在湿润环境中依靠伤口自身渗出液中的胶原蛋白降解酶来分解坏死物质。其主要功能是给伤口提供水分,适合用在干燥结痂或有腐烂组织的伤口。对于伤口基底呈现黑色或黄色腐肉以及渗液少干燥的伤口,提供理想的湿润环境,促进坏死组织自溶,清理创口,也适合用于洞穴型伤口,作为一种良好的充填物。而渗液较多的伤口则不主张使用,因其可浸软伤口周围皮肤。水凝胶敷料不会同创面粘连,换药时用生理盐水清除即可。

(三)抗菌类敷料

抗菌敷料是在普通敷料的基础上加入抗菌成分,使其在保护创面的同时更加有效的治疗伤口,避免感染、促进愈合。目前主要的抗菌敷料主要有药物敷料、纳米银敷料、酶抗菌敷料、离子抗菌敷料四种。

1. 银敷料、纳米银敷料 银抗菌剂是现在人们所发现的抗菌性能最好的金属离子抗菌剂。载银抗菌医用敷料结合银的抗菌性和医用敷料的优良性能,成为医用敷料发展的一个重要方向。其中,载银缓释型敷料因其持续释放出用于抗菌、抑菌的银离子或原子,从而避免伤口感染,已成为一个备受瞩目的课题。

银敷料、纳米银敷料,就是利用银的高效抗菌性,将银和敷料有效地结合在一起,使得敷料中的银离子发挥抗菌及抑菌作用,减轻创面局部感染,改善创面局部的微环境,促进伤口的愈合。银离子的作用机理为:当伤口渗出液被敷料吸收后即与硫酸银进行接触,银离子被释放入渗液中,与细菌 DNA 结合,抑制细菌繁殖生长,从而发挥其抑菌作用,且抑菌作用可在 30 分钟内起效,长达 7

天。纳米银在使用过程中,银离子和银原子均可从其表面溶出,而发挥抗菌作用。目前已有国内外多家生产企业都推出了含银敷料,并已通过国家食品药品监督管理局审批上市。磺胺嘧啶银敷料,利用磺胺嘧啶银抗感染功能,它不仅具有银离子的广谱抗菌作用,又有磺胺嘧啶的抗菌作用,对绿脓杆菌有强大的抑制作用,同时对革兰阳性菌、革兰阴性菌、酵母菌和其他真菌有良好的抗菌作用。

尽管银抗菌剂是现在人们所发现的抗菌性能最好的金属离子抗菌剂,但如果选用金属银等作为抗菌剂,则银离子释放速度过缓;而选用其他抗菌剂(如 AgSD 等),则银离子释放速度过快、浓度过高,不仅可能造成过量银离子失活,而且还可能导致银离子中毒和其他阴离子对机体产生副作用。人们也曾尝试用很多银化合物(AgSD、氯化银、胶态银、载银磷酸锆等)来代替银单质,但均未取得理想的效果。此外,载银敷料还会引起皮肤变色,造成电解质紊乱以及引发患者不适等。此外,国内与国际在载银抗菌敷料领域的研究和开发方面还有很大差距。这些问题均有待于研究工作者在制备技术和载体材料、抗菌剂的选择及开发等方面做进一步研究。

2. 药物敷料 药物敷料为用浸渍或涂层方法将消毒药物、中药油液等涂覆于敷料上,添加于敷料中起抗菌作用的药物有:洗必泰、三氯生、庆大霉素、利凡诺、苯扎氯胺、二氧化钛等。该种敷料既有普通敷料的保护作用,又有药物治疗作用,适用于普通创面及感染创面。

近年来,制剂学等学科的新技术亦被广泛用于药物性敷料的研制开发。如采用微囊技术将药物分散在无毒的聚合物中,形成一个半封闭的包扎层。这既保证了伤口湿润无菌的环境,又可连续不断地释放药物以加速伤口的愈合速度。这种药物敷料的关键在于利用无菌液态低聚酰氨酯与药液(如庆大霉素等)混合,通过紫外线照射引起的固化作用而将药物分散嵌入,并使其与伤口接触时,能直接地以一定速度向伤口释放药物。还有应用中草药提取物和医用高分子材料制成的液体胶布,由药液和药膜两部分组成。药液具有快速祛痛、止血、消炎等功效,药膜具有保护创面、防止感染等作用,两液配合使用在创面形成一层防水透气、富有弹性的定位药膜,既可刺激新生肉芽在膜下生长,加速组织愈合,又不影响洗涤、淋浴,起到不用普通纱布而防止细菌侵入伤口的作用。有研究表明,二氧化钛(TiO_2)有很强的杀菌能力,是一种广谱抗菌剂,与皮肤接触无不良影响。目前可以采用预聚体法、填充法、浸渍法将 TiO_2 超微粉末加载于敷料载体中,制备 TiO_2 抗菌敷料。

3. 酶抗菌敷料 酶抗菌敷料由棉纱、溶葡萄糖球菌酶、溶菌酶组成。该类敷料生物杀菌,不易产生耐药性,无毒无刺激,适用于所有创面感染,包括耐药性细菌感染,烧烫伤、慢性溃疡,皮肤和皮下组织感染。

为使蛋白酶发挥较理想的蛋白水解活性,达到有效的清创效果,保持伤口局部湿润是必需条件,但也为细菌繁殖提供了良好环境,必然导致潜在的感染风险。部分学者认为酶清创过程将引起白细胞及巨噬细胞功能抑制,从而降低机体免疫功能,导致感染易发。已有不少文献报道了酶清创过程中发生感染的现象。酶学清创类敷料在糖尿病伤口的处理上有着独特的疗效,但目前此类敷料较为少见,影响了临床资料和经验的积累,相信不远的将来,随着对酶清创研究的深入,国内外伤口处理的方法又会有所提升。

4. 离子抗菌敷料 该敷料由水溶性带正电荷的高分子材料、水组成,对带负电荷的病原微生物具有强力吸附作用,致使其赖以生存的呼吸酶失去作用而窒息致死,起到杀菌和抑菌作用。该类敷料物理抗菌,无耐药性和抗药性,适用于手术、外伤、烧伤创面的辅助治疗。

(四)其他类敷料

1. 薄膜型敷料 薄膜类敷料主要是由聚乙烯、聚丙烯腈、聚乳酸、聚四氟乙烯、聚氨酯等材料制成,敷料的一侧加有黏性材料。此类敷料的特点是透气性、阻菌性及贴附性好,可促使坏死组织脱落。有弹性,透明,便于观察伤口,同时由于它能紧密黏附于创口表面,所以可有效保持创面渗出液,从而提供利于伤口愈合的湿润环境。另外因为暴露的末梢神经纤维被保护在等张渗液中,所以伤口疼痛会明显减轻。但是这类敷料没有吸收性能,不适于渗液多的创面。此类贴膜主要适用于直接用于低渗出的表皮化伤口,也可用来覆盖轻度的表皮摩伤、烧伤或初期的溃疡伤口,起到保护伤口防止摩擦的作用。

2. 细菌合成纤维素敷料 该敷料是根据生物敷料和合成敷料的特点,将两者相互结合而研制的一种新型生物合成敷料。其主要原料是由醋酸杆菌属中的木醋杆菌在人为的操纵下产生的一种微生物合成纤维素,具有细小单位的超微结构(厚 $3.2nm \times$ 宽 $133nm$),其结构与植物纤维素的结构基本相同,属于天然纤维素。

细菌合成纤维素敷料与其他临床常用敷料相比,具有以下特点:①可与活性组织特别是血液相兼容,无免疫原性和免疫反应性。②调节创面氧张力、促进毛细血管形成从而加速伤口愈合。③潮湿、微酸的环境有利于中性粒细胞发挥作用,增强局部杀菌能力,降低感染发生率。④对于水分和电解物有良好的通透性,持水量和吸水性也非常高,并能与不平整的创面紧密粘贴但不粘连,减少细菌滋生的机会。⑤机械强度和可塑性强,根据创面需要可制备成各种形状和大小。⑥外观柔软透明,感觉舒适,可直接观察伤口的愈合情况等。应用范围非常广泛,可用于大面积创伤、烧伤;慢性创面和难治性压疮;面部及体表美容手术;手、足和关节等结构复杂难以进行包扎固定的部位等。

表 12-1 新型敷料的基本特性

	薄膜类	泡沫类	水凝胶类	水胶体类	纤维素敷料	藻酸盐类
透氧性	+	+	+	−	+	+
对水蒸气的通透性	+	+	+	−	+	+
吸收性	−	+	+	+/−	+	+
对无创皮肤的黏性					+	
透明	+		+/−			
隔离细菌的作用		+		+	+	+
适用于有渗液伤口	−	+	+/−	+	+	+

二、糖尿病足的清创技术

清创为一种伤口处理技术,去除的是影响愈合的失活组织、腐肉和坏死组织、异物及愈合不良组织,原则是减少对组织的损伤,促进组织修复和愈合。

糖尿病足溃疡创面多为坏死组织或分泌物所覆盖,且多合并感染,对创面愈合和手术治疗均不利,其局部的创面处理至关重要。目前临床常用的清创方式有:手术清创、保守性锐器清创、机械清创、自溶清创、酶解清创、生物清创、联合清创等。近年发展起来的应用负压封闭引流技术以及低频超声清创清除创面、促进创面愈合等方式正受到人们的重视,现将近年有关资料叙述如下。

(一) 负压吸引技术

负压封闭引流(VSD)又称真空辅助闭合疗法、吸引创面闭合疗法,是近10余年研究兴起的一种促进创面愈合的前沿新式引流方法。主要应用于体表急性或慢性、感染性或非感染性伤口或溃疡、软组织大面积损伤、糖尿病足、战伤或外伤导致的组织缺损或脏器外露,乃至内脏器官炎症的包裹覆盖以及引流等。禁忌证包括脏器或体腔瘘、恶性肿瘤伤口、难以止血、有活动性出血的伤口或病人正在接受抗凝治疗等。

VSD治疗糖尿病足坏疽的作用机制为:①促进血液循环;②抑制细菌繁殖;③促进创面愈合;④机械的牵拉作用促进成纤维细胞分裂增殖,加速创面愈合;⑤减轻创周水肿。对于负压创面治疗的间断还是连续使用、负压大小、每天治疗时间、治疗周期均有待进一步明确。John等建议对于糖尿病足溃疡可间断使用,负压设定于80mmHg,每天治疗6～8小时,治疗中启动与停止的循环是启动5分钟,停止3分钟,大约每3天更换1次敷料;在试用4周后若无效则需更换治疗方法,若出现创面情况恶化,则不到4周也应更换治疗方法。

VSD已被广泛应用于整形外科、烧伤外科、创伤外科、骨科、普外科、妇科其治疗各种难治性伤口、创面的优点如下:①有效避免交叉感染,保证引流创面的清洁,改善引流创面的血液循环,使引流创面快速愈合,是一种简便而有效的理想方法。该方法还可减少患者换药次数和患者的痛苦缩短住院时间。②VSD可促进新的毛细血管生成及肉芽组织生长,微循环得到改善,提高了创面的血流量,从而提高撕脱皮肤的成活比例。③减少分泌物对创面的刺激,破坏细菌生长的环境,又能促进局部的血液循环,强烈地刺激健康的肉芽组织生长有利于伤口的早期愈合,或为植皮提供良好的局部条件。④负压封闭引流影响细胞因子的表达,细胞因子特别是生长因子,能够影响成纤维细胞增殖、细胞外基质合成和释放,对创面愈合具有重要调节作用。⑤一次封闭引流可以保持有效引流5～7天不需每天换药,既减轻患者的痛苦及经济负担,也减轻了医务人员的工作量。

同时,负压创面治疗还具有其绝对禁忌证:①伤口处有癌症的存在;②有明显的湿性坏疽改变;③干性焦痂;④未经治疗的骨髓炎;⑤已被照射或削弱的缝合血管;⑥当有出血的血管(包括活动性出血及渗出性出血)、暴露的血管或器官、瘘管时为该技术的相对禁忌证。

(二)超声清创

早在20世纪80年代初,超声清创术已被成功地用于烧伤创面的处理,并取得了令人振奋的效果。目前该技术在欧洲及美国已普遍用于治疗慢性溃疡性创口,被认为是一种理想的创口处理方法,可代替传统的锐性清创术用以处理复杂的创口。

实验研究表明,低强度超声波能增强溶酶化活性和蛋白质合成,达到促进伤口愈合的目的。超声清创机利用超声波在冲洗射流中产生的"空化"效应,使处在空化泡附近的细胞等生物体受到严重损伤乃至破坏,因而瞬态空化效应在清创过程中能去除、破坏伤口、创面表面和深层的细菌、病毒及真菌。使用超声治疗仪对伤口实施清创,能够涤荡污染伤口的异物,有效清除细菌,促进创面愈合。

低频超声清创术的适应证比较广泛:凡是需要清创的伤口,包括感染性伤口,如糖尿病足溃疡创口、慢性溃疡性伤口、烧伤创口等均可用超声清创仪清创,尤其适用于有狭长瘘道的慢性创口。低频超声清创术的禁忌证包括:感染有向深部扩散征象的创口;开放性损伤,肌腱和骨组织暴露但血运差的创口;有耐甲氧西林金黄色葡萄球菌(MRSA)和艾滋病毒(HIV)感染的创口,以及非典型性溃疡但不能排除动脉炎和基底细胞癌的创口;慢性下肢静脉功能不全者要慎用。

低频超声清创术与传统的锐性清创术相比前者有如下优点:①设备操作简便,降低了医生的工作强度,节省了操作时间。②患者术中疼痛轻微,耐受性好。③能较好地清除坏死组织,而对健康组织损伤轻微,且能提高组织内氧分压,改善组织血液循环,进而缩短创面愈合的时间,并可在皮肤移植前做创面准备用。④有杀菌作用,无需应用抗生素。⑤出血少,副作用少;即便在抗凝情况下出血也不多。

(三)自溶清创

适宜的自我清创能力是通过中性粒细胞分泌各种弹性蛋白酶、胶原酶、过氧化物酶、酸性水解酶和溶酶体酶来完成。除了自身的清创外,外部条件下的清创手段同样有助于促进创面愈合。自溶清创是在湿性愈合理论指导下产生的新型清创技术,其原理是使用水活性敷料湿敷于伤口,通过软化、水解、自溶过程,去除失活或坏死组织,达到清创目的。21世纪初开始使用水凝胶进行自溶清创,由于其对组织无创伤、无副作用、可促进Ⅱ期和Ⅲ期压疮愈合而倍受关注。此清创技术容易操作,护士经过培训即能在患者床边实施,可在医院、社区或家庭中使用,适用于黑色硬痂、黄色坏死组织覆盖的伤口。由于其无痛无创,特别适用于高龄、体弱患者,近5年来在各种慢性伤口处理中应用广泛,效果明显,但缺点是清创周期长,自溶过程产生的水分容易浸渍皮肤,需要特殊的皮肤保护措施。如果不能行手术清创,可使用水凝胶、水胶体或藻酸盐敷料进行自溶清创。

(四)酶解清创

酶解清创又称酶学清创类,是在自溶清创的基础上提出来的,是指采用某些具有蛋白水解作用的外源性酶类,将坏死或失活的组织分解清除,同时又不损害邻近正常组织,从而达到清创目的的一种方法。其适用于黑色硬痂、黄色坏死组织覆盖的伤口。目前主要应用于烧伤领域,在褥疮的处理及其他方面也有一定的作用。由于酶制剂成本高,国外仅用于疑难复杂伤口处理,国内未见开展。

(五)生物清创

生物清创又称幼虫清创,使用实验室培养的无菌幼虫封入伤口床中,吞食坏死组织碎片和腐肉,并分泌抗菌酶,在清洁伤口同时形成有利于伤口愈合的酸性环境。适用于坏死组织已软化或腐肉难以清除的慢性伤口。蛆虫在慢性溃疡的治疗上有三大优越性:①蛆虫清创伤口既快又好,不会损伤健康组织。它可进入到外科手术难以达到的深部创面;②蛆虫具有抗感染作用,尤其对多种抗生素耐药的金葡菌(MRSA),可使感染得到更快地控制;③促进溃疡愈合:蛆虫可产生多种生长因子,促进组织生长,且在创面蠕动可刺激正常组织修复。最近报道,我国王寿宇等应用活体五谷虫治疗糖尿病足部溃疡和脊髓损伤后压疮创面,取得了比单独应用西医疗法更理想的效果。

三、糖尿病足的分期清创及敷料的选择

(一)糖尿病足与"创面床准备"理论

"创面床准备"理论(WBP)是基于现代创面愈合理论的总结,是针对于慢性创面提出的全新概念,即贯彻在对创面进行全面评估的基础上,包括全身性和创面局部的评估,着重于去除创面的细菌性、坏死性、细胞性负荷和应用敷料、生长因子、酶类等,主动创造一个相对适宜的创面微环境,加速创面愈合或为进一步的手术治疗做好准备的系列过程。李新强等提出"创面床准备"的理论指导糖尿病足创面处理,其引用最早由欧洲采用的创面分期评估系统,即根据创面基底的颜色将创面分为黑期、黄期、红期、粉期4期,分别代表糖尿病足创面处于愈合过程中的组织坏死期、炎性渗出期、肉芽组织期、上皮化期;根据创面的不同时期选择不同的处

理方法，动态调控糖尿病足溃疡趋于愈合的局部微环境，打断创面的病理性愈合过程，创造一个适于创面愈合的微环境，加速创面的愈合。

(二) 糖尿病足分期清创及敷料的选择

王晓春、李新强等结合对糖尿病足患者当前情况的评估，针对创面所处黑、黄、红、粉4期的不同阶段，采取不同的局部处理措施：①黑期：主要针对此期较多的坏死性负荷、细菌性负荷、细胞性负荷，采用外科、自溶（水凝胶或水胶体敷料）及酶学（外源性胶原酶）清创方式。②黄期：主要针对存在的感染、过度的炎症反应、大量炎性渗出液，应用敷料（泡沫型、藻酸盐、水胶体型或抗菌型敷料）保持相对湿润的创面微环境，以及对残余坏死组织灵活采用外科、自溶或酶学清创方式。③红期：针对保护和促进创面肉芽组织生长，使用超薄水胶体敷料、生物蛋白海绵、成纤维细胞生长因子等，以快速填充创面缺损。④粉期：保护和促进创面上皮化进程（超薄或脂质型的水胶体敷料、生物蛋白海绵、成纤维细胞生长因子和表皮细胞生长因子）。在"创面床准备"过程中保持清洁、（半）封闭、相对湿润的创面床环境具有重要意义，而对创面状况的准确把握和对各种清创方式以及各种敷料性能的熟悉则是其重要保证。

四、结　语

综上所述，近年来对糖尿病足溃疡的敷料研究及清创治疗均有了很大的进展，加速了糖尿病足患者溃疡创面的愈合，缩短了疗程，减轻了患者的痛苦。同时，各种新型敷料以及先进清创技术的疗效虽得到了广大临床工作者的认可，但是其在糖尿病足创面的治疗研究方面仍有待完善，且随着新技术的进一步发展，这些治疗方式必将更为完善，将更好地用于改善糖尿病足患者的生活质量。

附　　录

一、密歇根州糖尿病周围神经病筛查表(MNSI)

说明:请对以下关于下肢(双腿和双足)感觉的问题做出回答,根据您通常的感觉回答"是"或"不是"。

(1)您的双腿和/或双足有麻木感吗?
(2)您感觉到双腿和/或双足有烧灼痛吗?
(3)您的双足有无过于敏感而无法触碰吗?
(4)您的双腿和/或双足有肌肉抽筋吗?
(5)您的双腿和/或双足有刺痛感吗?
(6)当您的皮肤碰到床单时感到疼痛吗?
(7)当您踏入浴盆或准备淋浴时,您能区分出冷热水吗?
(8)您的足部发生过溃疡吗?
(9)您的医生告诉过您有糖尿病性周围神经病吗?
(10)绝大部分时间您感到幸福吗?
(11)您的症状在夜晚最重吗?
(12)当步行时,您的双腿感到疼痛吗?
(13)当步行时,您能感到双足的存在吗?
(14)您的足部皮肤会很干燥以至有裂口吗?
(15)您曾做过截肢术吗?

对每个问题回答"是"或"不是"。

筛查问卷部分得分:回答"是"的问题的总数。

回答"是"的数目越多,周围神经病的可能性越大。

周围神经病体格检查

指标	临床表现	得分
右足外观	正常	0
	异常	1
左足外观	正常	0
	异常	1
右足溃疡	无	0
	有	1
左足溃疡	无	0
	有	1
右侧踝反射	存在	0
	存在/亢进	0.5
	消失	1
左侧踝反射	存在	0
	存在/亢进	0.5
	消失	1
右踇趾振动觉	存在	0
	减弱	0.5
	消失	1
左踇趾振动觉	存在	0
	减弱	0.5
	消失	1

若一侧足部异常,则需指出以下情况是否存在:
(1)畸形(锤状趾,重叠趾,外翻足,关节半脱位,跖骨头隆凸,

以及 Medial Convexity(夏科足));

(2)皮肤干燥或硬皮;

(3)感染或裂伤。

体格检查部分得分=8个指标的得分总和。

解释:

体格检查部分的最低得分:0;最高得分:8;分数越高,周围神经病越重。

二、密歇根州糖尿病性周围神经病评分(MDNS)

临床体格检查	临床表现	得分
右踇趾的振动觉	正常	0
	减退	1
	消失	2
左踇趾的振动觉	正常	0
	减退	1
	消失	2
右侧大踇指 10g 尼龙丝测试	正常(8~10/10)	0
	减低(1~7/10)	1
	消失(0/10)	2
左侧大踇指 10g 尼龙丝测试	正常(8~10/10)	0
	减低(1~7/10)	1
	消失(0/10)	2
右踇趾背侧的针刺觉	有疼痛感	0
	无疼痛感	2
左踇趾背侧的针刺觉	有疼痛感	0

续表

临床体格检查	临床表现	得分
	无疼痛感	2
右手指伸展肌肌力	正常	0
	轻度到中度	1
	重度	2
	缺失	3
左手指伸展肌肌力	正常	0
	轻度到中度	1
	重度	2
	缺失	3
右侧大脚趾伸展肌肌力	正常	0
	轻度到中度	1
	重度	2
	缺失	3
左侧大脚趾伸展肌肌力	正常	0
	轻度到中度	1
	重度	2
	缺失	3
右踝关节背屈肌肌力	正常	0
	轻度到中度	1
	重度	2
	缺失	3
左踝关节背屈肌肌力	正常	0
	轻度到中度	1

续表

临床体格检查	临床表现	得分
	重度	2
	缺失	3
右侧肱二头肌反射	存在	0
	亢进	1
	消失	2
左侧肱二头肌反射	存在	0
	亢进	1
	消失	2
右侧肱三头肌反射	存在	0
	亢进	1
	消失	2
左侧肱三头肌反射	存在	0
	亢进	1
	消失	2
右侧股四头肌反射	存在	0
	亢进	1
	消失	2
左侧股四头肌反射	存在	0
	亢进	1
	消失	2
右侧跟腱反射	存在	0
	亢进	1
	消失	2

临床体格检查	临床表现	得分
左侧跟腱反射	存在	0
	亢进	1
	消失	2

注：10g 尼龙丝测定中，用 10g 尼龙丝触碰大脚趾背面 10 次，记录被感知的次数。

感觉损伤部分得分＝左右两侧感觉检查项目的分数之和；

肌力部分得分＝左右两侧肌力检查项目的分数之和；

反射部分得分＝左右两侧反射检查项目的分数之和；

临床体格检查得分＝(感觉损伤部分得分)＋(肌力部分得分)＋(反射部分得分)；

异常的神经传导测定结果得分＝各个神经传导测定的分数之和。

神经传导的测定	表现	得分
腓肠神经	正常	0
	异常	1
腓侧运动神经	正常	0
	异常	1
正中感觉神经	正常	0
	异常	1
正中运动神经	正常	0
	异常	1
尺侧感觉神经	正常	0
	异常	1

解释：

(1)临床体格检查部分的最低得分：0；

(2)临床体格检查部分的最高得分：46；

(3)神经传导测定部分的最低得分：0；

(4)神经传导测定部分的最高得分:5;

(5)分数越高,周围神经病越重。

临床体格检查得分	异常的神经传导得分	周围神经病
0~6	0~1	无
7~12	2	轻度
13~29	3~4	中度
30~46	5	重度

三、神经病变残疾评分(NDS)

1. 体格检查项目 左右两侧分别评分:颅神经、肌无力、反射、感觉。

颅神经:

(1)视乳头水肿;

(2)第三对颅神经支配的眼外肌无力(上睑提肌,下直肌和上直肌,下斜肌和瞳孔括约肌);

(3)第六对颅神经支配的眼外肌无力(外直肌);

(4)面部肌肉无力;

(5)软腭上抬无力;

(6)舌肌无力;

肌无力:

(1)呼吸肌;

(2)肩部外展肌;

(3)肱二头肌;

(4)肱桡肌;

(5)肘部伸肌;

(6)腕部伸肌;

(7)腕部屈肌；
(8)手指的伸肌；
(9)手指的屈肌；
(10)手部固有肌；
(11)髂腰肌；
(12)臀肌；
(13)股四头肌；
(14)腿窝部肌肉；
(15)背屈肌；
(16)跖屈肌。

反射：
(1)肱二头肌；
(2)肱三头肌；
(3)肱桡肌；
(4)股四头肌；
(5)小腿三头肌；

感觉：
(1)食指：触压觉；
(2)食指：刺痛觉；
(3)食指：振动觉；
(4)食指：JP(关节位置觉)；
(5)踇趾：触压觉；
(6)踇趾：刺痛觉；
(7)踇趾：振动觉；
(8)踇趾：JP(关节位置觉)。

2. 内容

评分	得分
无损伤	0
轻度损伤	1
中度损伤	2
重度损伤	3
功能完全缺失或最严重的损伤	4

(1)颅神经组得分=颅神经组中6项的左右两侧的得分之和；

(2)肌无力组得分=肌无力组中16项的左右两侧的得分之和；

(3)反射组得分=反射组中5项的左右两侧的得分之和；

(4)感觉组得分=感觉组中8项的左右两侧的得分之和；

(5)NDS总分=所有4组的得分之和；=所有检查项目的左右两侧的得分之和。

3. 解释

(1)最低分：0；

(2)一侧的最高分：140；

(3)双侧的最高分：280；

(4)分数越高，神经功能缺损越多；

(5)局限性：该评分系统适用于对神经功能损伤而非高反应性反射或其他增强的活动进行测定。

四、神经病学症状评分(NSS)

1. 方法

(1)该评分应该由在周围神经病领域中经过特殊训练，并有一定经验的神经病学专家完成。

(2)逐字记录对症状的自述。

(3)不带引导性的口头叙述所有问题。

(4)若对某个症状无法确定,则视为不存在此症状(得0分)。

2. 内容 肌无力症状(延髓):

(1)眼外;

(2)面部;

(3)舌;

(4)咽喉;

肌无力症状(四肢):

(5)上肢带和上臂;

(6)手;

(7)臀部和大腿;

(8)小腿;

感觉障碍,"阴性"症状:

(9)对口中物质识别困难;

(10)对手中物品识别困难;

(11)走路不稳;

感觉障碍,"阳性"症状:

(12)任何部位的"麻木感","思睡","like Novocam","针刺感";

(13)任何部位的疼痛(烧灼痛,强烈的刺痛,压痛)自主神经症状;

(14)体位性晕厥;

(15)男性患者阳痿;

(16)小便失禁;

(17)夜间腹泻。

3. 解释

(1)评分:一个症状若存在得1分,若不存在得0分。

(2)神经病学症状评分=所有17项的得分之和;

(3)肌无力部分得分=前8项的得分总和;

(4)感觉障碍部分得分=9~13项的得分总和;

(5)自主神经症状部分得分=后4项的得分总和;

(6)最低分:0;最高分:女性16分,男性17分;分数越高,提示可能存在神经功能障碍的症状越多。

五、多伦多评分(CSS)

1. 内容

(1)神经症状:下肢的麻木、疼痛、针刺样感觉、乏力及走路不稳及上肢相似症状,如正常计0分,存在相应症状计1分,共6分;

(2)神经反射:踝反射及膝反射,为双侧计分,正常计0分,减弱计1分,消失计2分,共8分;

(3)感觉功能检查:右侧踇趾的痛觉、温度觉、触压觉、振动觉、位置觉,正常0分,异常1分,共5分,总分19分。

临床症状	临床表现	得分
下肢的麻木	正常	0
	异常	1
下肢的疼痛	正常	0
	异常	1
下肢的针刺样感	正常	0
	异常	1
下肢的乏力	正常	0
	异常	1
下肢的走路不稳	正常	0
	异常	1
上肢相似症状	正常	0
	异常	1

续表

临床症状	临床表现	得分
左侧踝反射	正常	0
	减弱	1
	消失	2
右侧踝反射	正常	0
	减弱	1
	消失	2
左侧膝反射	正常	0
	减弱	1
	消失	2
右侧膝反射	正常	0
	减弱	1
	消失	2
右侧踇趾的痛觉	正常	0
	异常	1
右侧踇趾的温度觉	正常	0
	异常	1
右侧踇趾的触压觉	正常	0
	异常	1
右侧踇趾的震动觉	正常	0
	异常	1
右侧踇趾的位置觉	正常	0
	异常	1

2. 解释

(1) 得分为各症状得分总和,最高分 19 分;

(2) 随得分的增加,周围神经病变的程度越重。

得分	临床评价
0~5	正常
6~8	轻度
9~11	中度
12~19	重度

六、糖尿病神经病变检查评分(DNS)

内容:

(1) 包括 4 个症状(下肢的疼痛、针刺觉、麻木及走路不稳);

(2) 症状存在记 1 分,无则记 0 分;

(3) 总分最高为 4 分,分数越高,病情越重。

临床症状	临床表现	得分
下肢疼痛	无	0
	有	1
下肢针刺觉	无	0
	有	1
下肢麻木	无	0
	有	1
下肢走路不稳	无	0
	有	1

参考文献

1. Hilary King, Ronald E, Aubert, William H. Herman. Global burden of diabetes,1995－2025: prevalence, numerical estimates, and projections[J]. Diabetes Care,1998,21(9):1414－1431.
2. Shaw JE, Sicree RA, Zimmet PZ. Global estimates of the prevalence of diabetes for 2010 and 2030[J]. Diabetes research and clinical practice,2010, 87(1):4－14.
3. Wenying Yang, Juming Lu, Jianping Weng, et al. Prevalence of diabetes among Men and Women in China[J]. New England Journal of Medicine, 2010,362(12):1090－1101.
4. 袁云.糖尿病周围神经病变的临床病理类型以及相关的电生理改变[J].中国糖尿病杂志,2008,16(6):321－322.
5. Koopman RJ, Ag Rd Mainous, Liszka HA, et al. Evidence of nephropathy and peripheral neuropathy in US adults with undiagnosed diabetes[J]. Ann Fam Med,2006,4(5):427－432.
6. 吴佩娴,张帆,孙凤芹.糖尿病周围神经病变的临床分析及震动感觉阈值测定[J].中国实用医药,2009,4(21):22－23.
7. Davies M, Brophy S, Williams R, et al. The prevalence, severity, and impact of painful diabetic peripheral neuropathy in type 2 diabetes[J]. Diabetes Care,2006,29(7):1518－1522.
8. Pradeepa R, Rema M, Vignesh J, et al. Prevalence and risk factors for diabetic neuropathy in an urban south Indian population: the Chennai Urban Rural Epidemiology Study (CURES-55)[J]. Diabet Med,2008,25(4): 407－412.
9. 杨本付,宋红梅,庄斌,等.2型糖尿病患者并发症及相关危险因素的研究[J].杭州师范学院学报(医学版),2008,122(4):248－253.
10. 沈琴,贾伟平,包玉倩,等.上海社区糖尿病及糖调节受损人群周围神经病变的横断面调查[J].上海医学,2009,32(5):374－378.

11. Norman PE, Davis WA, Bruce DG, et al. Peripheral arterial disease and risk of cardiac death in type 2 diabetes: the Fremantle Diabetes Study[J]. Diabetes Care, 2006, 29(3): 575-580.

12. Narayanan Rm Lekshmi, Koh WP, Phang J, et al. Peripheral arterial disease in community-based patients with diabetes in Singapore: Results from a Primary Healthcare Study[J]. Ann Acad Med Singapore, 2010, 39(7): 525-527.

13. 潘长玉,高妍,袁申元,等.2型糖尿病下肢血管病变发生率及相关因素调查[J].中国糖尿病杂志,2001,9(6):323-326.

14. 王玉珍,赵德明,许樟荣,等.糖尿病合并大血管病变的危险性研究——4845例糖尿病患者合并慢性并发症及治疗现状调查[J].中国糖尿病杂志,2006,14(3):197-200.

15. 沈琴,贾伟平,包玉倩,等.社区糖尿病及糖调节受损人群周围血管病变的患病率调查[J].中华医学杂志,2006,86(22):1530-1533.

16. 伍佳玲,苏虹,何莉,等.2型糖尿病住院患者的慢性并发症与生存质量分析[J].现代预防医学,2010,37(08):1411-1414.

17. Liu Z, Fu C, Wang W, et al. Prevalence of chronic complications of type 2 diabetes mellitus in outpatients-a cross-sectional hospital based survey in urban China[J]. Health Qual Life Outcomes, 2010, 8: 62.

18. Boulton AJ, Vileikyte L, Ragnarson-Tennvall G, et al. The global burden of diabetic foot disease[J]. Lancet, 2005, 366(9498): 1719-1724.

19. Prompers L, Huijberts M, Apelqvist J, et al. High prevalence of ischaemia, infection and serious comorbidity in patients with diabetic foot disease in Europe. Baseline results from the Eurodiale study[J]. Diabetologia, 2007, 50(1): 18-25.

20. 王爱红,赵湜,李强,等.中国部分省市糖尿病足调查及医学经济学分析[J].中华内分泌代谢杂志,2005,21(6):496-499.

21. 范丽凤,陆菊明,郑亚光,等.糖尿病患者足溃疡的危险因素分析[J].中国糖尿病杂志,2006,14(6):435-437.

22. 常宝成,潘从清,曾淑范,等.208例糖尿病足流行病学及临床特点分析

[J]. 中华糖尿病杂志,2005,13(2):129-130.
23. 邓武权,余琼武,陈兵,等. 老年糖尿病足截肢相关因素分析[J]. 实用老年医学,2009,23(3):183-186.
24. 劳国娟,陈黎红,严励,等. 糖尿病足及其高危患者418例临床分析[J]. 中华全科医师杂志,2006,5(12):753-754.
25. 李康,柳林,黄杰,等. 糖尿病足107例临床分析[J]. 潍坊医学院学报,2008,30(3):275-276.
26. Chan JC, Gagliardino JJ, Baik SH, et al. Multifaceted determinants for achieving glycemic control: the International Diabetes Management Practice Study (IDMPS)[J]. Diabetes Care,2009,32(2):227-233.
27. Economic costs of diabetes in the U.S. In 2007[J]. Diabetes Care,2008,31(3):596-615.
28. Mahoney EM, Wang K, Keo HH, et al. Vascular Hospitalization Rates and Costs in Patients With Peripheral Artery Disease in the United States[J]. Circ Cardiovasc Qual Outcome,2010.
29. 川渊孝一,孟开. 日本国民医疗费用浅析[J]. 中国卫生产业,2005,27(5):76-77.
30. Tice AD, Turpin RS, Hoey CT, et al. Comparative costs of ertapenem and piperacillin-tazobactam in the treatment of diabetic foot infections[J]. Am J Health Syst Pharm,2007,64(10):1080-1086.
31. 桑新刚,尹爱田,宋春燕,等. 农村慢性病患者疾病负担及新农合补偿分析[J]. 中国公共卫生,2010,26(05):606-608.
32. 周黎,袁南兵,刘进,等. 糖尿病及其并发症住院费用分析[J]. 现代预防医学,2008,35(11):2061-2062.
33. Raval A, Dhanaraj E, Bhansali A, et al. Prevalence & determinants of depression in type 2 diabetes patients in a tertiary care centre[J]. Indian J Med Res,2010,132:195-200.
34. 方旭,楚同彬,贾树华. 不同预后糖尿病足坏疽患者心理障碍及其相关因素[J]. 中国临床康复,2005,9(8):32-34.
35. 许樟荣. 糖尿病足病的病因及流行病学[J]. 中国实用内科杂志,2007,

27(7):485-487.

36. Gershater MA, Londahl M, Nyberg P, et al. Complexity of factors related to outcome of neuropathic and neuroischaemic/ischaemic diabetic foot ulcers:a cohort study[J]. Diabetologia,2009,52(3):398-407.

37. Lavery LA, Armstrong DG, Wunderlich RP, et al. Risk factors for foot infections in individuals with diabetes[J]. Diabetes Care,2006,29(6):1288-1293.

38. 刘明秀. 糖尿病足相关因素的研究和进展[J]. 实用糖尿病杂志,2009,5(2):56-57.

39. 林少达,林楚佳,王爱红,等. 中国部分省市糖尿病足调查及神经病变分析[J]. 中华医学杂志,2007,87(18):1241-1244.

40. 李莎,吕丽芳,钟晓卫. 糖尿病足相关危险因素十年调查分析[J]. 中国全科医学,2010,13(23):2539-2542.

41. 王爱萍,庞春梅,刘超. 糖尿病足患者高位截肢的危险因素[J]. 实用糖尿病杂志,2008,4(6):4-5.

42. 廖二元,莫朝辉. 内分泌学[M]. 北京:人民卫生出版社,2007.

43. 于秀辰. 中西医结合治疗糖尿病足[M]. 北京:人民卫生出版社,2009.

44. 迟家敏. 实用糖尿病学[M]. 北京:人民卫生出版社,2010.

45. King RHM. The role of glycation in the pathogenesis of diabetic polyneuropathy[J]. J Clin Pathol Mol Pathol,2001,54(6):400-408.

46. Singh R, Barden A, Mori T, et al. Advanced glycation end-products:a review[J]. Diabetologia,2001,44(2):129-146.

47. 刘硒碲. 糖尿病周围神经病变研究进展[J]. 广西医科大学学报,2010,7(2):317-319.

48. 龚小花,郑景晨. 氧化应激与糖尿病神经病变[J]. 国际内分泌代谢杂志,2006,26(4):16-17.

49. 魏重娟,程焱. 氧化应激与糖尿病周围神经病变[J]. 医学综述,2009,15(16):2478-2481.

50. 韦超,常晓天. 磷酸丙糖代谢及其在相关疾病中的病理作用[J]. 生命的化学,2009,29(5):635-639.

51. 钱　华,王树朋,邓　新.晚期糖基化终末产物的研究进展[J].中国实用医药,2010,5(20):247-248.
52. 田　慧.糖尿病大血管病变的危险因素及其防治与进展[J].辽宁实用糖尿病杂志,2001,9(1):48-50.
53. 孙明晓,郭立新,周迎生,等.老年2型糖尿病患者大血管病变的特点及相关危险因素分析[J].中华老年医学杂志,2003,22(6):335-337.
54. 胡承恒,杜志民,罗初凡,等.年龄与性别在冠状动脉钙化程度和冠心病诊断价值中的影响[J].中华心血管病杂志,2001,29(11):668-671.
55. 杨　伟,王　立.PAI-1与2型糖尿病大血管病变的关系[J].实用医学杂志,2005,21(5):544-546.
56. 黄秀琴.糖尿病慢性并发症诊疗体会[J].河南中医,2004,24(7):77-78.
57. 刘继前.糖尿病足发病机制与治疗研究进展[J].疑难病杂志,2007,6(6):375-377.
58. 梁苹茂,曹克光.2型糖尿病血管并发症中医病机探讨[J].中医杂志,2006,47(10):726-727.
59. 杨国志,王润秀,林　源,等.氧化应激对大鼠真皮成纤维细胞生物学行为的影响[J].中国组织工程研究与临床康复,2007,11(32):6428-6431.
60. Lipsky BA,Berendt AR,Deery HG,et al. Diagnosis and treatment of diabetic foot infections[J]. Clin Infect Dis,2004,39(7):885-910.
61. 陆树良.解读创面修复"失控"本质,拓宽创面愈合研究视野[J].创伤外科杂志,2007,9(4):289-292.
62. 邓家德,李红玉,陈惠玲,等.糖尿病足溃疡处常见病原菌分布与耐药性分析[J].中华医院感染学杂志,2005,15(8):955-957.
63. 魏　民.巨噬细胞损伤和淋巴管形成障碍导致的糖尿病足部非缺血性溃疡难愈合的机制研究[D].南方医科大学,2008.
64. 姚咏明,孟海东.脓毒症高血糖与胰岛素强化治疗策略[J].中国危重病急救医学,2006,18(2):68-70.
65. 汪　荷,许凤芝,李　坚.老年人深部真菌感染的临床分析[J].中华医院感染学杂志,2001,11(1):25-26.
66. 周　静,周苏明,程蕴琳.白细胞抗原-DR 的表达和年龄及感染的关系[J].中华老年医学杂志,2005,24(8):634-636.
67. 陆树良,谢　挺,董叫云,等.糖尿病合并创面难愈机制研究——表皮组织的病理生理改变[J].感染、炎症、修复,2004,5(1):16-18.
68. 谢景超.糖尿病控制与并发感染的相关性研究[J].中国感染控制杂志,2008,7(1):1-4.
69. Peripheral arterial disease in people with diabetes[J]. Diabetes Care, 2003,26(12):3333-3341.
70. 念　馨,张旭祥,宋滇平.2型糖尿病下肢血管病变相关因素分析[J].中华临床医师杂志(电子版),2007,1(5):368-373.
71. 彭　艳,徐　勇,等.糖尿病肾病与糖尿病视网膜病变关系研究进展[J].医学综述,2008,14(20):3131-3133.
72. 李　娜,肖　珊,等.2型糖尿病患者糖尿病足的相关危险因素分析[J].新疆医科大学学报,2009,32(1):26-28.
73. 殷东斌,李晓忠,等.慢性肾衰患者低蛋白血症与体液免疫的关系[J].中国免疫学杂志,1995,12(5):322.
74. 李维勤,王新颖,等.严重感染患者血清白蛋白动力学研究[J].解放军医学杂志,2005,30(11):978-980.
75. 陆树良,谢　挺,等.创面难愈机制研究[J].中华烧伤杂志,2008,24(1):3-5.
76. 单新莉,汪吉平,等.糖尿病肾病血透患者足部评估及护理[J].临床护理杂志,2010,9(2):32-33.
77. 宫雅南,刘冬年,等.糖尿病足患者微量白蛋白尿和糖尿病视网膜病变分析[J].广州医学院学报,2001,6(2):51-52.
78. 雅　南,刘冬年,等.糖尿病足患者糖尿病视网膜病变分析[J].广东医学,2006,22(6):527.
79. 程　翔,廖玉华,等.糖化低密度脂蛋白与动脉粥样硬化[J].临床心血管杂志,2001,17(3):144-145.
80. 沈稚舟,吴松华,等.糖尿病慢性并发症[M].上海:上海医科大学出版社,1999,32-33.

81. 雷田,刘婷,等.Lp(a)与2型糖尿病并发冠心病的关系[J].中国医药指南,2010,8(14):248-249.

82. 段宇,戚文群,等.血脂蛋白a等血脂因子水平与糖尿病足关系的研究[J].实用临床医学,2006,7(8):26-27.

83. 邹翱,张薇薇,等.糖尿病外周血管病变的MRI血管成像研究[J].四川大学学报(医学版),2010,41(3):505-508.

84. 王绵,李凤英,等.高同型半胱氨酸血症与胰岛素抵抗及糖尿病慢性并发症[J].国外医学·内分泌分册,2001,21(3):146-148.

85. 祝晓梅,由天辉,等.血同型半胱氨酸水平与糖尿病足关系的研究[J].井冈山医专学报,2006,13(2):37-38.

86. 潘燕,张宝朝,等.血浆同型半胱氨酸与2型糖尿病慢性并发症的相关研究[J].河南实用神经疾病杂志,2004,7(3):11-13.

87. 宋凤麟,秦洁,等.同型半胱氨酸与2型糖尿病并发急性脑梗死[J].中西医结合心血管脑血管杂志,2009,7(7):876-877.

88. 杨正宇,罗晓惠,等.糖尿病并发脑梗死患者的下肢动脉病变B超观察[J].神经病学与神经康复学杂志,2005,2(3):145-146.

89. 孟宪华,蔡迪娅,等.C反应蛋白与糖尿病及糖尿病足的关系[J].中国慢性病预防与控制,2006,14(6):433-434.

90. 翟绍忠.糖尿病合并感染病菌的调查分析[J].中国卫生检验杂志,2003,13(4):495-496.

91. 叶琪.糖尿病合并尿路感染的临床相关因素分析[J].海南医学,2007,18(5):13-14.

92. 廖军,雷秀霞,等.血浆前清蛋白、清蛋白和尿酸含量在糖尿病感染中的改变[J].医药世界,2006,7(29):52-53.

93. 吴荷梅.2型糖尿病并发感染临床分析[J].中国现代医生,2010,48(8):115.

94. 楼大钧,朱麒钱,等.糖尿病足感染病原菌特点及药敏分析[J].中华医院感染学杂志,2009,19(11):1458-1460.

95. 国际糖尿病足工作组.糖尿病足国际临床指南[M].北京:人民军医出

版社,2004.

96. 李仕明. 糖尿病足与相关并发症的诊治[M]. 北京:人民卫生出版社,2002.

97. 张哲元. 临床细菌学检验技术[M]. 长春:长春出版社,1997.

98. 欧阳钦. 临床诊断学[M]. 北京:人民卫生出版社,2009.

99. 梁成军. 足底压力测量在步态分析及病理足评估中的应用[J]. 中国组织工程研究与临床康复,2007,11(40):8152-8419.

100. 于杰,刘芳. 踝肱指数在糖尿病周围血管病变中的应用[J]. 国际内分泌代谢杂志,2010,30(1):19-22.

101. 李仕明. 糖尿病足临床诊断与治疗新概念[J]. 继续医学教育,2005,11(6):19-23.

102. 马宝元. 糖尿病足的诊断和治疗(综述)[J]. 中国城乡企业卫生,2010,6(3):48-50.

103. 卢山,白人驹. 16层螺旋CT血管造影对评估糖尿病足病患者下肢血管病变的应用[J]. 实用医学影像杂志,2010,4(1):38-40.

104. 王华,王伯胤. 糖尿病足下肢动脉病变影像学诊断研究进展[J]. 中国全科医学,2010,13(8):2543-2546.

105. 余清,孙美华. 糖尿病足患者微循环变化及临床意义[J]. 医学综述,2009,1(63):155-156.

106. 赵绘萍,蒋高民. MRI在糖尿病足的影像诊断及自体干细胞移植治疗效果监测的研究进展[J]. 实用放射学杂志,2009,8(37):1201-1203.

107. 熊娟,黄四爽. 尿糖、血糖和糖化血红蛋白在糖尿病诊断中的临床应用[J]. 中国医药指南,2010,21(15):26-27.

108. 姜昆,李春辉,黄勋. 糖尿病患者足感染治疗指南(选摘)[J]. 中国感染控制杂志,2007,2(24):141-144.

109. 吴文俊,朱再胜,沈飞霞,等. 糖尿病足患者血小板相关参数的变化[J]. 实用医学杂志,2008,4(24):589-590.

110. 肖琴华,熊友生. 交感神经皮肤反应的研究进展[J]. 实用临床医学,2008,4(61):118-120.

111. 宋玉强,李成乾,阎文静,等. 2型糖尿病患者交感神经皮肤反应检测的特征[J]. 中国临床康复,2006,30(10):27-29.
112. 谢莉红,刘南平. 交感神经皮肤反应及其临床应用[J]. 宁夏医科大学学报,2009,3(74):409-412.
113. 刘凤,毛季萍. 糖尿病周围神经病变的临床特征及诊断[J]. 医学与哲学(临床决策论坛版),2007,10(27):54-56.
114. 凌丽,薛金伟,张敏. 诊断小神经纤维损伤的新靶点——皮肤活检[J]. 中华神经医学杂志,2010,9(4):422-424.
115. 吴仲敏,潘振宇. 皮肤神经及其检测技术[J]. 解剖学研究,2008,6(30):464-466.
116. 王玉珍,许樟荣. 糖尿病足病的检查与诊断分级[J]. 中国实用内科杂志,2007,7(4):489-492.
117. 王玉珍,许樟荣. 振动感觉阈值检查在糖尿病神经病变诊断中的应用[J]. 国际内分泌代谢杂志,2007,1(27):47-49.
118. 周志华,吴筠凡,韩咏竹. 定量感觉检查在神经内科疾病中的应用[J]. 安徽医学,2010,1(31):87-89.
119. 刘道平. 振动感觉阈值——糖尿病周围神经功能的重要评估指标[J]. 糖尿病天地临床,2008,2(1):21-23.
120. 林志坚,季晓林,周瑞玲. 皮肤交感反应及其临床应用进展[J]. 临床神经电生理学杂志,2007,3(16):171-174.
121. 李翔. 2007例糖尿病足处置和预防实用指南[J]. 中国糖尿病杂志,2008,1(27):63-64.
122. 瞿炯炯,周慧,谷德祥. 2型糖尿病血脂异常及其防治进展[J]. 中国医药指南,2008,9(37):65-68.
123. 刘敏. 口服葡萄糖耐量试验临床应用价值与策略的探讨[J]. 内分泌与代谢性疾病,2008,5(27).
124. 沈秀金. 同时测定血糖、糖化血清蛋白与糖化血红蛋白对糖尿病监测的重要性[J]. 实用医技杂志,2008,6(124):3633-3635.
125. 梁勇,曹书华,王勇强,等. 血小板在炎症性疾病中的作用研究进展[J]. 世界中西医结合杂志,2009,12(29):903-906.
126. 高芳,王鹏华,褚月颉,等. 糖尿病足感染患者拭子和组织细菌培养的临床意义[J]. 临床荟萃,2008,20(22):1483-1484.

127. 刘靳波,林燕英,蔡旭. 合格创面分泌物涂片检查与培养结果分析[J]. 江西医学检验,2001,2(19):75-76.

128. 陈文忠,郝平,张辉,等. 糖尿病足感染与伤口愈合[J]. 临床医药实践杂志,2007,1(16):52-53.

129. 万雨明,鲍喜敏,王秀红. 糖尿病足感染病原菌特点及药敏分析[J]. 郧阳医学院学报,2010,29(2):148-149.

130. 蔡洁,董继宏,汪昕. 糖尿病性周围神经病常用评分量表比较与研究[J]. 中华临床医师杂志,2009,1(2):12-17.

131. 侯瑞芳,汤正义,宁光. 糖尿病周围神经病变的检查方法及其诊断效率[J]. 国际内分泌代谢杂志,2006,4(16):270-272.

132. 丁为国,姚庆萍. 大剂量甲钴胺治疗2型糖尿病周围神经病变临床观察[J]. 包头医学,2010,2(10):81-82.

133. 李庆,叶真,倪海祥. 糖尿病周围神经病变的临床评估和诊断进展[J]. 浙江临床医学,2008,10(68):1388-1390.

134. 张冬梅,石卫东,刘美含,等. 彩色多普勒超声在下肢动脉硬化闭塞症动脉转流术中的诊断价值[J]. 临床超声医学杂志,2007,11(5):1255-1257.

135. 张理玲. 彩色多普勒超声在下肢动脉疾病诊断中的应用[J]. 吉林医学,2007,7(24):430-431.

136. 王波,刘志红. 糖尿病的贫血问题[J]. 肾脏病与透析肾移植杂志,2007,6(13):553-557.

137. 刘凤,毛季萍,颜湘,等. 多伦多临床评分系统在糖尿病周围神经病变中的应用价值[J]. 中南大学学报(医学版),2008,12(16):1137-1141.

138. 叶山东. 糖尿病血糖监测[J]. 安徽医学,2009,4(30):366-367.

139. 余震球,惠汝太,等. 中国高血压防治历史[M]. 北京:科学出版社,2010,14-15.

140. 陈灏珠. 实用内科学[M]. 北京:人民卫生出版社,2005,1525-1535.

141. 张运. 临床高血压[M]. 济南:山东科学技术出版社,2006,

223—314.

142. 孙宁玲.高血压治疗学[M].北京:人民卫生出版社,2009,417—446.

143. 赵水平.临床血脂学[M].北京:人民卫生出版社,2006,3—9.

144. 尹炳生.中西医结合高脂血症治疗学[M].北京:人民军医出版社,2010,103—120.

145. 杨玺.血脂异常合理用药[M].北京:科学技术文献出版社,2008,91—113.

146. 刘志雄,张伯勋.周围神经外科学[M].北京:北京科学技术出版社,2004.

147. Dellon AL. Optimism in diabetic neuropathy [J]. Ann Plast Surg,1988,20(2):103—105.

148. Dellon AL. Computer-assisted sensibility evaluation and surgical treatment of tarsal tunnel syndrome [J]. Adv Pediatry,1996,2:17—40.

149. 张黎,于炎冰,林朋,等.肘管尺神经显微减压术治疗糖尿病性上肢周围神经病[J].中国临床神经外科杂志,2007,12(8):457—459.

150. 郁正亚.糖尿病合并下肢血管病变和缺血性糖尿病足的血管重建[J].国外医学·外科学分册,2003,30(2):107—110

151. 鞠上,杨博华,刘凤桐,等.球囊经皮腔内血管成形术治疗糖尿病肢体动脉硬化闭塞症15例报告[J].中国糖尿病杂志,2009,17(2):131—132.

152. 鞠上,杨博华,林东阳,等.膝下动脉腔内成形术治疗重症糖尿病肢体血管病变[J].疑难病杂志,2008,7(7):394—396.

153. 鞠上,杨博华,崔云龙,等.益气活血化痰解毒中药配合常规治疗防治糖尿病下肢血管病变PTA术后再狭窄[J].中国中西医结合杂志,2010,30(9):901—904.

154. 丁学屏.中西医结合糖尿病学[M].北京:人民卫生出版社,2004,346—351,365—369.

155. 仝小林,刘铜华.糖尿病中西医防治关键问题和临床对策[M].北京:中国医药科技出版社,2007,104—107,158—159,423—426,436—439.

156. 林兰.现代中医糖尿病学[M].北京:人民卫生出版社,2008,510—512,611—614.

157. 谢鸣.方剂学[M].北京:人民卫生出版社,2002,164—167,181—

227,451—453.

158. 刘英哲,陈泽奇,张清梅,等.1433例2型糖尿病及并发症临床流行病学调查[J].中国医师杂志,2005,7(5):607—609.

159. 李继军,荣雅琪.中西医结合治疗糖尿病周围神经病变84例总结[J].甘肃中医,2003,16(11):27—28.

160. 肖昌庆.吕仁和治疗糖尿病周围神经病变的经验[J].中国中医药信息杂志,2001,8(9):86.

161. 董振华,季元.祝谌予治疗糖尿病慢性并发症的经验[J].中医杂志,1997,38(1):12—14.

162. 初中,王雪丽.益气养阴活血汤治疗糖尿病周围神经病变疗效观察[J].现代医药卫生,2007,23(15):2319.

163. 李俊美,宁沛,刘银昌.蠲痹活络汤治疗糖尿病周围神经病变200例[J].时珍国医国药,2008,19(11):2713.

164. 孙洪宽,田园.补阳还五汤加味治疗糖尿病周围神经病变临床观察[J].北京中医药,2009,28(7):541—542,565.

165. 牛巧云,周瑞玲.复方丹参滴丸治疗血瘀型糖尿病周围神经病临床研究[J].山东医药,2009,49(13):81—82.

166. 熊木清,周卫星.灯盏花素配合疏血通注射液辅助治疗糖尿病周围神经病变临床观察[J].湖北中医杂志,2010,32(2):42—43.

167. 蔡永敏,杨辰华,王振涛.糖尿病临床诊疗学[M].上海:第二军医大学出版社,2006,335—338.

168. 吕仁和,赵进喜.糖尿病及其并发症中西医诊治学[M].北京:人民卫生出版社,2009,675—685.

169. 唐咸玉,范冠杰,唐爱华,等.辨证为主治疗糖尿病足的临床观察[J].辽宁中医杂志,2003,30(1):30—31.

170. 韦巧玲.史奎钧治疗糖尿病足经验[J].浙江中医杂志,2005,40(3):104—105.

171. 李露,刘晓宏,李凯.亓鲁光治疗糖尿病足经验[J].山东中医杂志,2009,28(4):266—267.

172. 王文锐,陈晓雯,范淑允,等.糖敏康颗粒治疗2型糖尿病下肢血管病变的临床研究[J].中国中医药科技,2009,16(2):90-91.

173. 李志新.补肾活血法治疗糖尿病周围血管病变48例[J].中国医药指南,2010,8(19):179-180.

174. 李朝敏,王仲,余洁.参附注射液治疗糖尿病足前期疗效观察[J].中国中医急症,2009,18(6):919-920.

175. 秦海洸,张宝华,何长杰.唐汉钧教授中西医结合治疗糖尿病足溃疡经验[J].陕西中医,2003,24(9):823-824.

176. 贾晓林,蔡文就,刘晨峰.邓铁涛教授论治糖尿病足经验[J].广州中医药大学学报,2005,22(3):228-230.

177. 张磊,赵凯.奚九一教授治疗脉管病经验撷菁[J].深圳中西医结合杂志,2006,16(2):81-83.

178. 潘勇.何佛雄老中医治疗糖尿病足经验[J].湖南中医杂志,2007,23(5):26-27.

179. 王素美.糖脉通胶囊治疗糖尿病足疗效观察[J].中国中医药信息杂志,2007,14(2):51-52.

180. 林海勇,刘珊,李乃民.除痹利湿活络饮治疗糖尿病足34例[J].临床荟萃,2008,23(23):1721-1722.

181. 韩飞,杨海英,韩新玲,等.益气养血、温经通络法治疗糖尿病足55例临床观察[J].临床合理用药,2010,3(3):58-59.

182. 魏玉菊,唐梅森.复方丹参注射液与甲钴胺联合治疗糖尿病足47例[J].中国医药指南,2010,8(18):139-140.

183. 李曰庆.中医外科学[M].北京:中国中医药出版社,2007,15-25,90-92.

184. 田德禄.中药学[M].北京:中国中医药出版社,2002,68-415.

185. 高学敏.中医内科学[M].北京:中国中医药出版社,2005,52-563.

186. 于秀辰,赵秋玲,秦俊霞,等.糖尿病周围神经病变用药探讨[J].医学研究通讯,2000,29(5):57.

187. 于秀辰,蒋秀敏,杨洪娟,等.糖尿病足分型论治探讨[J].医学研究通讯,2001,30(12):50-51.

188. 于秀辰,吕仁和.糖尿病足的中西医治疗[J].中国临床医生,2002,30

(3):3-5.

189. 于秀辰.糖尿病足的中医治疗[J].中国临床医生,2009,37(3):17-19.

190. 孙远征,刘婷婷.针灸治疗糖尿病周围神经病变的疗效对比观察[J].中国针灸,2005,25(8):539-541.

191. 李艳,卞金玲.针灸治疗糖尿病并发周围神经病变50例[J].上海针灸杂志,2009,28(5):255.

192. 张诚,马元旭,闫也.针灸治疗糖尿病周围神经病变65例疗效观察[J].中医药通报,2007,6(6):47-48.

193. 彭鹏鸣,王蓉娣,周平南,等.针灸加穴位注射治疗糖尿病周围神经病变40例疗效观察[J].甘肃中医,2006,19(5):26-27.

194. 房晓宇,王中铎.针刺治疗糖尿病足36例[J].中国针灸,2008,28(1):20.

195. 刘春光,马芳.温针灸治疗糖尿病足43例[J].中国民间疗法,2007,15(9):8.

196. 石学敏.针灸学[M].北京:中国中医药出版社,2002.

197. 周岗,李海红,付小兵.糖尿病足溃疡的研究现状[J].中国临床康复,2004,8(33):7540-7541.

198. 常柏,李巧芬,张庚扬.糖尿病足的创面处理[J].中国中西医结合外科杂志,2006,12(2):183-185.

199. 常宝成,潘从清,曾淑范.糖尿病足的诊断和治疗[J].国外医学·内分泌学分册,2002,22(1):25-28.

200. 孟韬,吴娜,韩庆武,等.老年糖尿病足的外科综合治疗[J].中国老年学杂志,2006,26:1552-1553.

201. 刘欢.中西药物结合清创治疗糖尿病性肢端坏疽37例[J].航空航天医药,2008,19(4):230.

202. 阙华发,徐杰男,王云飞,等.中医外治法治疗糖尿病足——附153例临床报告[J].中西医结合外科杂志,2007,13(2):103-105.

203. 徐贵霞,徐亚梅,胡守紫.创面湿润疗法治疗糖尿病足溃疡的护理[J].实用全科医学,2007,5(4):367-368.

204. 梁红梅.中药泡足联合局部换药治疗溃疡性糖尿病足效果观察[J].按摩与导引,2008,24(6):13-14.
205. 胡全穗.中医外治法治疗糖尿病足近况[J].广西中医学院学报,2005,8(4):90-93.
206. 贾建东.中医外治法在糖尿病足坏疽分期辨证中的运用[J].陕西中医,2009,30(9):1032-1033.
207. 刘 立,付景丽.新型敷料用于下肢慢性溃疡的效果观察[J].中华护理杂志,2003,38(9):748-749.
208. 屠庆祝,武晓慧,李艳萍.浅谈糖尿病性周围神经病变从血论治[J].中华实用中西医杂志,2005,18(8):1171.
209. 胡晓灵.从脾胃本虚、痰瘀毒标论述糖尿病周围神经病变[J].新疆中医药,2006,1(1):1-2.
210. 王 萍.温经散寒法治疗糖尿病周围神经病变[J].光明中医,2009,24(3):462-463.
211. 佟 剑,李敬林.从气阴两虚痰浊血瘀治疗糖尿病周围神经病变浅探[J].实用中医内科杂志,2010,24(5):65-66.
212. 张涛静,高彦彬.糖尿病周围神经病变中医治疗经验谈[J].糖尿病天地,2007,4:50.
213. 王明选,钟家芳,董 萍.张发荣教授治疗糖尿病周围神经病变经验介绍[J].新中医,2008,40(2):14-15.
214. 陈雪梅.糖尿病周围神经病变的中医辨证治疗[J].四川中医,2004,22(2):15-16.
215. 许惠玲.辨证施治治疗糖尿病周围神经病变45例[J].陕西中医,2008,(12):1607-1608.
216. 李国建.辨证治疗糖尿病周围神经病变42例分析[J].中国实用神经疾病杂志,2008,11(12):88-89.
217. 潘大军.中医药治疗糖尿病周围神经病变[J].河南中医,2008,28(10):39-40.
218. 孟洪亮.自拟补肾活血汤治疗糖尿病周围神经病变39例[J].国医论坛,2004,19(5):31-32.

219. 窦红,窦前,董书惠.中西医治疗糖尿病周围神经病变45例[J].四川中医,2005,23(10):65.

220. 李瑾,高华.针灸治疗糖尿病周围神经病变临床研究[J].山东中医杂志,2005,24(9):546-547.

221. 王玉中,孙素珍.针刺治疗糖尿病周围神经病变疗效观察[J].四川中医,2006,24(10):89-90.

222. 王俊卿,周筱燕,王伯良,等.针刺治疗糖尿病周围神经病变疗效观察[J].中国中医急症,2007,16(5):537-538.

223. 孙远征,刘婷婷.针刺、穴位注射和梅花针叩刺治疗糖尿病周围神经病变的疗效观察[J].上海针灸杂志,2005,24(6):3-5.

224. 张苏婉,李卫红,程肖芳,等.针刺结合神经生长因子及尿激酶治疗糖尿病周围神经病变30例疗效观察[J].新中医,2007,39(7):33-34.

225. 陈济洲,赵健雄,乔成栋.丹红注射液治疗糖尿病痛性多发性神经病变临床研究[J].辽宁中医杂志,2009,(3):388-389.

226. 王丽伟,李俊成.川芎嗪注射液和氟桂利嗪治疗糖尿病周围神经病变[J].医药论坛杂志,2009,2(12):88-89.

227. 王芬,王志强.银杏叶注射液联合甲钴胺治疗糖尿病周围神经病变疗效观察[J].实用医技杂志,2009,16(2):138-139.

228. 王健,续青.特定电磁波与归龙二川汤治疗糖尿病周围神经病变32例临床观察[J].新中医,2001,33(8):27-28.

229. 刘瑾.中药熏洗治疗糖尿病周围神经病变33例[J].浙江中西医结合杂志,2002,12(3):162-163.

230. 陈淑长.周围血管病效方验案[M].北京:人民卫生出版社,2002.

231. 于文霞,田凤胜,苏秀海,等.复荣通脉胶囊改善糖尿病性周围血管病变下肢血流临床观察[J].中国现代医药杂志,2007,9(2):69-71.

232. 蔡大润,江万松,施云军.自拟益气活络饮治疗糖尿病周围血管病变临床观察[J].云南中医中药杂志,2007,28(5):61-62.

233. 袁锡林,吴深涛.当归四逆汤加减治疗糖尿病下肢周围血管病变32例[J].云南中医中药杂志,2010,31(7):31.

234. 赵梅萍,赵然,王根民.凉润通络汤治疗糖尿病下肢血管病变疗效观察[J]. 河北中医,2007,29(1):28.
235. 唐文生,许保华,唐 丽,等. 唐祖宣治疗周围血管病经验撷菁[J]. 世界中西医结合杂志,2007,2(11):626-628.
236. 季长春,程汉桥,董 志,等. 浅析糖尿病血管病变[J]. 中医药信息,2007,24(6):40-42.
237. 董振华. 祝谌予治疗糖尿病经验举要[J]. 中国医药学报,1993,8(1):43-46.
238. 徐亚君. 补气活血化痰法在糖尿病血管病变中的应用[J]. 辽宁中医杂志,2009,36(12):2089-2090.
239. 余绍清. 顾步汤加减治疗糖尿病周围血管病变30例临床观察[J]. 中医药导报,2008,14(5):46,77.
240. 董 志,刘云芹,刘国树,等. 化痰散结、活血化瘀治疗2型糖尿病血管病变[J]. 光明中医,2008,23(3):269-272.
241. 谢明映. 中西医结合治疗糖尿病周围血管病变疗效观察[J]. 浙江中西医结合杂志,2009,19(11):693.
242. 陈沈敏,郑承红. 桃红饮合西洛他唑片治疗糖尿病周围血管病变50例临床观察[J]. 甘肃中医,2009,22(12):42-43.
243. 吴冬波. 红花联合低分子肝素钙治疗糖尿病周围血管病变疗效观察[J]. 现代医药卫生,2008,24(14):2116-2117.
244. 唐春林. 加用丹参粉针治疗糖尿病周围血管病变临床观察[J]. 广西中医学院学报,2009,12(2):7-8.
245. 何伟铜,李 军. 脉栓通、低分子肝素钙联合治疗糖尿病周围血管病变49例分析[J]. 华夏医学,2007,20(6):1227-1228.
246. 黄明炜,陶连方,张 俊. 疏血通注射液治疗老年2型糖尿病周围血管病变50例[J]. 实用医学杂志,2006,22(23):2806-2807.
247. 张洪雷,陈中沛,彭红春,等. 血塞通注射液治疗糖尿病周围血管病变疗效观察[J]. 中国中医急症,2007,16(11):1354-1355.
248. 李志新. 补肾活血法治疗糖尿病周围血管病变48例[J]. 中国医药指南,2010,8(19):179-180.
249. Winter GD. Formation of the scab and the rate of epithelialisation of su-

perfi-cial wounds in the skin of the domestic pig[J]. J Wound Care, 1995,4(8):366-367.
250. 李兰青. 创面敷料的应用现状及研究进展[J]. 第十四次全国中西医结合疡科学术交流会论文汇编,2010.
251. 姚鸿,陈立红. 伤口湿性愈合理论的临床应用进展[J]. 中华护理杂志,2008,43(11):1050-1052.
252. 袁美玲. 伤口换药与新型敷料的使用和管理[J]. 全国第三届造口、伤口、尿失禁护理学术交流暨专题讲座会议论文汇编,2007,3.
253. 王清华,钟文菲,何盟. 藻酸盐敷料的临床应用与传统材料特征的比较[J]. 中国组织工程研究与临床康复,2010,14(3):533-536.
254. 彭富琴,刘智平. 藻酸盐治疗糖尿病足的疗效观察[J]. 重庆医学,2005,1(34):23.
255. 柯林楠,冯晓明,王春仁. 医用敷料研究的现状与进展[J]. 中国组织工程研究与临床康复,2010,3(14):521-524.
256. Fletcher J. The application of foam dressings. Nurs Times. 2003, 99(31):59.
257. 杨丽丽,汤苏阳,田建广,等. 新型创面敷料的研究现状与进展[J]. 社区医学杂志,2008,6(14):8-10.
258. 袁蓉. 水胶体敷料治疗糖尿病压疮的观察及护理[J]. 护理实践与研究,2009,6(14):65-66.
259. 刘燕雄,刘洁珍. 湿性愈合疗法在压疮患者中的应用[J]. 现代护理,2007,13(8):692.
260. 何丽娟,林希. 湿性愈合在压疮患者中的应用[J]. 深圳中西医结合杂志,2009,19(4):261-262.
261. 李进进,朱南康,陈国强. 医用水凝胶的研究进展[J]. 国外丝绸,2009,3(13):26-28.
262. 胡晋红,朱全刚,孙华君,等. 医用敷料的分类及特点[J]. 解放军药学学报,2000,3(11):147-148.
263. 王璐宁,关小宏,吴石白,等. 常规疗法加负压封闭引流技术治疗糖尿病足坏疽疗效观察[J]. 山东医药,2010,50(37).

264. Krizek TJ, Robson MC, Grosh in MG. Experimental burn wound sepsis evaluation of enzymatic debridement[J]. J Surg Res, 1974, 17(4): 219-227.
265. Hummel RP, Kantz DP, MacMillan BG, et al. The continuing problem of sepsis following enzymatic debridement of burns[J]. JT rauma, 1974, 14 (7): 572-579.
266. Ozcan C, Orkan E, Celik A, et al. Enzym atic debridement of burn wound with collagenase in children with partial thickness burns[J]. Burns, 2002, 28(8): 791-794.
267. Czaja W, Krys Tynowicz A, Bielecki S, et al. Microbial cellulose—the natural power to heal wounds. Biomaterials, 2006, 27(2): 145-151.
268. Fontana JD, de Souza AM, Fontana CK, et al. Acetobacter cellulose pellicleas a temporary skin subs titute. Appl Biochem Biotechnol, 1990, 24-25: 253-264.
269. 赵琳, 宋建星. 创面敷料的研究现状与进展[J]. 中国组织工程研究与临床康复, 2007, 11(9): 1724-1737.
270. 姚鸿, 陈立红. 伤口湿性愈合理论的临床应用进展[J]. 中华护理杂志, 2008, 11(43): 1050-1052.
271. 朱圆, 曹伟新. 外科伤口敷料的选择[J]. 解放军护理杂志, 2005, 22(4): 56-58.
272. 程莉萍, 胡英, 郑昌琼, 等. 聚氨酯抗菌创伤敷料的制备及其灭菌效果的研究[J]. 生物医学工程研究, 2004, 23(4): 240-243.
273. 温昕, 安胜军, 侯志飞, 等. 载银缓释型抗菌敷料[J]. 化学进展, 2009, 21(7/8): 1645-1652.
274. Atiyeh B, Costagliola M, Hayek S, et al. Burns, 2007, 33: 139-148.
275. Jude D. Wound bed preparation: a systematic approach to chronicwounds [J]. Wound Care, 2003, 6: 26-35.
276. 王春喜, 卢怡, 王晓勇. 负压封闭引流促进创伤修复机制的研究进展[J]. 创伤外科杂志, 2009, 11(2): 184-185.
277. 周常青主译. 美国负压创面治疗技术[M]. 北京: 科学技术文献出版

社,2005,62—63,65—66.

278. 黄巧洪. 负压封闭引流技术的研究进展[J]. 微创医学,2010,5(5).

279. 李学锋,谷涌泉,张 建,等. 低频超声清创仪治疗下肢慢性溃疡[J]. 中国普通外科杂志,2007,6(16):618—620.

280. 赵 辉,赖西南,陈 菁,等. 医用超声波冲洗治疗仪的研制[J]. 医疗卫生装备,2004,9(8):20—21.

281. 杨莉琴,何晓栩,刘 言. 超声清创机在糖尿病足中的应用[J]. 现代医药卫生,2008,24(16):2483.

282. 刘 勤,曹志军. 伤口换药的研究进展[J]. 创伤外科杂志,2007,9(2):183—184.

283. 蒋琪霞,李晓华. 清创方法及其关键技术的研究进展[J]. 中华护理杂志,2009,44(11):1045—1047.

284. 胡 维,王爱民,王建民. 酶清创的研究进展[J]. 创伤外科杂志,2010,12(1):87—90.

285. 王寿宇,王江宁,吕德成,等. 蛆虫治疗糖尿病足溃疡的临床与实验研究[J]. 中国实用美容整形外科杂志,2005,16(6):349.

286. 王寿宇,吕德成,王江宁,等. 蛆虫对脊髓损伤后压疮创面的抗菌作用[J]. 中国临床康复,2006,10(28):97.

287. 朱家源,李新强,唐 冰,等. 糖尿病足溃疡的创面处理:"创面床准备"[J]. 中华医学杂志,2007,1(26):494—497.

288. 王晓春,王 冰,邹 擎. 基于"湿性愈合"理论的新型敷料在糖尿病足溃疡创面处理中的应用[J]. 现代生物医学进展,2007,7(8).

289. 张琳钧,王海源. 生肌散治疗糖尿病足 26 例[J]. 四川中医,2008,26(6):97.

290. 姜 虹,彭学杰,杨晓丽. 应用滋阴通络生肌散治疗糖尿病足 86 例疗效观察[J]. 内蒙古民族大学学报(自然科学版),2007,22(4):460—461.

291. 李泽光,栗德林. 栗德林教授关于糖尿病足的理论研究[J]. 中医药信息,2009,5(26):56.

292. 王 璐,吴 寅. 浅述从湿毒论治糖尿病足[J]. 新疆中医药,2010,3

(21):76.

293. 何春红,刘惠洁,肖献辉,等.中医外治法在糖尿病足溃疡治疗中的应用体会[J].全国中西医结合周围血管疾病学术交流会论文集,2009,328-330.
294. 王娟,张如峰,李进龙.奚九一教授诊治糖尿病足经验[J].陕西中医,2007,28(3):320-321.
295. 胡仙,朱海燕,张彦忠.亓鲁光教授治疗糖尿病足经验[J].河南中医,2007,27(3):26-27.
296. 崔炎,韩丽丽,李玉凤.崔公让中西医结合外治糖尿病足溃疡经验介绍[J].中医学报,2010,25(3):404-405.
297. 张洪,崔德芝.程益春教授以活血化瘀法治疗糖尿病足的经验[J].糖尿病(消渴病)中医诊治荟萃——全国第五次中医糖尿病学术大会论文集,1999.
298. 陈澍,付潮胜,张松,等.中西医治疗冠心病心绞痛35例疗效观察[J].实用中西医结合临床,2007,7(1):7-8.
299. 王云飞,阙华发,向寰宇,等.扶正活血法为主治疗糖尿病足坏疽112例[J].中西医结合学报,2008,10(6):1006.
300. 方豫东,曹烨民,吴伟达,等.奚氏清法治疗糖尿病足坏疽187例[J].中国中西医结合外科杂志,2008,14(1):68-69.
301. 韩冰,吕艳丽.中西医结合治疗糖尿病坏疽[J].人人健康(医学导刊).2007,8(60):87-88.
302. 王云飞.阙华发治疗糖尿病足坏疽经验[J].上海中医药杂志,2010,44(6):23-25.
303. 樊建开.糖尿病足的现状及临床治疗体会[J].第十三次全国中西医结合疡科学术交流会论文汇编,2007.
304. 周倩,肖正华,陈定宇,等.黄芪注射液联合贝复济外敷治疗糖尿病足部溃疡88例疗效观察[J].新中医,2007,29(1):66-67.
305. 曹建春,张东萍.清热利湿法治疗糖尿病足的临床研究[J].疑难病杂志,2006,5(4):266-268.
306. 唐咸玉,范冠杰,唐爱华,李双蕾,等.中医辨证为主治疗糖尿病足临床观察[J]. 第三届糖尿病(消渴病)国际学术会议论文集,2006.

307. 王殿荣. 辨证分型内外兼治配合西药治疗糖尿病足 38 例[J]. 陕西中医,2008,29(4):4-6.

308. 胡光勇,石岩. 糖尿病足辨证论治中西医结合疗法[J]. 第十二届全国中医糖尿病大会论文汇编,2010,49-51.

309. 齐海燕,贾光萍. 复方紫草油膏联合胰岛素和山莨菪碱局部治疗糖尿病足的疗效观察[J]. 护士进修杂志,2010,25(12):1131-1132.

310. 赵晋康,熊金富,熊招. 中药泡足治疗糖尿病神经病变[J]. 中国民族民间医药杂志,2006,5(13).

311. 穆绪超,李玉华,刘青梅. 中医辨证为主治疗糖尿病足临床观察[J]. 山东中医杂志,2006,25(1):45-46.

312. 赵进喜. 糖尿病足的综合治疗及其实践[J]. 浙江中西医结合杂志,2009,2(3):113-115.

313. 刘政光,宋威,李春华. 川芎嗪治疗糖尿病足疗效观察[J]. 中国实用医药,2008,3(26):130.

314. 余伍中,翁光明,高国胜. 疏血通注射液配合治疗糖尿病足临床观察[J]. 当代医学,2009,15(28):156-157.

315. 罗鹏,杨眉. 银杏达莫治疗糖尿病足疗效观察[J]. 实用糖尿病杂志,2008,5(30):34-35.

316. 薛英凯,薛景贤,姜伟,等. 中药炎敌油治疗糖尿病足溃疡临床疗效研究[J]. 实用中西医结合临床,2007,7(6):25-26.

317. 尹德海. 糖尿病足与消渴兼证"脱疽"及其中医治疗[J]. 中国临床医生,2006,34(6):9-11.

318. 王春燕,王苗. 低右和黄芪注射液治疗糖尿病微血管病变的临床 31 例报告[J]. 哈尔滨医药,2008,28(5).

319. 刘秀茹. 辨证分型论治糖尿病高危足 48 例[J]. 实用中医内科杂志,2004,18(4):315.

320. 杨传经,杨宗渝,赵胜,等. 参附注射液联合前列腺素 E_1 治疗糖尿病足 40 例疗效观察[J]. 中国药房,2009,15(32).

321. 黄金莲,赖朝华. 毛冬青煎剂浸泡治疗糖尿病足 42 例临床观察[J]. 实用医学杂志,2007,23(11):1759.

322. 关秀军.中药泡足治疗糖尿病足32例观察[J].中国民康医学,2008, 20(4):747.

323. 王自辉,段旭东,李红霞.糖尿病足的熏洗疗法[J].第九届全国中西医结合疡科学术交流会论文汇编,2000.

324. 张军旗,边立新,米会平,等.清疽生肌膏治疗糖尿病足的临床研究[J].河北职工医学院学报,2006,23(1):37-38.

325. 娄素平,孙艳丽.湿润烧伤膏在糖尿病足溃疡换药中的应用及护理[J].中国社区医师(综合版),2006,8(4):81.

326. 付留俊,李涛,付秀丽.象皮生肌膏治疗糖尿病足溃疡疗效观察[J].国际误诊学杂志,2006,6(9):1677-1678.

327. 张雅兰,卜彤文,段旭东,等.三黄纱治疗糖尿病足[J].中国临床康复,2004,8(33):7351.

328. 胡清,王玉红.复方紫草油局部湿敷治疗糖尿病足的临床研究[J].中华实用中西医杂志,2007,20(5):402-403.

329. 张红英,李英敏,张红征.乳没生肌散外敷治疗糖尿病足2级坏疽疗效观察[J].河北医药,2007,29(1):79-80.

330. 白崇山尧.一效散外敷治疗糖尿病性肢端坏疽103例[J].河南中医,2006,26(3):42.

331. 刘彦,陈晖,孙晓芳,等.芒硝外敷治疗糖尿病足的临床观察[J].河北中医,2009,31(8):1136-1138.

332. 于秀辰,黄允瑜,张坤朋,等.清热解毒箍围法治疗感染性糖尿病足[J].中国临床医生,2008,36(5):57.

333. 刘媛越.中西医结合外治法治疗糖尿病足临床体会[J].中国中医急症,2008,17(2):249-250.

334. 刘大芳.足浴配合外敷治疗热壅血瘀型糖尿病足35例[J].中医外治杂志,2008,17(2):18-19.

335. 张勇涛,徐雪鹏,陈力.中西医结合治疗糖尿病足坏疽76例疗效观察[J].中华中医学杂志,2008,32(2):140-141.

336. 姚沛雨,杨松林.刘学勤治疗糖尿病足临床经验[J].四川中医,2010,

28(11):6-7.
337. 吴刚花,李春艳. 补阳还五汤加味泡足治疗 0 级糖尿病足临床观察[J]. 中医中药,2008,5(28):65-66.
338. 杨正庆. 中药熏洗配合足底穴位按摩治疗早期糖尿病足的护理干预[J]. 实用临床医药杂志,2010,14(16):49-50.
339. 丁雄飞. 马应龙痔疮膏联合京万红软膏治疗糖尿病足 22 例[J]. 中医外治杂志,2009,18(4):18-19.
340. α酮酸制剂在肾内科应用专家协作组. 慢性肾脏病蛋白营养治疗共识. 中华肾脏病杂志,2005,21(7):421-424.
341. 田德禄. 中医内科学. 北京:人民卫生出版社,2002.